U0264539

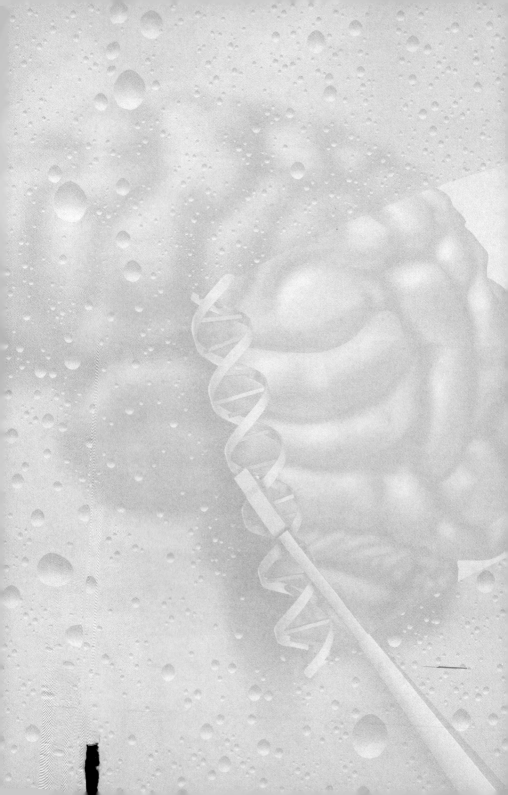

The Macat Library
世界思想宝库钥匙丛书

解析理查德·道金斯
《自私的基因》

AN ANALYSIS OF
RICHARD DAWKINS'S
THE SELFISH GENE

Nicola Davis ◎ 著

华云鹏 ◎ 译

上海外语教育出版社
外教社 SHANGHAI FOREIGN LANGUAGE EDUCATION PRESS

目　录

CONTENTS

引言

要 点

- 理查德·道金斯是一位英国进化生物学家，其所创作的关于进化和宗教的书籍广受欢迎。
- 《自私的基因》出版于 1976 年，书中提出进化是在基因层次发生，而不是动物个体或动物群体层次发生的观点。
- 本书让复杂的科学概念变得通俗易懂，对进化生物学家和哲学家都极具参考价值。

理查德·道金斯其人

理查德·道金斯是一名进化生物学家，曾被英国权威的时事杂志《展望》评为英国最顶尖的公共知识分子。道金斯因其科学著作和作为一位直言不讳的无神论者而为公众所熟知。

道金斯 1941 年出生于肯尼亚，在童年时期随家人返回英国。随后他来到与英格兰教会有着密切联系的奥多中学读书。在这所中学，学生参加礼拜是被强制要求的，而也正是在这里，道金斯成了一名无神论者。之后，道金斯赴牛津大学攻读动物学专业并于 1962 年毕业。1967 年，道金斯到加州大学伯克利分校任教，开始了他的学术生涯。1970 年，他以教师的身份重返牛津大学。

道金斯在 1976 年出版了《自私的基因》，在 1982 年出版了《延伸的表现型》。这两部早期作品用简单易读的方式来介绍复杂的学术观点，受到包括专家、学生和一些外行在内的读者的广泛欢迎。也就是说，道金斯的著作得到了科学家和普通大众的一致好评。理查德·道金斯在 2006 年出版了《上帝错觉》，引发了一些争议，然而却让他成了家喻户晓的人物。这本畅销书极力反对宗教，认为宗教信仰是"固执的错误信念"，这也让道金斯受到信奉"新无神论"者的拥护，而所谓的"新无神论"认为所有宗教信仰都无益于人类。

道金斯成立了"理查德·道金斯理性与科学基金会"，呼吁科学界更加积极地履行社会责任。

《自私的基因》的主要内容

《自私的基因》是一部关于进化，更确切的说是关于自然选择的著作。在自然选择中，生物个体或者"动物"的某些特征在经历数代之后会变得更加普遍。例如北极野兔在冬季会由蓝灰色变为白色，以便与雪的颜色融为一体。而这就意味着白色的北极野兔更不容易被猎物吃掉，进而生育出更多的白色野兔。与此同时，深色的北极野兔可能在还没有生育之前就已经被吃掉了。若干年后，随着浅色北极野兔不断出生，北极野兔便整体成为白色了。

《自私的基因》出版之时，正值科学家争论自然选择究竟如何发挥作用，当时共有三种不同的理论：自然选择发生的层次是：生物种群？生物个体？基因？《自私的基因》认为自然选择发生在基因层次。

简而言之，道金斯提出基因是自然选择过程的主导，生物个体有时甚至会牺牲自己来确保基因能够传递下去。父母即使面对死亡，也会保护自己的幼儿，以便使基因能够世代遗传下去。这些成功的基因被描述为"自私"，因为它们将自己遗传下去的需求置于个体和群体的需求之上。

这种"亲缘选择"的理论并不是什么新的创造，也不是道金斯的观点。然而道金斯借助《自私的基因》，进一步扩大了已有争论范围，并将其用大多数人都能理解的语言表达出来。

道金斯重新定义了基因的概念，涵盖了其作为"复制基因"的角色，"复制基因"可以将DNA世代相传。他引入了如"模因"（memes）这样的全新概念，即从一个生物体或人传递到另外一个生物体或人的观点和行为。此外，他还创建了把生物体当作"载体"的视角，并解释道，动物实际上就是一个机器人，其唯一目的是保全他们的基因，以便其能够代代遗传下去。就人类而言，道金斯认为由于我们有足够智慧认真思考这一过程，从而不会成为强大的基因的奴隶。人类是唯一可以靠理性而不是本能做出行为的生物体。

《自私的基因》的学术价值

《自私的基因》如此重要的主要原因，就是它太畅销了。这部著作销售了几百万册，还被拍成纪录片。虽然本书的观点并非原创，但道金斯将其置于公众视线之下，并把自己变得与这些观点密不可分。现在道金斯已经成为全球最具影响力的进化生物学家和思想家之一。

虽然现在许多科学家已经认同道金斯的论证，但他们并不支持他过于平民主义的方法。由于道金斯用简单易懂的语言来解释复杂的科学观点，并赋予基因以人格，如基因向动物"发号施令"这样的表达，因此他失去了一些专业学者的尊重。但就是这样的写作方式使得这本著作受到了更广泛公众的欢迎。

道金斯在《自私的基因》中描述的亲缘选择理论具有很强的影响力。而近些年，科学家大都持有一种更为多元化的视角，认为自然选择可以在不同的级别同时发生作用。他们认为虽然基因通过自然选择驱动着整个进化过程，但生物个体和生物群体也会发挥特定的作用。

《自私的基因》并不仅仅对进化生物学家意义重大。像丹尼尔·丹尼特这样关注自由意志的科学哲学家也受到了道金斯思想的影响，他对进化饶有兴趣，因为他觉得如果人类只是世代传递基因的机器人，那我们如何拥有自由意志？那我们是否还会做出基因要求之外的事情？丹尼特和道金斯一致认为，虽然基因指导着我们的行为，但是人类的理智足以让我们有能力选择忽视基因的指令。

《自私的基因》受到关注的另外一个原因，是保守派人士利用道金斯的观点来证明自由市场经济的合理性。他们认为，如果动物天然是"自私的"，那么人类利用各种手段追求个人利益，也是无可厚非的。在《自私的基因》的后续版本中，道金斯说明了这是一种误解——自私的行为和自私的基因并非同一回事，而且自私的基因实际上可以促进无私或利他的行为。

第一部分：学术渊源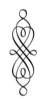

1 作者生平与历史背景

要点 🗝️

- 道金斯曾就读于牛津大学动物学专业，后来接受了尼古拉斯·廷贝亨*提出的基因中心论观点。

- 道金斯是位无神论者*，这或许对他的学术理念产生了一定影响。

- 社会生物学*，是用生物学方法来测定社会行为，一直以来在政治领域饱受争议。这主要是由于它与伪科学领域的优生学*之间千丝万缕的联系，而优生学又是受到普遍质疑的学科。优生学认为，人类的基因质量可以通过选择性繁殖和强制性绝育得到改善。

为何要读这部著作？

理查德·道金斯创作的《自私的基因》为科学家和一般读者关于进化问题的争论提供了一系列重要的概念和新的术语。基于进化生物学家威廉·汉密尔顿*和遗传学家路易吉·路卡·卡瓦利-斯福扎*等该领域最顶尖科学家的研究成果，道金斯提出了一种新的进化观点，认为世代相传的遗传特征主要基于基因*和DNA*序列。

同时期的多数科学家一直坚信，进化是通过个体或群体特征来驱动的，也就是常说的"适者生存"理论。只有最适应周围环境的生物（如跑得更快，更善于伪装）才能生存下来，并将其基因传递给后代。

但是道金斯认为这种理论无法解释一些特定的行为，例如，为什么父母心甘情愿牺牲自己来挽救自己的孩子？他的观点是，基因驱使动物保全基因本身，甚至超过保全动物自己。

> "我们可以从不同的视角来看待道金斯的杰作《自私的基因》，也可以将其置于不同的情境之中。这部著作深受欢迎，大获成功，影响了一代又一代的学生和学者，而其对于各国学术界的渗透其实只是一个开始。"
>
> ——艾伦·格拉芬*，"《自私的基因》对进化生物学的知识贡献"，
> 《理查德·道金斯：科学家如何改变我们的思维方式》

作者生平

1941年理查德·道金斯出生于肯尼亚，父亲是一名英国农业部门的公职人员，1949年随家人返回英格兰。后来道金斯进入具有宗教背景的奥多中学读书。可在这里，十几岁的道金斯放弃信奉基督教，成为一名无神论者。他开始远离教堂，并抛弃《创世纪》所描述的世界是由上帝所创造的教义，即神创论*，转而对用进化论来解释地球上的生命产生了兴趣。而他农民出身的父母同样相信只存在物质世界，对于道金斯的各种疑问均给予科学的解答。

道金斯曾在牛津大学贝利奥尔学院攻读动物学专业，学习生命科学以及生命如何在代际之间缓慢突变。在这里，他成为一名新达尔文主义者*和进化生物学家。道金斯在贝利奥尔学院的导师是诺贝尔奖获得者、动物行为学家*尼古拉斯·廷贝亨，廷贝亨同样也是一名无神论者。1962年道金斯在牛津大学获得博士学位并顺利毕业，1967年至1969年在加州大学伯克利分校教授动物学，1970年以教师的身份重返牛津大学。

道金斯以直言不讳的无神论者而闻名，其宗教观对他的进化论理念产生了一定影响。1976年出版的《自私的基因》涉及无神论

的一些内容，1986 年出版的《盲眼钟表匠》和 2006 年出版的《上帝错觉》则对无神论做了更为全面的阐述。

创作背景

随着《自私的基因》的出版，道金斯也陷入了一场数年前就已经爆发的知名学者之间的论战。这场论战的焦点是社会生物学，即对动物社会行为的研究，特别是有关进化适应的研究。

备受推崇的美国生物学家爱德华·威尔逊 * 在他 1975 年出版的《社会生物学：新的综合》[1] 中提出：进化论可以解释社会性行为。这种观点在政治领域引发了巨大争议。

同年，学者伊丽莎白·阿伦发表了题为"反对社会生物学"[2] 的文章，文中有力地驳斥了社会行为和社会地位是天然决定的观点（她称之为"决定论"）。她认为这种理论非常危险，因为它实际上是为现状和享有特权的特定阶级、种族和性别找到了"一个遗传学的辩护理由。"

她还补充说道，把社会问题归因于生物学就类似于极具争议的优生学逻辑，这种"科学的"观点认为，人类可以通过在拥有"优质"基因的人群中选择性生育，在具有"劣质"基因的人群中强制节育来提高人类种族的基因质量。

这种争论或许并没有直接促使道金斯形成《自私的基因》一书中的观点，却对其观点所产生的争议造成了一定影响：一方面，右翼政治运动利用道金斯提出的自私是一种"天然"行为的观点来证明自由市场经济的合理性，就是所谓经济领域的"适者生存"；另一方面，一些哲学家，如玛丽·米雷 * 认为道金斯为利己主义成为我们道德的基础提供了生物学理由，并称之为"伦理利己主义"。*

---

1. 爱德华·威尔逊：《社会生物学：新的综合》，剑桥：贝尔纳普出版社，2000 年。

2. 伊丽莎白·阿伦等："反对社会生物学"，纽约图书评论，登录日期 2014 年 8 月 12 日，http://www.nybooks.com/articles/archives/1975/nov/13/against-sociobiology/。

2 学术背景

要点 🔑

- 进化生物学是研究进化总体影响的科学，而社会生物学则主要研究进化对于社会行为的影响。
- 社会生物学是对查尔斯·达尔文创造性研究成果的扩展，它将自然选择的原理应用于社会行为特征而非生理特征。
- 《自私的基因》一书与当时科学界的争论密不可分。

著作语境

总体而言，《自私的基因》是一部关于进化论的著作，尤其与社会生物学密切相关。进化论的关注焦点是自然选择如何作用于各个物种及其对物种的进化过程产生何种影响。在自然选择中，生物个体的某些特征在跨越数代之后会变得更加普遍。而社会生物学更加关注社会行为是如何演变的，特别是那些看起来与个体生存相违背的社会行为。

理查德·道金斯最初认为，社会行为源于生物学的说法弱化了进化的作用。持此观点的并不止他一人，在20世纪六七十年代，越来越多的科学家开始从进化的视角研究社会行为。

"在自然选择过程中，任何能在下一代中嵌入更多某种基因的策略，都会渐渐地赋予该物种特征。有的策略可延长个体的生存，有的则可改善交配和抚育后代的能力。随着生物用更加复杂的社会行为作为辅助基因自我复制的手段，利他行为便开始盛行，最终以超越常规的形式出现，社会生物学的中心理论问题也由此而生：被定义为降低个体适合度的利他行为怎样通过自然选择而进化？"

——爱德华·威尔逊：《社会生物学：新的综合》

学科概览

社会生物学是进化生物学的一个分支，是由伟大的英国生物学家查尔斯·达尔文创立的研究领域。达尔文在他的科学巨著《物种起源》（全名为《通过自然选择的物种起源》，1859年出版）中提出了自然选择的概念，并认为这是进化发挥作用的主要方式。达尔文在书中这样表述他的主要观点："我们可以这样说，自然选择无时无刻不在仔细观察着世界每个角落的微小变异，抛弃有害的变异，保留有益的变异。"[1] 换句话说，自然选择是个体的 DNA 序列对于环境随机变化作出反应的综合效应。

英国的灰蛾是自然选择最好的例证。灰蛾的颜色本是白色和黑色相混合，这有利于它们在桦树丛中伪装。19 世纪初，工业革命带来的污染把桦树变黑，这样一来白色的灰蛾就无从伪装而被吃掉，而那些颜色较深仍然可以在变黑的树丛中伪装的灰蛾则幸存下来。这些灰蛾不断繁殖，最终在数量上超过了颜色较浅的灰蛾，也就是说，通过对环境变化作出反应，灰蛾物种由白色演化成黑色。

一般而言，进化会发生在更长的一段时期内，但在上述案例中，由于环境的变化较为剧烈，适应行为也同样快速。客观地说，黑色并不比灰蛾最初的颜色"更好"，但黑色却更能适应环境的变化。有趣的是，由于英国的污染状况后来迅速好转，桦树由黑变白，灰蛾的后代也再一次适应环境，变为较白的颜色。

社会生物学把灰蛾改变颜色的这种适应原理应用于原始的"非

复杂"社会动物的行为，如蚂蚁、鸟类、群居哺乳动物、早期人类。爱德华·威尔逊在他 1975 年出版的颇具争议的著作《社会生物学：新的综合》中将社会生物学定义为"所有社会行为的生物学基础的系统研究。"[2] 他还强调，对于更为复杂社会的研究（社会学）需要一种更为"结构主义*和非遗传的方法。"[3]

还有其他一些可以区分社会生物学和进化生物学的要素，比如社会生物学着眼于更为复杂的社会行为，而不仅仅是两只动物争夺食物。社会生物学家关注合作、协调、等级（存在的阶层和领袖）以及法则，也就是说行为是持续的并且可以传递给后代。[4] 威尔逊通过阐明这些特性，展示了一个蜜蜂"社会"和蜜蜂"种群"的差异。同一蜂巢中的蜜蜂会互相沟通与合作，而不同蜂巢中的蜜蜂则不会这样做，这说明它们是两个不同的群体。[5]

学术影响

《自私的基因》出版时，正值社会生物学的支持者（以爱德华·威尔逊为代表）和反对者（以伊丽莎白·阿伦等人为代表）展开激烈的论战。但这场争论并非来者不拒，想要参与的科学作家需要得到具有影响力的出版社的支持，比如牛津大学出版社；或得到知名科学期刊的支持，如《自然》或《柳叶刀》杂志。这些出版社既关注作者在科学界的名望，也关注其市场性（由于科学杂志的内容集中在某一学术话题，因此不如出版社更加关注市场）。令道金斯高兴的是，《自私的基因》打动了牛津大学出版社，他们认为这本著作与学术相关，而且具有商业前景。索拉雅·德·查达瑞维安*在她的文章"《自私的基因》30 周年：一本书及其题目的起源和经历"中写道，出版商立即意识到了这个项目的潜在公众吸引力。

"负责该项目的是一位对面向普通读者的科普书籍有特殊兴趣的科学编辑，这位编辑从一开始就对《自私的基因》如醉如痴"，认为这本书论证严谨，且通俗易懂。[6]

---

1. 查尔斯·达尔文:《通过自然选择的物种起源》，纽约：阿普尔顿公司，1915年，第80页。
2. 爱德华·威尔逊:《社会生物学：新的综合》，剑桥：贝尔纳普出版社，2000年，第4页。
3. 威尔逊，《社会生物学》，第4页。
4. 威尔逊，《社会生物学》，第10页。
5. 威尔逊，《社会生物学》，第10页。
6. 索拉雅·德·查达瑞维安:"《自私的基因》30周年：一本书及其题目的起源和生涯"，皇家学会札记第61卷第1期，2007年1月：第31—38页。

3 主导命题

要点 🔑

- 《自私的基因》成稿之时，争论的主要焦点在于自然选择究竟是在哪一个层次发生的：群体、个体还是基因。

- 群体自然选择论者认为自然选择是一种群体行为，而基因（亲缘）自然选择论者则认为自然选择是一种基因行为。

- 道金斯将基因（亲缘）选择的各个理论结合起来并进一步延伸拓展，同时批判了持群体选择论观点的人。

核心问题

理查德·道金斯在《自私的基因》一书中所要解决的，是当时学术界最为炙手可热的话题：自然选择发生在哪一个层次？是基因层次？还是个体或群体层次？

这是一个亟待解决的问题，因为它直接影响到人们如何看待进化的过程和运作方式。特别是对于研究动物行为和本能的动物行为学和社会生物学来说，就更是如此。因而，这两门科学在《自私的基因》一书中占据核心的地位。

在《自私的基因》出版之前，已经有几部探讨相关话题的著作问世：爱德华·威尔逊[1]的《社会生物学：新的综合》（1975）；乔治·威廉斯[*2]的《适应与自然选择》（1966）；戴斯蒙·莫里斯[*3]的《裸猿》（1967）；罗伯特·阿德雷[*4]的《社会契约》（1970）。

威尔逊的《社会生物学》为道金斯《自私的基因》的成功奠定了基础。《社会生物学》开启了从进化的视角讨论动物行为的先河，虽然著作本身的受众定位较为广泛，但非专业的读者却难以理解其内容。道金斯意识到，与进化相关的书籍在可读性和科学性之间存在一道鸿沟：有趣易懂的著作会曲解对进化的科学认识，而尊重学术研究成果的著作又枯燥乏味，技术性过强。道金斯便开始创作《自私的基因》，想让这本书既有趣易懂，又科学严谨。

> "我们可以区分出两种截然不同的过程，这两种过程都可以导致进化的出现，然而发生进化的并不是有利于个体生存的特征，而是有利于种群其它成员生存的特征。我把这两种过程分别称为亲缘选择或群体选择。"
>
> ——约翰·梅纳德·史密斯："群体选择和亲缘选择：一次反驳"，《群体选择》

参与者

查尔斯·达尔文最先提出自然选择是在生物个体层次发生的观点，这在 20 世纪后半叶得到威廉·汉密尔顿 * 的进一步发展。

根据这一理论，最适应环境的个体能够存活和哺育后代，并将有助于其自身生存的特征传递给后代，即所谓的"适者生存"。但如何解释那些看起来与"适者生存"理论并不相符的利他行为或无私行为呢？这就是新流派的社会生物学所关注的问题，而争论的焦点集中在这些无私的行为是否可以通过群体选择或亲缘选择得到解释？

群体选择理论认为"某些不利于生物个体的特征如果有助于整个种群的生存和繁衍，那么这些特征会得以保留或增加。"[5]英国动物学家温·爱德华 * 和美国人类学家罗伯特·阿德雷是群体选择运动的引领者。温·爱德华在他 1962 年出版的著作《动物的社会行为与扩散》[6]中提出，行为适应发生在种群的各个群体中，并且通过这些群体的生存和消亡得到选择。理查德·道金斯在《自私的基因》中则表达了完全相反的观点。

《自私的基因》认为选择发生在基因的层次。亲缘理论的主要内容是"某些对于个体不利的特征，比如职虫无生育能力或利他行为，如果有利于其基因近亲的生存和繁殖，这种特征会得以保留或在种群中变得更突出。"[7]换言之，个体会将自己基因的复制品在后代中的存活置于比自己存活或繁衍更加重要的位置。如果利他主义能够为携带同样基因的近缘类群带来好处，则利他主义就会显现出来。虽然亲缘选择由达尔文最先提出，不过威廉·汉密尔顿 1964年发表的科学论文集才让这一理念在学术界普及开来。

当代争论

道金斯创作《自私的基因》也是同其他进化生物学家的对话。在书中，道金斯批评了温·爱德华和阿德雷等群体选择论者，称赞了威廉·汉密尔顿和乔治·威廉斯等亲缘选择论者，说他们"见解深刻，具有远见卓识，用基因的视角明确表述了达尔文主义。"[8]但也并不都是赞美之声，道金斯在书中认为他们的表述过于枯燥无味。

道金斯曾希望能够"帮助纠正弥漫在达尔文主义中的这种无意识的群体选择主义。"[9]针对温·爱德华和阿德雷的一些表述，他提出"个体明显的利他主义仍然需要得到解释"，并表达了这样的疑问：群体应该被定义为物种、家系单位、哺乳动物还是更大的范围？[10]道金斯认为，由于群体常被界定为同一家族中的成员或具有相同基因的成员，因此自然选择发生的层次应该是基因，而群体的概念过于任意。

1. 爱德华·威尔逊：《社会生物学：新的综合》，剑桥：贝尔纳普出版社，2000 年。
2. 乔治·威廉斯：《适应与自然选择：现行进化思想评论》，普林斯顿，普林斯顿大学出版社，1966 年。
3. 戴斯蒙·莫里斯：《裸猿：一个动物学家对人类的研究》，纽约：戴尔出版社，1967 年。
4. 罗伯特·阿德雷：《社会契约：有序和无序进化源头的个人调查》，伦敦：双日出版社，1970 年。
5. 牛津英语词典定义 www.oed.com。
6. 温·爱德华：《动物的社会行为与扩散》，伦敦：奥利弗和博伊德出版社，1962 年。
7. 牛津英语词典定义 www.oed.com。
8. 理查德·道金斯：《自私的基因》，牛津：牛津大学出版社，2006 年，第 xvi 页。
9. 道金斯：《自私的基因》，第 xvi 页。
10. 道金斯：《自私的基因》，第 10 页。

4 作者贡献

要点 🔑

- 道金斯把亲缘选择学说*变为了一种"宏大"统一的理论。

- 他最先提出的许多有用概念直到今天仍在使用，如"模因"*。

- 道金斯的研究基础是乔治·威廉斯和威廉·汉密尔顿的原始研究成果，这有助于更多的受众理解基因在进化过程中的角色。

作者目标

在创作《自私的基因》时，理查德·道金斯意在写成一本既具科学性又通俗易懂的书。他的这本著作在很大程度上是概念性的，也就是说道金斯深入思考了他人的原创研究并提出了新的观点，这些观点至今仍被人使用。

牛津大学理论生物学教授艾伦·格拉芬认为，《自私的基因》的不朽贡献在于它对进化的解释。格拉芬十分赞赏道金斯所采用的借鉴适应主义者*最新著作的方式，比如威廉·汉密尔顿所写的关于"包括适应度"*的著作，并且他将这些著作"通过达尔文主义建立关联，并完全在复制基因的逻辑框架下作出解释。"[1]

道金斯采纳了进化稳定策略（ESS）*，即群体的大部分成员所采取的某种策略不会被较少成员所采取的策略取代，同时采纳了互惠的利他主义，即生物为了其他个体的利益损害自身利益，是期待以后也能够成为受益的一方。

这些观点均可以通过基因是"不朽的"复制基因得到解释。道金斯将基因描述为"独立的DNA复制基因，像自由自在的小羚羊一样年复一年、代复一代地从一个个体跳跃到另一个个体，偶尔会临时在'用完即弃'的生存机器上集合；这些不朽的螺旋圈会摆脱无数终会死亡的生存机器，而继续沿着它们各自不朽的道路前行。"[2] 道金斯提出，只有将基因看作是进化的单位，才能更好地解释自然选择 *，包括真社会性 *昆虫（高度社会化）的利他行为。这些行为可能看起来是无私的，但事实上是由自私的基因所驱使。道金斯将这种看起来不太可能的理论称为"比小说还要离奇"[3]，而且要以一种扣人心弦的方式证明它。

> "在一个延伸表现型的世界里，不要问动物的行为如何让基因受益，而是要问让谁的基因受益。"
>
> ——理查德·道金斯：《自私的基因》

研究方法

在写作《自私的基因》时，道金斯并没有做任何原创性研究，而且也不打算在事实方面有新的突破。他只是想向大众普及自己所形成的观点，同时扩大亲缘选择理论的影响力。为了实现这一目标，道金斯打算创造新的理论概念和描述这些概念的方式。例如，他通过将基因称作"复制基因"来扩展原先对于基因的理解。他还把基因同基因赖以生存的生物体区分开来，并把这些生物称为具有保护作用的"载体"。随后道金斯提出了自己的观点，认为适应主要是用来使基因或复制基因受益，而不是使载体或生物个体受益。

道金斯还提出了"模因"的概念，并将其描述为文化主题词，"能从一个大脑转移到另一个大脑。"[4] 虽然"模因"这一提法为原创，但道金斯并没有将这一概念据为己有。他将这一概念的提出归功于他人的著作，比如意大利人口遗传学家路易吉·路卡·卡瓦利-斯福扎的作品。

时代贡献

虽然道金斯在创作《自私的基因》之前对动物行为学* 有所研究，但是从他早期的学术论文中却无法追溯到这本著作中的观点。如果要对《自私的基因》追根溯源，我们需要关注威廉·汉密尔顿的作品，他是最早推广基因进化论观点的科学家之一。同时我们也要关注美国进化生物学家乔治·威廉斯，他在 1966 年所写的《适应与自然选择》[5] 极富启发性。

道金斯在著作中肯定了不少进化生物学家的巨大影响。他对这一学科的贡献在于以一种全新的视角审视前人的发现成果。例如，关于进化稳定策略的内容，道金斯受到了英国进化生物学家约翰·梅纳德·史密斯* 的影响，而关于互惠利他主义的内容，道金斯则借鉴了美国社会生物学家罗伯特·泰弗士* 的著作。

1. 艾伦·格拉芬："《自私的基因》对进化生物学的知识贡献"，艾伦·格拉芬和马克·雷德利编，《理查德·道金斯：科学家如何改变我们的思维方式》，牛津：牛津大学出版社，2006 年，第 101 页。
2. 理查德·道金斯：《自私的基因》，牛津：牛津大学出版社，2006 年，第 234 页。
3. 道金斯：《自私的基因》，第 xxi 页。
4. 道金斯：《自私的基因》。
5. 乔治·威廉斯：《适应与自然选择：现行进化思想评论》，普林斯顿：普林斯顿大学出版社，1966 年。

第二部分：学术思想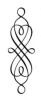

5 思想主脉

要点 ⚷━

- 道金斯在他著作中表达的主要观点是自然选择发生在复制基因（基因）层次，因为只有基因能够在历史的长河中始终存在。

- 《自私的基因》的主旋律是复制基因的永恒性，对于 DNA 分子的认识，应该是基于其复制的形式，从过去到未来，从存在到灭亡。

- 《自私的基因》的中心思想通过比喻的方式得到了通俗易懂地呈现。道金斯希望这本书既能让普通大众阅读，又能对科学家有所帮助。

核心主题

理查德·道金斯在《自私的基因》中的核心论点是：基因是唯一可能的自然选择的基本单位，因为基因可以自我复制，而且可以保持不朽，直到其所有复制品灭亡。

相比之下，个体和群体都不能依靠自然选择实现进化，发生改变的是适应特性（如长脖子或白色皮毛）的频率。例如，拥有较长脖子的长颈鹿可以吃到高大树木上的树叶，它比拥有较短脖子的长颈鹿更具身体优势。这就意味着，较长脖子的长颈鹿更容易生存和繁殖，从而将长脖基因传递给后代，而较短脖子的基因则最终会灭亡。

道金斯探讨了如何用基因的自然选择来解释复杂的社会行为和适应行为，这些行为虽然看起来会妨碍生物个体，但实际上却能为基因服务。道金斯论述了一系列很明显是自私和无私的行为，并提出这些行为均由基因和其自我复制的私心所支配，而不会理睬基因的"载体"发生了什么。

> "在今天，它们（复制基因）群集相处，安稳地寄居在庞大的步履蹒跚的'机器'内，与外界隔绝开来，通过迂回曲折的间接途径与外部世界联系，并通过遥控操纵外部世界。它们存在于你和我的躯体内。它们创造了我们，创造了我们的肉体和心灵，而保存它们正是我们存在的终极理由。这些复制基因源远流长。今天，我们称它们为基因，而我们就是它们的生存机器。"
>
> ——理查德·道金斯：《自私的基因》

观点分析

道金斯在《自私的基因》一书中，通过讨论生命的历史来引出中心论点。他探讨了早期复制基因的概念，即一种可以自我复制的简单分子，并且描述了复制错误如何导致拥有积极属性的特定复制基因发生自然选择。这些积极的属性可能是有效繁殖的能力，长寿和精确的复制能力（复制时不出现错误的能力）。道金斯还说道，今天我们称这些复制基因为基因。[1]

但与原始复制基因不同的是，现代基因并不会独立存在。道金斯推测，复制基因争夺有限资源可能是产生"载体"或主体的原因，在这里复制基因可以繁殖并得到保护。道金斯提出，这些载体的结构会渐臻复杂，籍此与其他复制基因竞争，直到复制基因的群落最终成为生物个体。这些个体是"机器载体，这些工具的程序编制就是保护……基因。"[2] 他称这些载体为"生存机器"，并提出保护我们的基因是"我们存在的终极理由"。[3]

道金斯认为，复制基因是不朽的，它们的复制品可以上溯到很久以前，也可以延展到未来。他在书中写到"一个 DNA 分子在理论上能够以自己的拷贝形式生存一亿年"。[4] 作为个体或物种唯一能够存活下来的部分，基因有条件成为自然选择的基本单位。在个体死亡后，基因还能够长时间存活，因此连续适应的受益者是基因，而不是个体。用这种方式看待进化是大有裨益的，一些其他学科的研究者也参与进来做了进一步阐述。

语言表达

《自私的基因》最为显著的特点是道金斯使用的语言。他创作的初衷是将书奉献给三类人：非专业人士、专业学生和专家。道金斯想让没有生物学背景的人能够接受那些难以理解或枯燥无味的话题，但又不想降低作品的智慧性。道金斯特别希望这本书能够对学习动物学的学生"有一定的教育价值"，作为他们理解一些较难话题的入门。道金斯创作时一概避免使用术语和数学方程式，而使用比喻和类比，并将基因人格化*，把一些仅会用于人类的属性和性格赋予基因。但道金斯自己也承认，类比的方法只能让你理解到有限的程度，而且认为可能会有一些"专家"对于他的这种方式并不"十分满意"。[5] 不过，他希望《自私的基因》能够对他们有所帮助，至少让他们感到有趣。[6]

---

1. 理查德·道金斯：《自私的基因》，牛津：牛津大学出版社，2006 年，第 20 页。

2. 道金斯:《自私的基因》, 第 xxi 页。
3. 道金斯:《自私的基因》, 第 20 页。
4. 道金斯:《自私的基因》, 第 35 页。
5. 道金斯:《自私的基因》, 第 xxi 页。
6. 道金斯:《自私的基因》, 第 xxii 页。

6 思想支脉

要点 🔑

- 我们可以通过生物体的行为及其对环境的影响来衡量基因的作用。
- 《自私的基因》一书中最关键的次要观点是"延伸的表现型"，这种观点将表现型*（基因的表达）看作是生理特征和行为方式（包括对于环境的影响）的集合。
- 道金斯创造了模因的概念来描述从一个人脑传播到另一个人脑中的概念和内容。

其他观点

《自私的基因》一书的主要观点是向读者证明基因是自然选择的基本单位，而次要观点则进一步扩展了这一主要观点，并将其复杂化。次要观点主要着眼于基因如何影响生物个体行为或通过个体对环境施加影响。道金斯关注基因表现型的影响，即个体表现出来性状的合集，这主要是生物个体基因组成（或基因型）和外部世界相互作用的结果。

> "本书的论点是，我们人类以及其他一切动物都是我们自己的基因所创造的机器。在一个高度竞争的世界，犹如芝加哥发迹的强盗一样，我们的基因生存了下来，有的长达几百万年。这使我们有理由在我们的基因中发现某些特性。我将要论证，成功的基因的一个突出特性是其无情的自私性。这种基因的自私性通常会导致个体行为的自私性。然而我们也会看到，基因为了更有效地达到其自私的目的，在某些特殊情况下，也会滋长一种有限的利他主义。"
>
> ——理查德·道金斯：《自私的基因》

观点探究

道金斯借用了各种各样的动物行为来阐明他的基因进化论的观点。道金斯多次提到进化稳定策略，生物个体在自然选择过程中会无意识地采用这种策略与其他个体争夺有限资源。道金斯使用这个概念来说明，一群自私个体的行为如何看起来像一个有组织的单位，而且他认为这个逻辑也可以应用于基因，即"一个由许多独立的自私实体（基因）所构成的集合体，最终变得像一个有组织的整体。"[1]

但是基因并不仅仅会对它赖以生存的载体产生影响，同时还会通过影响个体行为而对整个世界产生影响。道金斯将其称为"延伸的表现型"，并使用白蚁的例子来阐述他的观点。

白蚁的基因指引白蚁建造用于居住的土丘，而土丘对环境的影响就可以看作是白蚁基因的直接作用。这也就意味着，建造土丘就如同白蚁腿的数量一样，都是白蚁基因表现型的其中一部分。道金斯认为这一观点是他对进化生物学的最大贡献，并在《自私的基因》再版的附加章节中有所论述。《自私的基因》再版也是道金斯第二部著作《延伸的表现型》[2]的简短概要。

道金斯还提出，"文化传播和基因传递类似，"[3]或者说语言和思想的演变和基因以及生物体的演变是相似的。他首先提出了"模因"这一术语，用来描述"从一个大脑传播到另一个大脑的实体"，[4]并认为思想从一个大脑传播到另一个大脑所表现出来的生存特性，也是复制基因能够成功完成基因自然选择所需的特性。

被人忽视

大多数人对《自私的基因》的关注，都仅限于道金斯所提出的基因是自然选择的单位这一论点。但他们所忽略的是道金斯对基因的真实定义。目前普遍接受的基因的定义是"包含编码蛋白质或RNA 分子 *（核糖核酸，其存在于所有活细胞中）的 DNA 序列"。[5]而道金斯给出的定义则更为宽泛，对他来说基因这一术语意味着"染色体物质的任何一部分，它能够作为一个自然选择的单位连续若干代起作用。"[6]

道金斯认为，一个"基因"就是一个复制基因，它是稳定的、可以自我复制的分子。单个基因不能称为复制基因，因为它们在繁殖过程中无法独立起作用。而染色体也不能称为复制基因，因为它们在有性生殖中会发生改变。道金斯建议用复制基因将基因定义为"在大小上一般介于顺反子 *和染色体之间"。[7]

哈佛大学生物学家大卫·海格 *在其 2006 年发表的论文"基因与模因"[8] 中，支持道金斯把基因定义为复制基因。道金斯的这一定义对探讨基因进化论同样有裨益。

---

1. 理查德·道金斯：《自私的基因》，牛津：牛津大学出版社，2006 年，第 84 页。

2. 理查德·道金斯：《延伸的表现型》，牛津：牛津大学出版社，1982 年。

3. 道金斯：《自私的基因》，第 189 页。

4. 道金斯：《自私的基因》，第 196 页。

5. 牛津英语词典 www.oed.com。

6. 道金斯：《自私的基因》，第 28 页。

7. 道金斯：《自私的基因》，第 36 页。

8. 大卫·海格："基因和模因"，艾伦·格拉芬和马克·雷德利编，《理查德·道金斯：科学家如何改变我们的思维方式》，牛津：牛津大学出版社，2006 年，第 101 页。

7 历史成就

要点 🔑

- 道金斯成功地写了一本畅销的著作，并对进化生物学领域的科学争论做出贡献。

- 考虑到道金斯如此年轻且对科学争论缺乏经验，他的贡献就显得更加卓越。

- 著作命名为《自私的基因》，使其与右翼团体的观点发生共鸣，右翼团体利用这一著作为自由市场经济辩护，这是道金斯没有预料到的。

观点评价

道金斯成功实现了他创作《自私的基因》的主要目的：这本书引起了公众对于进化生物学、动物行为和遗传学重要性的关注和兴趣。《自私的基因》后来又分别出版了第二版和第三版，并被翻译成 25 种语言。自 1976 年首次印刷以来，销量已超百万。该书还被拍成英国广播公司"视野"系列的电视纪录片。

在驳斥群体选择和个体选择的理论方面，《自私的基因》也是非常成功的，这是道金斯创作本书的另外一个目的。此外，有很多更加复杂的理论也在使用自私的基因这种理论作为论证的出发点，道金斯的观点已经成为理解现代进化理论的核心。时至今日，《自私的基因》在本领域内仍然具有重要意义。在出版三十周年之际，《自私的基因》还推出了特别扩充版。

> "让理查德·道金斯感到吃惊，甚至有时是惊恐的是，不论是对于学者还是普通读者，《自私的基因》俨然成为一种进化观点的经典阐释方式。"
>
> ——艾伦·格拉芬和马克·雷德利："前言"，《理查德·道金斯：科学家如何改变我们的思维方式》

当时的成就

道金斯创作《自私的基因》时，还是一位名不见经传的年轻学者，考虑到这一点，他的成就更显得非比寻常。这是道金斯的第一本著作，一些更加资深的科学作家统治着相关争论。道金斯还是成功地解释了一些复杂的观点，这些观点不但对于其他专业学者有所帮助，而且还让普通读者触手可及。

虽然年资尚浅，但道金斯完成《自私的基因》并未遇到太大障碍，因为他得到了一家实力雄厚的学术出版社的支持，这也让他的观点更具影响力。20世纪七十年代初，正值英国矿工罢工，断电时有发生，这让道金斯写完著作的前两章后，进度变得缓慢。不过这些事件也仅仅推迟了著作完成的时间，并未造成太大影响。1976年，道金斯重新开始实验室研究并最终完成《自私的基因》的创作。

局限性

如果你能理解进化论的观点和遗传学的基本知识，那么通过阅读《自私的基因》，你一定会从中获益。书中提出的基因进化论已经得到多数学者的认可，目前并没有太多争议。尚具争议的观点是，基因是自然选择发生作用的唯一单位，而且生物个体只是保护和繁殖自私的基因的"载体"。虽然这些观点颇具争议，但并没有人能够证明其错误性，因此多年来仍然被加以讨论。

不过，《自私的基因》出版以来，道金斯不得不面对人们对于本书的误解，因为不同学术领域和各行各业的人对这一著作的看法是不尽相同的。一些哲学家批评这本书是在为自我中心和利己主义辩解，因为他们读到了基因"自私"的本性。道金斯曾表示抗议，他的著作并不是对于人类道德的讨论，而是关于进化的阐述。然而，本书还是经常因这种方式而被人误解。与此同时，自由市场经济的拥护者却力推此书，他们利用道金斯的文字为经济学中的自私性辩护（这依然源于对道金斯观点的误解），这也是道金斯所反对的。

近年来，学术界对道金斯亲缘选择理论的批评声音 [1] 有所增加，其中主要代表人物包括哈佛大学马丁·诺瓦克 * 教授和爱德华·威尔逊教授 [*2]。

---

1. 罗格·海菲尔德："自私的基因正失去朋友"，《电讯报》，http://www.telegraph. co.uk/science/evolution/10506006/The-Selfish-Gene-is-losing-friends.html，登录日期 2014 年 8 月 26 日。

2. 马丁·诺瓦克、科丽娜·塔尼塔和爱德华·威尔逊："真社会性的进化"，《自然》杂志，第 466 卷，2010 年第 26 期，第 1057 页。

8 著作地位

要点 &⊶

- 《自私的基因》是道金斯所著为数不多的论述进化科学的著作之一，他的后期著作则以反对宗教的内容为主。

- 有些评论家认为，相比于晚期的一些作品，道金斯早期的作品更值得称赞。

- 《自私的基因》是道金斯最著名的作品，也是流传最为广泛的一部作品。

定位

1976 年《自私的基因》出版以后，道金斯又先后完成 12 部书籍的创作。在这些作品中，只有《延伸的表现型》继续探讨其在《自私的基因》中提出的基因进化论的话题。他后期的作品比较侧重相对宽泛的话题，如科学和艺术的关系，以及他所宣扬的无神论。不过道金斯的第一本书仍然是他最受欢迎的作品，而且"自私的基因"这一术语在英语世界中已变得众所周知。

从 1986 年出版《盲眼钟表匠》开始，道金斯就更加关注驳斥神创论*，而不是进一步论证基因进化论的观点。他的使命转变为在更大的范围内传递进化论的观点，即"说服读者，达尔文的世界观并非碰巧是正确的，而是唯一可以解释我们存在之谜的已知理论"。[1]

在这种倾向下，他后来又完成了《上帝错觉》（2006）的创作。在这部著作中，他关注了以下四个要点：

1. 你可以成为一名开心、冷静、有道德和理智的无神论者；

2. 达尔文的自然选择学说更像是对生物复杂性起因的解释，而非对生命起源的解释；

3. 并没有信仰宗教的孩子，只有信仰宗教的父母的孩子；

4. 没有宗教信仰的人应该骄傲地接受"无神论者"的称呼。[2]

也就是说，在《自私的基因》完成 30 年后，道金斯在他近期最出名的著作中，只涉及了自然选择的一个要点，而且是用来论证自然选择曾经发生过，而不是探讨怎样或为什么发生。

> "丹尼尔·丹尼特对我的书评最大的抱怨是觉得我为道金斯的著作制定了过高的标准。他认为，《上帝错觉》作为一部大众读物，不能期待它能够解决严肃的宗教思想问题……［但是］书籍的目标受众广泛并不意味着作者可以忽略这一话题最优秀的思想……具有讽刺意味的是，最好的例证正是来自道金斯本人。在《自私的基因》一书中，道金斯与最优秀的进化思想家进行了交锋……并且将他们的观点以大众喜闻乐见的方式呈现出来。这让《自私的基因》成为一部杰出的作品；但道金斯的最新著作，却没有以类似的方式来对待宗教，这让此书的杰出性大打折扣。"
>
> ——艾伦·奥尔 *："回复丹尼尔·丹尼特"，《纽约图书评论》

整合

《自私的基因》或许是道金斯最具影响力的学术著作，正如艾伦·格拉芬和马克·雷德利在他们 2008 年所著的道金斯思想传记中所说，这部著作"占头等重要的位置"。[3] 不过由于道金斯逐渐将注意力从科学转移到哲学、宗教和伦理问题，其著作的学术影响也逐渐变小。

评论家普遍认为《自私的基因》是一部严肃的科学著作，同时又成功地将复杂的观点传递给普通大众，但对于《上帝错觉》，评论家就没有那么仁慈了，他们觉得这部著作不够严谨。艾伦·奥尔在《纽约图书评论》发表的一篇评论这部著作的文章中写道："虽然我非常欣赏道金斯的大部分著作，但和其他许多科学家一样，在这本书上，我不能再支持他了……。的确，《上帝错觉》一书在我看来是有严重缺陷的……。据我所知，道金斯的基本结论是正确的。但他在书中完全没有充分阐述理由。"[4] 奥尔认为，在道金斯的后期著作中，争论和意见已经代替了证据和学术关切。"《上帝错觉》最让人失望的一点是，道金斯并没有严肃地探讨宗教思想……[此处略去] 而只是简单表达了信仰就是低劣的迷信。"[5]

意义

1976 年《自私的基因》出版时，得到了学术界的普遍欢迎，用阿瑟·凯恩[6] 的话说，这是一部"年轻人写的书"。阿瑟·凯恩是利物浦大学的动物学教授，曾是道金斯在牛津大学求学时的导师。凯恩认为，在道金斯的学术生涯中，他会逐渐改变在《自私的基因》一书中所阐述的观点。但事实证明并非如此，在三十周年纪念版中，道金斯说道："本书中并没有我想要收回的内容。"[7] 在1989 年的版本中，他曾表示很珍惜本书的"年轻人特质"和"进化的气息"[8]，并且只会以尾注的形式更改或评论原文。

除了增加新的尾注之外，他在三十周年纪念版中补充了两章新的内容。"基因的长臂"是道金斯 1982 年出版的第二本著作《延伸的表现型》[9] 的浓缩。《延伸的表现型》比《自私的基因》包含更多道金斯的原创观点，道金斯本人也认为，此书是他对于进化生物学最为重要的贡献。

1. 理查德·道金斯：《盲眼钟表匠：为什么证据表明宇宙未经设计》，纽约：诺顿出版社，1987 年，第 xiv 页。

2. 理查德·道金斯：《上帝错觉》，伦敦：班坦图书公司，2006 年，第 1—4 页。

3. 艾伦·格拉芬和马克·雷德利："前言"，《理查德·道金斯：科学家如何改变我们的思维方式》，牛津：牛津大学出版社，2008 年，第 i 页。

4. 艾伦·奥尔："转变宗教信仰的使命"，《纽约图书评论》，http://www.nybooks.com/articles/archives/2007/jan/11/a-mission-to-convert/，登录日期：2014 年 8 月 11 日。

5. 奥尔："转变宗教信仰的使命"。

6. 理查德·道金斯：《自私的基因》，牛津：牛津大学出版社，2006 年，第 vii 页。

7. 道金斯：《自私的基因》，第 vii 页。

8. 道金斯：《自私的基因》，第 xvii 页。

9. 理查德·道金斯：《延伸的表现型》，牛津：牛津大学出版社，1982 年。

第三部分：学术影响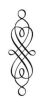

9 最初反响

要点 ⌐━

- 对《自私的基因》最为尖锐的批评，是认为本书不够科学，尤其是道金斯使用的流行词语和比喻，而不是使用方程式。批评还认为《自私的基因》给反社会行为和本位主义行为提供了生物学上的正当理由。

- 道金斯在随后的版本中增加了尾注，让本书更具科学可信度，并澄清他并不打算为社会行为提供生物学上的正当理由。

- 《自私的基因》出版之时，进化生物学在其任何理论中都极度重视数学方程式的重要性。

批评

虽然道金斯创作的《自私的基因》赢得了广泛好评，但仍招致了一些批评的声音。动物学家、社会学家、生物学家甚至是哲学家攻击了本书的不同方面。然而有的批评是针对道金斯个人资历和写作手法的人身攻击，另一个突出的批评则针对著作的内容及其科学准确性。

对此书的一个主要批评是道金斯的简化主义 *，即过于简化地认为行为只不过是基因影响的结果。进化生物学家和遗传学家理查德·列万廷 * 曾在《自然》杂志上发表过一篇《自私的基因》书评。列万廷在文中指出，道金斯"犯了一个老毛病，认为所有可描述的行为都是自然选择的直接产物。"[1]

道金斯认为基因是自然选择的单位，他的这种观点也受到了生物学角度的批评。哈佛大学进化生物学家史蒂芬·古尔德*坚信，进化论发生在生物个体的层次，当时大部分科学家都持这一观点。古尔德在他一篇名为"照看种群与自私的基因"[2]的文章中提出基因并不会直接接受自然选择，因为基因并不是直接和生物个体的某一特性相对应，而是与成百上千的其他基因相互配合才产生了身体或行为的各个方面。他还认为，借助自然选择的进化可以对整个生物体所感知的环境因子作出反应，而基因不会对这些因子作出反应。因此，"适者生存"是指生物个体，而不是基因。

道金斯将基因从已被普遍接受的"包含有编码蛋白质或 RNA 分子[3]的 DNA 序列"，重新定义为"染色体物质的任何一部分，它能够作为一个自然选择的单位连续若干代起作用"，即复制基因[4]，因而也受到批评。分子生物学家冈瑟·斯坦特*认为，"这种不合常理的定义改变了遗传学中至关重要和广受认可的核心概念，使其成为一个模糊不清和启发性*的无用概念"。[5]他觉得道金斯对于这条术语的宣传推广做得有点过火了。

道金斯所使用的拟人化*的方法，即探讨基因时给基因赋予人性，受到了最为强烈的批评。尽管道金斯已做过澄清，强调这只是他想要更清晰传达信息的一种手法，但类似"我们有能力从一出生就不服从自私的基因"[6]这样的表达，被认为过于草率且颇具误导性。

其他领域同样也传来批评之声。1979 年，哲学家玛丽·米雷在一篇措辞激烈的评论文章中攻击道金斯，认为这涉及理解人类行为的政治立场[7]。米雷认为，道金斯提出生物体的基因是自私的，实际上是为利己主义辩护。米雷还批评了道金斯所提出的"生物体不过是将基因传递给后代的载体"。对此持批判态度的人，除了来自学术界，还有普通读者，他们都觉得这种说法否认了自由意志的可能性。

> "道金斯首先是一位无鉴别能力的哲学上的利己主义者，仅仅将利己主义的假设填充到了他所演绎的生物学推测中，而无视动物行为和基因学的相关事实，也忽视了这些事实并不站在他的一边。道金斯实际上没有进行过任何实证研究。"
>
> ——玛丽·米雷*:"基因欺骗,"《哲学》

回应

1989 年出版的《自私的基因》第二版几乎未做任何修改，这说明道金斯并不认同那些批评。不过，他在书中的脚注和其他文章中回应了批评者。例如，针对米雷批评他利用进化为自私的行为辩护，道金斯解释为"基因只在统计学意义上'决定'行为。"[8] 早在 1981 年写的一篇名为"为自私的基因辩护"[9]的文章中，道金斯就全面回应了米雷的批评，称她误解了《自私的基因》，而这一说法也得到了其他评论家的认同。

道金斯把对《自私的基因》的另外一个争论，即将行为过于简单化的做法，放到了他的下一本书《延伸的表现型》[10]中。在这本书中，他说明了自己并不相信基因决定论，即过分强调基因在决定智力、行为和发育中的重要性，但有时"又有必要使用一些言语，即使不幸被误解为基因决定论。"[11]对道金斯来说，牺牲一定的明确性使《自私的基因》能够覆盖更多的读者是必要的。

道金斯与古尔德的争论持续了多年，直到古尔德在 2002 年去世。古尔德提出，我们应该把物理环境、偶然性和物种灭绝等因素考虑进去，而不是用基因层次的选择来解释进化。有一本名为《道金斯对古尔德：适者生存》[12]的书，就是从他们两人持续的争论中找到灵感来论述二人的观点和意见。

冲突和共识

从某种意义上说，《自私的基因》是超越时代的作品，书中提出的观点当时还没有得到数学上的证实（不过最后均得到了证实）。道金斯的著作缺乏确凿的数学证明，让一些科学家对其观点持怀疑态度。[13] 在《自私的基因》第二版的尾注中，道金斯写道："有一位批评家抱怨我只是做了哲学的思辨，听起来仿佛是一句充满分量的责备。"[14]

艾伦·格拉芬在 2006 年发表的一篇关于《自私的基因》的文章中，针对非数学的评定缺乏重要性的观点提出："'你的方程式在哪里？'并非总是暗示性质的质疑，那些没有方程式的著作，就像是浪费时间但又抱有希望的傻瓜。"[15]《自私的基因》一书中数学方程式较少是本书能够为普通读者所接受的一个原因，但也不可避免地成为同行批评的理由。科学家们想让道金斯提供数学计算来证实他的观点，而不是"相信"数学能够在以后证明他的理论。[16] 格拉芬解释说，正因为如此，《自私的基因》的观点很有可能是正确的，但是却并不被当时的一些思想家所接受。[17]

1. 理查德·列万廷："达尔文主义讽刺漫画"，《自然》，第 266 卷，1976 年，第 283 页。
2. 史蒂芬·古尔德："照看种群与自私的基因"，《自然历史》，第 86 卷，1977 年，第 22—24 页。

3. 牛津英语词典 www.oed.com。

4. 理查德·道金斯：《自私的基因》，牛津：牛津大学出版社，2006 年，第 28 页。

5. 冈瑟·斯坦特："你可以从利他主义中去掉伦理，但不能从伦理中去掉利他主义，"《海斯汀中心报告》，1977 年 12 月，第 34 页。

6. 道金斯：《自私的基因》，第 201 页。

7. 玛丽·米雷："基因欺骗，"《哲学》，第 54 卷，1979 年，第 439—458 页。

8. 道金斯：《自私的基因》，第 267 页。

9. 理查德·道金斯："为自私的基因辩护，"《哲学》，第 56 卷，1981 年，第 556—573 页。

10. 理查德·道金斯：《延伸的表现型》，牛津：牛津大学出版社，1982 年。

11. 道金斯：《延伸的表现型》，第 9 页。

12. 基姆·斯特尔尼：《道金斯 vs 古尔德：适者生存（科学的革命）》，伦敦：艾肯图书出版社，2007 年。

13. 道金斯：《自私的基因》，第 xxii 页。

14. 道金斯：《自私的基因》，第 322 页。

15. 艾伦·格拉芬："《自私的基因》对进化生物学的知识贡献"，艾伦·格拉芬和马克·雷德利编，《理查德·道金斯：科学家如何改变我们的思维方式》，牛津：牛津大学出版社，2006 年，第 71 页。

16. 格拉芬："《自私的基因》对进化生物学的知识贡献"，第 71 页。

17. 格拉芬："《自私的基因》对进化生物学的知识贡献"，第 71 页。

10 后续争议

要点 🔑

- 道金斯的基因进化论观点成为一种新的正统观念得到了人们普遍的接受。

- 现代基因选择理论家深化了道金斯的观点，使其更加复杂。

- 进化生物学家，如安德鲁·里德和海伦娜·克罗宁，基于《自私的基因》提出一系列以基因为中心的理论，而科学哲学家，如丹尼尔·丹尼特和基姆·斯特尔尼*，则对进化给自由意志带来的影响更感兴趣。

用途和问题

《自私的基因》引发了科学家对于进化的争论。与同时代的科学家不同的是，理查德·道金斯认为自然选择的单位是否能够和其所在的环境相互作用并不重要，最重要的是什么"单位"最终从进化中获益，而道金斯认为是基因。为了支撑这一观点，他提出生物个体可能会与他们的父母存在较大差异，但基因本身却会继续向后代传播，而且基本不会发生改变。

一个更为具体的争论集中在进化到底是什么，自然选择的单位是否和进化的单位一致，以及一个单位如何才能成为单位等问题。后来的科学家通过借鉴和改造道金斯的观点又创造出了其他进化理论。其中一种理论主张我们应该以化学的视角来审视进化，这是最为基础的层次；另外一种理论则认为自然选择会在多个层次发生作用：基因、个体和种群*，这种理论被称为多层次选择理论。[*1]

多层次选择理论的出现也意味着对于单一性的自然选择单位的争论逐渐冷却下来。这种崭新的多元化视角是由美国哲学家埃利奥特·索伯*和进化生物学家戴维·威尔逊*首先提出的。这种观点认为自然选择是在不同层次同时发生作用的。持这一观点的科学家虽然继续使用"自私的基因"的理论，但是却并不认为基因是自然选择的唯一单位。

> "因此，虽然我们来到地球时已经得到了预先设定，生物本能让我们支持某些偏见，虽然我们与生俱来地会更喜欢某种状态，但是［道金斯证明］我们可以抛弃这些与生俱来的偏好来打造生命。"
>
> ——丹尼尔·丹尼特：《回旋空间：值得追求的自由意志类型》

思想流派

《自私的基因》在进化生物学和生物哲学的学术领域影响广泛，基于这一著作形成了几种不同的思想流派。

其中一个思想流派把道金斯提出的分离复制基因和载体以及分离基因和"宿主"生物体的观点进一步发展。这一流派的代表人物是美国哲学家戴维·赫尔*，他一直是道金斯思想的积极拥护者。赫尔对于这一争论的贡献在于他主张载体不仅仅承载了基因，而且它们在与环境的相互作用中也发挥了积极的作用。赫尔创造了"交互子"这一术语，他认为，交互子和复制基因在自然选择中都扮演了重要角色[2]。不少生物学家现在也认为交互子是自然选择单位的重要组成部分。

另一起源于《自私的基因》的思想流派是由澳大利亚哲学家

基姆·斯特尔尼和英国哲学家菲利普·基彻 * 创建的。在 1988 年发表的一篇名为"基因的回归"[3]的论文中，他们表达了对道金斯的支持，同时又提出了一个新的模型，并称之为"多元化基因选择学说"。这个概念意味着不仅不存在单一描述自然选择过程的方式，而且自然选择的目标也"并不存在。"[4]斯特尔尼和基彻认为，有很多恰当的方式可以描述进化过程，但他们之所以支持道金斯是因为基因进化论"相比于其他理论，提供了一个更为普遍和统一的描述自然选择过程的方式。"[5]

道金斯在《自私的基因》中的观点经常被批判为简化主义 *，但从积极的方面来看，这些观点影响了还原论派的思想。亚历山大·罗森伯格 * 在 2006 年出版的《达尔文式还原论：或如何停止担忧并爱上分子生物学》[6]一书中提出我们应该从最基本的自然科学层次，特别是化学的层次来思考自然选择。这个相对并不为大众所熟知的思想流派认为，不同化学成分在不同的分子环境中最终会成功或失败，而这意味着成功的化学成分会更稳定更"健康"，最终会占据主导地位。罗森伯格认为这种方法可以让我们更清晰地理解高层次自然选择的低层次起因。

当今研究

进化生物学家是《自私的基因》一书的最坚定追随者。其中宾夕法尼亚州立大学的安德鲁·里德是一位病原体和疾病进化遗传学的研究者。他在论文集《理查德·道金斯：科学家如何改变我们的思维方式》[7]中的一篇论文中描述了道金斯如何改变了他对进化的看法和他的研究进程。里德认为"本书的架构对生物学的所有领域都拥有强大的解释力，"[8]他现在已经开始用基因进化论的视角开展研究。

哲学家们也很容易受到道金斯著作的影响。海伦娜·克罗宁是伦敦政治经济学院的一位自然和社会科学哲学家，她曾在自己关于性选择和性差异的著作中使用《自私的基因》中的观点，她非常认可基因选择论。克罗宁曾表示，《自私的基因》影响了她的研究方向，因为阅读该书之后，"它成了我最为忠实的向导。"[9]这种感受也得到了其他学者的认同，他们现在仍然在道金斯的理论框架下继续阐释和论述他们的发现成果。

在科学哲学领域，丹尼尔·丹尼特和基姆·斯特尔尼对道金斯的观点都非常感兴趣。丹尼特对自由意志颇为关注，他在著作中所体现出的进化观点与道金斯的观点不谋而合。基姆·斯特尔尼在阅读了道金斯的理论后，将他作品的研究方向从心理学和语言学改为进化生物学。他在一篇题为"基因的回归"[10]的论文中，探讨并进一步发展了道金斯的某些观点，论述了"多元化基因选择学说"，并且探究了道金斯在《自私的基因》中提出的"模因"的思想。

1. 戴维·威尔逊和埃利奥特·索伯："将群体选择重新引入到人类行为科学"，《行为与脑科学》，第 17 卷，1994 年，第 585—654 页。
2. 戴维·赫尔："个性和选择"，《生态学与系统学年评》，第 11 卷，1980 年，第 318 页。
3. 基姆·斯特尔尼和菲利普·基彻："基因的回归，"《哲学杂志》，第 85 卷，1988 年，第 339—361 页。
4. 斯特尔尼和基彻："基因的回归"，第 359 页。
5. 斯特尔尼和基彻："基因的回归"，第 354 页。

6. 亚历山大·罗森伯格：《达尔文式还原论：或如何停止担忧并爱上分子生物学》，芝加哥：芝加哥大学出版社，2006 年。

7. 艾伦·格拉芬和马克·雷德利：《理查德·道金斯：科学家如何改变我们的思维方式》，牛津：牛津大学出版社，2006 年。

8. 格拉芬和雷德利：《理查德·道金斯》，第 7 页。

9. 格拉芬和雷德利：《理查德·道金斯》，第 15 页。

10. 斯特尔尼和基彻："基因的回归，"第 339—361 页。

11 当代印迹

要点 🔑

- 《自私的基因》如今已成为教学工具，也为现代基因选择理论奠定了基础。

- 道金斯与群体选择理论家的争论目前仍在持续，他对爱德华·威尔逊最近出版的著作的负面评论就说明了这一点。

- 威尔逊和同样持有群体选择理论观点的学者们也以直接批评道金斯作为回应，称与其说道金斯是一位科学家，还不如称其为一名科普作家。

地位

《自私的基因》详细介绍了以基因为核心的自然选择观点，目前许多大学将其选定为教学工具。书中的不少观点发人深思，因此《自私的基因》不仅被用于生物学的教学，在科学哲学领域也颇具影响。

《自私的基因》之所以具有经久不衰的影响力，相当一部分原因在于道金斯作为一位有名望的公众人物经常在媒体上发表一些极富争议的宗教观点。对这些观点感兴趣的人，就会转而去阅读《自私的基因》。因为这是道金斯的第一部著作，也是最为人所熟知的著作。

随着基因进化论逐渐成为主流，有关《自私的基因》是否具有价值的争论也发生了微妙的变化。用道金斯自己的话来说，"他的观点已经成为通用货币。"[1] 但这并不意味着这些观点已经得到普遍认可，很多学者仍然不认同基因是唯一可能的自然选择单位。

> "爱德华·威尔逊已经做出了很多重大发现。他已经确立了自己在历史上的地位，汉密尔顿*也同样如此。请一定要阅读威尔逊早期的一些著作。《蚂蚁》是威尔逊和博特·霍尔多伯合作完成的一部里程碑式的作品，而霍尔多伯也是群体选择的反对者之一。但就我所评论的这部书来说，我要强调的是非常重要的理论错误，这些错误遍布全书，而且构成了论点的一部分，这使得我无法向任何人推荐这部著作。用多萝西·帕克的话说，我们不能只把这本书轻轻地扔掉，而是应该用力扔掉，并且带着真诚的遗憾。"
>
> ——理查德·道金斯：评论《社会如何征服地球》，
> "爱德华·威尔逊的堕落"，《展望》杂志

互动

在《自私的基因》问世前一年，著名进化生物学家爱德华·威尔逊出版了《社会生物学》。威尔逊与道金斯围绕前者的另一部著作《社会如何征服地球》展开了一场争论。在这部 2012 年出版的著作中，威尔逊对基因进化论的观点加以驳斥，认为群体选择才是人类行为和利他主义形成的主要原因。包括道金斯在内的很多人对威尔逊观点的转变作出了回应。道金斯还专门在《展望》杂志上发表了一篇题为"爱德华·威尔逊的堕落"的文章来驳斥威尔逊的观点。道金斯写道，威尔逊的书中"很多篇幅都是对进化理论错误和完全有悖常理的曲解，"[2]并利用《自私的基因》中的一些观点来批判威尔逊："威尔逊曾经是亲缘选择的支持者，但现在又转而反对它。在我看来，其实他从一开始就没有理解这些观点。"[3]道金斯认为，基因可以生存数代并且为生物体编制程序使其帮助自己生存。他还认为，如果用"整体适应度"*来探讨种群，则它们的基因必

须能够传递基因的表现型*，来影响整个种群的生存和繁殖，从而对种群的进化产生影响，他在书中写道，"然而有说服力的实例却极可能找不到。"[4]

持续争论

威尔逊的《社会如何征服地球》遭到不少批评，道金斯当然是批评者之一。不过道金斯在《展望》杂志发表的这篇评论文章，也同样受到各种攻击。威尔逊本人不可避免地参与其中，并回应说还没有任何人能证明支撑他著作的科学原理是错误的，特别是"道金斯教授在《展望》杂志中所列举的这些早已过时的 20 世纪七十年代的整体适应度理论，"[5]更不能说明任何事情。

虽然大部分进化科学家早已不再争辩亲缘选择和群体选择，但看起来道金斯和威尔逊还要继续公开地争论下去。在接受《卫报》采访时，威尔逊对道金斯的批评作了回应，"道金斯并不是一位科学家，只是个科普作家。道金斯已经很长时间没有直接参与过科学研究或是在同行审阅过的杂志发表文章了。"[6]

1. 理查德·道金斯：《自私的基因》，牛津：牛津大学出版社，2006 年，第 xv 页。

2. 道金斯："爱德华·威尔逊的堕落"。

3. 道金斯："爱德华·威尔逊的堕落"。

4. 道金斯："爱德华·威尔逊的堕落"。

5. 爱德华·威尔逊：回应道金斯，"爱德华·威尔逊的堕落"。

6. 苏珊娜·拉斯廷："星期六采访：哈佛生物学家爱德华·威尔逊"，《卫报》，2012 年 8 月 18 日。

12 未来展望

要点 🔑

- 《自私的基因》一直以来让人们以一种更加多元化的视角看待自然选择，即选择的过程包括基因、个体和群体等多种层次。

- 有关"真社会基因"*（高度社会化的基因）的探讨，显示了群体级别的行为亦可归因为个体基因。

- 道金斯改变了科学家和公众沟通的方式。他让进化生物学成为大众喜闻乐见的话题，并且创造了基因驱动的进化学统一理论。

潜力

尽管目前关于进化的争论开始围绕更加多层次的观点展开，但自从 20 世纪七十年代，《自私的基因》中提到的自然选择确切单位到底是什么，仍然是争论问题的焦点。

这个领域的研究人员现在大都接受多元化的观点（多层次选择理论），认为自然选择可以在不同的生物级别同时发生作用。许多科学家也都认为不同自然选择的模型，比如自私的基因理论或群体选择理论，都可以一起用于解释复杂的进化动态。

道金斯却始终坚信自己关于基因进化论的观点是唯一正确的进化理论。虽然他的观点已被学术界广泛采纳，但目前的趋势却朝着更加多元化的方向发展。这或许在未来会影响《自私的基因》这部著作在进化生物学领域的影响力。

《自私的基因》构成了进化数学模型的基础，例如在 2011 年发表的"自私的基因之形式理论"[1] 这篇文章中，作者就通过严密的理论论证支持了基因选择模型。道金斯的观点还会继续影响进化生物学家以及哲学家，甚至是英国文学方向的学生。就其本身而言，它极有可能在未来许多年内保持其重要地位。

> "如果《自私的基因》在当时没有写成并出版，那么今天我们仍然会需要这样一部著作。即便在这部著作之后又有很多书籍出版发行，但没有任何一本书能够取代它的地位。"
>
> ——玛丽安·道金斯："与自私的基因生活在一起，"
> 《理查德·道金斯：科学家如何改变我们的思维方式》

未来的指向

帕多瓦大学进化生物学教授特尔莫·皮埃瓦尼也曾参与到亲缘选择与群体选择的争论之中（代表人物分别为道金斯和爱德华·威尔逊）。皮埃瓦尼*在 2013 年说道："争论的双方似乎都是错误的，因为目前这个领域的共识是一种多元化视角。"[2] 即便如此，皮埃瓦尼还是赞扬了威尔逊，认为他在 2010 年与马丁·诺瓦克*以及科丽娜·塔尼塔*合作完成的文章促进了多元化视角的发展。

这篇文章描述了一种现象，"真社会性，也就是成年个体分为生殖阶层和非生殖阶层，而后者负责照看幼体。"威尔逊、诺瓦克和塔尼塔接着问道："为什么在自然选择中会出现基因指定的无私行为呢？这看起来和自私的基因正好相反。"[3] 他们认为存在一种"真社会的基因"，这种基因是"进化分析的中心"，这种方法结合了种群和亲缘选择理论。他们还提出群体行为是可以由基因来选择的。[4]

总结

　　理查德·道金斯创作的《自私的基因》是一部非常重要的著作，主要有以下几个理由：

　　第一，这部著作影响了科学家向公众描述他们工作的方式。很多人认为，《自私的基因》是第一部以一种激动人心和引人入胜的方式让没有任何科学背景知识的读者也能够真正理解科学的著作。以往的通俗读物很多都是大部头、高价格，而只有 200 多页的《自私的基因》可读性强且价格亲民。它的流行让科学家向大众描述他们研究成果的方式发生了天翻地覆的变化。1990 年，由于道金斯在向英国公众传播科学工作中做出的卓越贡献，他被授予"法拉第奖"，而《自私的基因》无疑是这些卓越贡献的起点。

　　第二，《自私的基因》影响了公众对于进化生物学的认知。虽然这部著作是在 1976 年出版，但其最先介绍的"自私的基因"、"模因"等概念直到今天还在使用。此外，道金斯还经常在电视上抛头露面，在各大报纸上发表文章，这都让他包括《自私的基因》在内的著作受到公众瞩目。

　　第三，也是最为重要的一点，《自私的基因》对进化生物学这一领域有重大影响，确立了以基因为中心的进化观点在争论中的地位。虽然道金斯只是重新呈现其他科学家的发现，并没有提出自己的研究成果，但他所采用的方式，让人们不得不重新审视基因是自然选择中的"不朽"单位和适应性进化的最终受益者这一观点。虽然这一观点已被多元化视角所取代，但《自私的基因》中的很多思想仍然动摇了之前普遍接受的自然选择的单位，同时改变了很多科学家的思维方式。

1. 加德纳和韦尔奇："自私的基因之形式理论,"《进化生物学杂志》,第 24 卷,第 2011 年,第 1801—1813 页。

2. 特尔莫·皮埃瓦尼："进化中的个体和群体:达尔文的多元论和多层次选择辩论,"《生物科学杂志》,第 38 卷,2013 年第 4 期,第 1 页。

3. 马丁·诺瓦克等:真社会性的进化,《自然》,第 466 卷,2010 年第 26 期,第 1057 页。

4. 诺瓦克等:"真社会性的进化,"第 39 页。

术语表

1. **适应主义**：一种进化观点，认为生物对其环境的适应是进化调节的主要原因；同时认为许多或者大多数生物体特征都是为了实现某种特定的功能而演变出来的适应性特征。（《牛津英语词典》）

2. **利他主义**：对其他个体有好处的行为，有时甚至不惜牺牲自己的利益。

3. **拟人化**：将人类的特质或性格赋予非人和非理性的事物。（《牛津英语词典》）

4. **无神论**：不相信有"至高无上的力量"或上帝的存在。

5. **染色体**：动物或植物细胞核中成熟细胞中成对出现的载有遗传信息的杆状结构物质。（《牛津英语词典》）

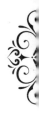

6. **顺反子**：决定一条多肽链（多个氨基酸连接形成的氨基酸链，多个氨基酸链又能进一步形成蛋白质分子）合成的一段核酸。

7. **神创论**：根据宗教的解释，宇宙、地球和地球上的一切都是被创造出来的。这种观点认为所有的生命及其现有形式都是由上帝创造的，这一观点是与进化论相违背的。

8. **DNA（脱氧核糖核酸）**：为所有生物体内的全部蛋白质提供合成蓝图的物质。DNA 由四种不同的核苷酸组成（A、T、C 和 G），这些成分的独特组合能够决定蛋白质的结构，最终决定了生物体的特征。

9. **利己主义**：认为利己是道德基础的一种理论，而且从现实角度来说，将个人利益当作行为的最高指导原则；惯常性的自私。（用于表示与利他主义相对的含义。）（《牛津英语词典》）

10. **动物行为学**：博物学的一个分支，研究的对象包括动物的行为和习惯，及其对环境的反应；特别是对于动物本能行为的研究。（《牛津英语词典》）

11. **优生学**：一种备受诟病的伪科学行为，目的是通过选择性繁殖和强制绝育来提高人类基因质量。

12. **群居基因**：有助于形成高度社会组织和合作的基因。

13. **进化稳定策略**（缩写为 ESS）：根据《自私的基因》中的定义，如果种群的多数成员选择某一策略，则这种策略的好处为其他策略所不及。

14. **繁殖力**：生殖的能力和生产幼崽的能力；生产能力。（《牛津英语词典》）

15. **精确度**：准确可靠的特性。在本文中，是指复制基因忠实于原始基因，不存在任何差错。（《牛津英语词典》）

16. **基因**：根据《自私的基因》描述，基因是"染色体物质（有序结构化并携带基因的 DNA）的任意部分，基因可以存活数代，是自然选择的单位。"

17. **基因决定论**：基因决定过程或影响；特别是认为基因在决定智商、行为和发育方面发挥着唯一或过于重要的作用。（《牛津英语词典》）

18. **群体选择**：认为某些不利于生物个体的特征如果有助于整个种群的生存和繁衍，那么这些特征会得以保留或增加。（《牛津英语词典》）

19. **启发式**：让你以一种"自己动手"的方式学习。

20. **包括适应度**：进化心理学的一个概念。如果一个生物体具有包括适应度，那么它不仅能够哺育大量的后代，而且可以抚养这些后代并使其继续繁殖后代，即使这会降低自己的生存能力。

21. **工业革命**：英国历史上的十八世纪末期和十九世纪，由于机器的发明，使工业活动激增。

22. **亲缘选择**：自然选择的一种形式。某些不利于生物个体的特征，比如职虫（工蜂或工蚁）无生育能力或一些利他行为，如果有助于这个生物个体的基因邻近亲属的生存和繁衍，则这些特征会得以保留或增加。（《牛津英语词典》）

23. **模因**：一种文化因素或行为特性，通过非遗传的方式（特别是模仿）而在种群中得到传播和存在，但是一般认为模因与基因在进化

中所起的作用类似。(《牛津英语词典》)

24. **多层次选择**：一种得到普遍认可的多元化观点，认为自然选择可以基于特定的情况在不同的生物层级发生，甚至可以同时在不同层级发生。

25. **自然选择**：一种进化理论，最先由查尔斯·达尔文提出，主要观点是生存优先，能更好适应环境的生物能生存下来并繁殖后代。(《牛津英语词典》) 关于自然选择的单位存在争论：自然选择发生生命的哪一个层次？是基因，个体还是群体？

26. **新达尔文主义**：一种生物进化理论，自20世纪二十年代以来得到广泛接受。这种理论基于达尔文的自然选择理论，同时结合了后来其他生物学家的理论，如魏斯曼和孟德尔，内容涉及基因、遗传和变异。(《牛津英语词典》)

27. **表现型**：个体可被观察到的特征的总和，被认为是个体基因型和环境相互作用的结果；区分各种生物体均是由其可观察到的特征而非其基因特征。(《牛津英语词典》)

28. **互惠利他主义**：生物为了其它个体的利益损害自身利益的行为，期待以后自己也能够成为受益的一方。

29. **简化主义**：用相对简单和基础的概念来描述和解释复杂的（尤其是精神、社会或生物的）现象，特别是这种做法被认为可以提供充分的描述或解释。(《牛津英语词典》)

30. **RNA（核糖核酸）**：在所有活细胞中均存在的核酸，由无支链的长链状核苷酸构成。RNA的主要作用是通过转录和翻译DNA来参与合成蛋白质。RNA与DNA的差异体现在其含有核糖而非脱氧核糖以及含有基尿嘧啶而不是胸腺嘧啶，同时RNA是单链结构。

31. **社会生物学**：对动物社会行为的研究，尤指作为一种理解人类社会行为生物学基础的方式；（后期用法）特指用进化和生态适应性理论解释社会行为。

32. **结构主义**：一种社会科学领域的理论观点，认为需要从人类行为这种更大的结构来理解社会生活，而不是个体本身。

人名表

1. 罗伯特·阿德雷（1908—1980），美国人类学家，他在著作《社会契约》（1970）中普及了瓦恩·爱德华兹的群体选择理论。

2. 路易吉·路卡·卡瓦利-斯福扎（1922年生），意大利人口遗传学家，他所创作的关于人类遗传多样性的著作为人们所熟知；此外，他对于语言研究也有所贡献。为使非专业人士也能了解他的观点，卡瓦利-斯福扎在《基因、人类和语言》（2000）一书中概述了自己的研究成果。

3. 阿瑟·凯恩（1921—1999），英国进化生物学家，皇家学院成员。他曾是道金斯在牛津大学的导师之一，也是利物浦大学动物学教授。

4. 海伦娜·克罗宁，达尔文主义哲学家，目前负责管理伦敦政治经济学院的达尔文中心，主要研究兴趣为用进化的观点理解性别差异。她曾在2006年组织了名为"《自私的基因》三十年"的活动。

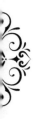

5. 查尔斯·达尔文（1809—1882），英国生物学家，在他的著作《物种起源》（1859）一书中，达尔文提出了以自然选择为基础的进化理论。达尔文被认为是在理解生命方面最有影响力的人物之一。

6. 玛丽安·道金斯（1945年生），英国生物学家，牛津大学动物行为学教授，是理查德·道金斯的第一任妻子。

7. 索拉雅·德·查达瑞维安，位于洛杉矶的加利福尼亚大学历史学教授，目前在社会和遗传学中心任职。

8. 丹尼尔·丹尼特（1942年生），美国科学和精神哲学家。主要研究兴趣为进化生物学，他与道金斯一致，支持适应主义的观点，并在他的著作《达尔文的危险观念》（1995）中为这一观点做了辩护。丹尼特与道金斯、山姆·哈里斯以及已故的克里斯托弗·希钦斯并称为现代"无神论四骑士"。

9. 史蒂芬·杰伊·古尔德（1941—2002），美国进化生物学家，科普作家。他长期为《自然历史》杂志撰写文章，并出版了多部著作，如《熊猫的拇指》(1980)。古尔德不赞成社会生物学，对道金斯的观点持批判的态度。

10. **艾伦·格拉芬**，苏格兰理论生物学教授，目前就职于牛津大学动物学系。

11. **大卫·海格**(1958年生)，澳大利亚进化生物学家，哈佛大学教授，是基因组印迹亲缘理论领域的专家。

12. **威廉·汉密尔顿**(1936—2000)，英国进化生物学家，主要研究领域为亲缘选择和利他主义的基因基础。他的理论被认为是社会生物学的先驱。

13. **戴维·赫尔**(1935—2010)，美国哲学家，主要研究兴趣为生物哲学，尤其是进化学。他是道金斯进化观点的支持者，经常会使用"复制基因"这一术语。

14. **菲利普·基彻**(1947年生)，英国哲学家，主要研究兴趣为科学哲学，特别是生物哲学。他在1988年与基姆·斯特尔尼合写的文章"基因的回归"中，为道金斯的"自私的基因"理论进行了辩护，并因此而为人所熟知，除此之外他还著有多部著作。

15. **理查德·列万廷**(1929年生)，美国哈佛大学遗传学家和进化生物学家。他强烈反对包括社会生物学在内的基因决定论，对新达尔文主义观点持批判态度，这其中也包括理查德·道金斯的观点。

16. **约翰·梅纳德·史密斯**(1920—2004)，英国进化生物学家和遗传学家。他将道金斯在《自私的基因》中多次使用的博弈论和进化稳定策略的观点更加具体化。

17. **玛丽·米雷**(1919年生)，英国哲学家。她关于道德哲学和动物行为的著作为人们所熟知。曾发表过一篇名为"基因欺骗"的措辞激烈的书评来批判《自私的基因》，并由此引发了持续的争论。

18. **戴斯蒙·莫里斯**(1928年生)，英国动物学家和动物行为学家。主要研究兴趣为社会生物学。

19. 马丁·诺瓦克（1965 年生），哈佛大学进化生物学教授。

20. 艾伦·奥尔（1960 年生），美国罗彻斯特大学生物学教授。

21. 特尔莫·皮埃瓦尼（1970 年生），意大利帕多瓦大学进化生物学教授。

22. 安德鲁·里德（1962 年生），美国宾夕法尼亚州立大学生物学和昆虫学教授，英籍新西兰裔人。他还是一位传染病生态学与演进领域的专家。

23. 马克·雷德利（1956 年生），英国动物学家，进化论题材作家。他目前就职于牛津大学动物学系，道金斯曾是他的博士学位指导教师。

24. 亚历山大·罗森伯格（1946 年生），美国杜克大学哲学教授。

25. 埃利奥特·索伯（1948 年生），以其科学哲学，尤其是生物学著作而闻名。他与戴维·威尔逊共同提出了多层次选择理论，并在 1999 年合著《为他人：无私行为的进化和心理》来阐述他们的观点。

26. 冈瑟·斯坦特（1924—2008），德国分子生物学家，目前就职于加利福尼亚大学伯克利分校。他出版的关于生物哲学的著作广为人知，著有《分子基因学：介绍性的叙述》（1971）。

27. 基姆·斯特尔尼（1950 年生），澳大利亚哲学家。主要研究兴趣为心理学和生物学哲学，特别是进化论哲学。他与另外一位哲学家菲利普·基彻，在 1988 年他们合作写成的论文"基因的回归"中，曾为道金斯的自私的基因理论辩护，并由此为人所知。此外，他还出版过关于模因和群体选择的著作。

28. 科丽娜·塔尼塔，美国普林斯顿大学生物学助理教授。

29. 尼古拉斯·廷贝亨（1907—1988），荷兰动物行为学家。由于廷贝亨对动物的社会和个体行为模式研究的贡献，他在 1973 年获得诺贝尔生理学或医学奖。廷贝亨曾在牛津大学就职并指导理查德·道金斯。

30. 罗伯特·泰弗士（1943 年生），美国进化生物学家和社会生物学家。

他的代表性著作主要是关于亲本投资、亲子冲突和互惠利他主义，这些都是《自私的基因》中所探讨的核心概念。

31. **乔治·威廉斯**（1926—2010），美国具有广泛影响力的进化生物学家。他的第一部著作《适应与自然选择：现行进化思想评论》（1966），对于当时正在撰写《自私的基因》的道金斯产生了巨大影响。

32. **戴维·威尔逊**（1949年生），美国进化生物学家。他和埃利奥特·索伯在《为他人：无私行为的进化和心理》（1999）一书中，共同提出了多层次选择理论，这一理论被称为现代版的群体选择理论。威尔逊提出并积极倡导多元化多层次选择理论。

33. **爱德华·威尔逊**（1929年生），美国备受推崇的生物学家，长期致力于蚂蚁的研究。与道金斯相似的是，威尔逊也是一位多产的作家，已经出版了十几本生物学相关概念的书籍。他也被认为是社会生物学的创始人。

34. **温·爱德华**（1906—1997），英国动物学家，倡导进化中的群体选择理论，并在他的著作《动物的社会行为与扩散》（1962）中加以阐述。

WAYS IN TO THE TEXT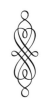

- Richard Dawkins is a British evolutionary biologist who has written enormously popular books about evolution and religion.

- Published in 1976, *The Selfish Gene* argues that evolution operates at the level of genes, rather than at the level of individual "animals" or groups of "animals".

- The book made complex scientific concepts accessible to the general public and has also proved important for both evolutionary biologists and philosophers.

Who Was Richard Dawkins?

Richard Dawkins is an evolutionary biologist, named by respected British current affairs magazine Prospect as Britain's top public intellectual. He is famous for his scientific work and as an outspoken atheist.

Dawkins was born in Kenya in 1941 and moved to Britain as a boy. There he attended Oundle, a school with strong links to the Church of England, where attending services was compulsory. It was here that he says he became an atheist. He went on to study zoology at Oxford University, graduating in 1962. By 1967, Dawkins had begun his academic career teaching at the University of California in Berkeley. He returned to Oxford as a lecturer in 1970.

Dawkins published *The Selfish Gene* in 1976, and followed it with The Extended Phenotype in 1982. He achieved early success by mixing complex scholarly ideas with an easy-to-read style, aiming at the expert, the student, and the layman. This made his books popular with both scientists and the general reading public. Richard Dawkins became a major public figure with his controversial book The God Delusion in 2006. This best-selling work was forcefully anti-religion, calling religious faith a "fixed false belief." The book endeared him to those interested in "new atheism," a belief system that maintains all religion is bad for humanity.

Dawkins has founded The Richard Dawkins Foundation for Science and Reason, which calls for the world of science actively to engage in society.

What Does *The Selfish Gene* Say?

The Selfish Gene is a book about evolution and more specifically about natural selection.* Natural selection is the way in which certain traits become more common in individual organisms— or "animals"—across the generations. Arctic hares, for example, change from blue-gray to white in the winter because this helps them blend into the snow. Blending into the snow meant that white hares were less likely to be eaten and could procreate, creating more white hares, while darker ones were killed off before they could procreate. Over time, more lighter-colored hares were born until Arctic hares were generally white.

At the time of *The Selfish Gene* there was a debate among scientists about how natural selection worked, with three different theories. Did it operate at the level of:
- groups of organisms?
- individual organisms?
- the genes themselves?

The Selfish Gene argued that natural selection worked at the level of genes.

Put simply, Dawkins was arguing that the gene was king in the process of natural selection and that individual organisms would sometimes sacrifice themselves in order to promote the passing on of the gene. A parent would protect its offspring, even if it meant dying, in order to pass the gene down through the generations. The successful gene can be described as "selfish" because it puts its own needs—the need to be passed down the generations—before the needs of the individual or the group.

This theory of "kin selection"* was not new and it was not Dawkins's idea. What Dawkins achieved with *The Selfish Gene* was to extend existing arguments and put them into a language that most people could understand.

He contributed to furthering the argument by redefining the concept of genes to include their role as "replicators"— something that passes DNA* down the generations. He introduced new concepts such as memes,* which are an idea or a behavior transmitted from one organism—one person—to another, like genes through generations. He also established the idea of the organism as a "vehicle." An animal was, he explained, a robot whose only purpose was to preserve their genes so they could be passed on down the generations. When it came to human beings, he argued that because of our intelligence, we could outthink the process and resist becoming a slave to the all-powerful gene. The human being could—uniquely among organisms—act rationally rather than by instinct.

Why Does *The Selfish Gene* Matter?

The main importance of *The Selfish Gene* lies in the fact it was so popular. It sold millions and was made into a documentary. Even though its key idea was not original, Dawkins brought it to the general public and became associated with it. He is now considered one of the most influential evolutionary biologists and thinkers.

Although many scientists now agree with his reasoning, they were not always in favor of Dawkins's populist approach. By explaining complex scientific ideas in easy-to-understand language and giving genes personalities—saying that genes "gave orders" to animals, for instance—he lost the respect of certain academics. This style was crucial to the book's popularity with the wider public, however.

The kin selection theory that Dawkins wrote about in *The Selfish Gene* became very influential. More recently, though, scientists have generally become more pluralist, in that they believe natural selection is working on more than one level. They believe that as well as genes driving the process of evolution by natural selection, individual organisms and groups of organisms also have their part to play.

The Selfish Gene was not only important for evolutionary biologists. Philosophers of science such as Daniel Dennett, who works on free will, were also influenced by Dawkins's thinking. Evolution is interesting to him because of the idea that if humans are basically robots for passing genes down the generations, how can we have free will? Do we not just have to do what our genes command? Dennett and Dawkins agree that genes guide our behavior, but that humans are rational enough to ignore those genes' demands if we choose.

Another reason for the attention *The Selfish Gene* received was that Dawkins's arguments were used by conservatives to justify their belief in the free market in economics. They argued that if animals are naturally "selfish" then people are right to do whatever promotes their own self-interest. In later editions, Dawkins made it clear that this was a misunderstanding—selfish behavior and selfish genes are not the same thing and that the selfish gene can actually promote unselfish, or altruistic, behavior.

SECTION 1
INFLUENCES

MODULE 1
THE AUTHOR AND THE HISTORICAL CONTEXT

KEY POINTS

- Dawkins studied zoology at Oxford University, and adopted the gene-centric view of Nikolaas Tinbergen.*
- Dawkins's atheism* arguably influenced his scientific ideas.
- Sociobiology*—the biological determination of social behavior—was politically controversial because of its connection to the discredited pseudoscientific field of eugenics*—the idea that the genetic quality of the human population could be improved by selective breeding and forced sterilization.

Why Read This Text?

The Selfish Gene by Richard Dawkins brought important concepts and new terms to the evolution debate for both scientists and the general reading public. Building on original research from leading names in the field—evolutionary biologist William D. Hamilton* and geneticist Luigi L. Cavalli-Sforza*—Dawkins developed an argument for a new view of evolution based on genes,* sequences of DNA* that govern hereditary characteristics that pass on from generation to generation.

Most other scientists up to this point had argued that evolution was driven by individual or group traits, the so-called "survival of the fittest" argument, where those individuals or groups of individuals best adapted to their surroundings (faster runners, better camouflaged) survive to pass their genes on down the generations.

But Dawkins believed that this theory couldn't explain certain behaviors.Why, for example, would a parent sacrifice itself to save its children? His argument was that the gene drives the animal to preserve the *gene*, even ahead of preserving itself.

> *"A phenomenon such as Dawkins's* The Selfish Gene *can be seen from many points of view and set in many contexts. Its popular success, its influence on generations of students and scholars, and its permeation of the intellectual life of many countries could all be taken as starting points."*
>
> —— Alan Grafen,* "The Intellectual Contribution of *The Selfish Gene* to Evolutionary Biology," in *Richard Dawkins: How a Scientist Changed the Way We Think.*

Author's Life

Richard Dawkins was born in Kenya in 1941 to a British agricultural civil servant and his wife.The family returned to England in 1949 and Dawkins was sent to a school, Oundle, with religious affiliations. It was here, as a teenager, that Dawkins turned his back on Christianity to become an atheist. He moved away from the Church and its belief in a world created by God as described in Genesis—creationism*—and became interested in evolution as an explanation for life on Earth. His farmer parents, who believed that nothing exists beyond the natural world, answered his queries scientifically.

Dawkins studied zoology at Balliol College, Oxford University, where he became a neo-Darwinist* and evolutionary biologist—a student of the science of life and how that life slowly mutates across generations. His mentor there was Nikolaas Tinbergen, a Nobel Prize-winning ethologist* and fellow-atheist. Dawkins graduated in 1962 and, having completed his Ph.D., went to teach zoology at Berkeley in California between 1967 and 1969. He returned to Oxford in 1970, this time to teach.

Dawkins is now known as an outspoken atheist and his views on religion are thought to have contributed to his ideas on evolution. His atheism is touched upon in *The Selfish Gene*, published in 1976, but is discussed more fully in *The Blind Watchmaker* (1986) and *The God Delusion* (2006).

Author's Background

In publishing *The Selfish Gene*, Dawkins entered into a controversial debate between prominent academics that had erupted the previous year. The debate was about sociobiology, the study of the social behavior of animals, particularly in relation to evolutionary adaptation.

Acclaimed American biologist Edward O.Wilson* had argued in his 1975 book *Sociobiology: The New Synthesis*[1] that evolution could account for social behavior. This view would start a political row.

The academic Elizabeth Allen published an article later that year called "Against Sociobiology."[2] In it she forcefully argued that the idea that social behavior and position are determined by nature—what she labeled "determinist theories"—was very dangerous. It amounted, she wrote, to "a genetic justification of the *status quo* and of existing privileges for certain groups according to class, race, or sex."

She went on to say that attributing social problems to biology was to use the same logic as eugenics,* a highly controversial "scientific" idea that claimed you could improve the genetic quality of the human race by selective breeding among those with "good" genes and the forced sterilization of those considered to have "bad" genes.

This debate may not have shaped Dawkins's ideas in *The Selfish Gene* directly, but it had an effect on some of the controversy his ideas would generate. On the one side were right-wing political movements that used his idea that selfishness was a "natural" behavior to justify free-market economics, basically an economic version of "survival of the fittest." On the other side were philosophers like Mary Midgley,* who argued Dawkins was providing a biological justification for self-interest as the foundation of our morality—what she called "ethical egoism."*

---

1 Edward O. Wilson, *Sociobiology: The New Synthesis.* (Cambridge: Belknap Press, 2000).

2 Elizabeth Allen et al., "Against *Sociobiology*," *The New York Review of Books*, http://www.nybooks.com/articles/archives/1975/nov/13/against-sociobiology/, accessed August 12, 2014.

MODULE 2
ACADEMIC CONTEXT

KEY POINTS

* Evolutionary biology is concerned with determining the effects of evolution in general. Sociobiology* is concerned with understanding social behavior as affected by evolution.

* Sociobiology expands upon the seminal work of Charles Darwin,* applying principles of natural selection* to behavioral rather than physical traits.

* *The Selfish Gene* was relevant to the controversial scientific debates of the period.

The Work in Its Context

The Selfish Gene is a work about evolutionary theory in general and sociobiology in particular. Evolutionary theory sets out to determine how natural selection—the way in which certain traits become more common in individual organisms across the generations—works on species, and to chart the course of this evolution. Sociobiology deals more specifically with how social behavior evolves. It is especially interested in examples where that social behavior seems to go against basic individual survival.

Richard Dawkins initially felt that theories about the biological roots of social behavior underplayed the role of evolution. He was not alone, though, and the 1960s and 1970s saw a growing number of scientists begin to research social behavior from the viewpoint of evolution.

"In the process of natural selection, then, any device that can insert a higher proportion of certain genes into subsequent generations will come to characterize the species. One class of such devices promotes prolonged individual survival; another promotes superior mating performance and care of the resulting offspring. As more complex social behavior by the organism is added to the genes' techniques for replicating themselves, altruism* becomes increasingly prevalent and eventually appears in exaggerated forms. This brings us to the central theoretical problem of sociobiology: how can altruism, which by definition reduces personal fitness, possibly evolve by natural selection?"

—— Edward O. Wilson, *Sociobiology: The New Synthesis*

Overview of the Field

Sociobiology is an offshoot of evolutionary biology, the field of study founded by the great English biologist Charles Darwin. Darwin's hugely influential work *On the Origin of Species by Means of Natural Selection* (1859) introduced the idea of natural selection, the main way in which evolution works. "It may be said," Darwin wrote of his central idea, "that natural selection is daily and hourly scrutinizing, throughout the world, every variation, even the slightest; rejecting that which is bad, preserving and adding up all that is good."[1] In other words, natural selection is the combined effect of individual strands of DNA* reacting to random changes in environment.

The best illustration of natural selection is the peppered moth in England. The peppered moth was originally a mix of white and black, which helped it camouflage itself against birch trees. At the beginning of the nineteenth century, when the pollution created by the Industrial Revolution* turned those trees black, the white moths were left with no camouflage and were eaten. The only survivors were those moths that were darker and could still go undetected against the newly blackened trees. These reproduced until they outnumbered the whiter moths, meaning that the peppered moth species evolved from white to black by reacting to changes in its environment.

Evolution usually happens over a much longer period of time but in this case, due to the drastic change in the environment, the adaptation was equally drastic. Black is not "better" in any objective way to the original coloring of the moth but it suited the change in circumstances. It's interesting that as pollution in England was drastically reduced, meaning that the trees turned back to white, later generations of moths readapted, turning whiter again.

Sociobiology applies this same principle of adaptation that changed the moths' color to the behaviors of primitive "non-complex" social animals like ants, birds, pack mammals, and early humans. In his controversial 1975 book *Sociobiology: The New Synthesis*, Edward O. Wilson* defined sociobiology as "the systematic study of the biological basis of all social behavior."[2] He added that the study of more complex societies (sociology) needed a more "structuralist* and non-genetic approach."[3]

Other factors that distinguish sociobiology from evolutionary biology are that it looks for specific social behavior that's more complicated than that of two animals just competing for food. Sociobiologists look at cooperation, coordination, hierarchies (the presence of rank and leaders) and regulation, which means that behavior is continuous and passed down the generations.[4] Wilson demonstrated the difference between a "society" of bees and a "population" of bees by emphasizing these traits. Bees in a single hive communicate and cooperate with each other, something they don't do with the bees from another hive, meaning they are two distinct communities.[5]

Academic Influences

The Selfish Gene was published while arguments were raging between pro-sociobiologists (represented by Edward O. Wilson) and anti-sociobiologists (represented by Elizabeth Allen among others). But the debate was not open to all comers. Scientific authors who wanted to take part had to have the backing of an influential academic publishing company such as Oxford University Press, or prestigious scientific journals such as *Nature* or *The Lancet*. These publishing houses were concerned not only with scientific respectability but also with marketability (more so than the journals, whose content was targeted solely at narrow bands of academics). Happily for Dawkins, Oxford University Press was impressed by *The Selfish Gene*, which it identified as an academically relevant work with commercial possibilities. Soraya de Chadarevian,* in her article *"The Selfish Gene* at 30: The Origin and Career of a Book and Its Title," notes that publishers realized the potential popular appeal of such a project right away.

"One of the science editors at [Oxford University Press] with a special interest in science books for general audiences, who was entrusted with the project, was enthralled from the beginning" by its combination of rigor and lucidity.[6]

---

1 Charles Darwin, *On the Origin of Species by Means of Natural Selection* (New York: Appleton and Co., 1915), 80.

2 Edward O. Wilson, *Sociobiology: The New Synthesis* (Cambridge: Belknap Press, 2000), 4.

3 Wilson, *Sociobiology*, 4.

4 Wilson, *Sociobiology*, 10.

5 Wilson, *Sociobiology*, 10.

6 Soraya de Chardarevian, "*The Selfish Gene* at 30: The Origin and Career of a Book and Its Title," *Notes & Records of the Royal Society* 61 no. 1 (January 2007): 31−38.

MODULE 3
THE PROBLEM

KEY POINTS

* The contemporary debate at the time the book was written was about the level at which natural selection* occurs: groups, individuals, or genes.
* Group selectionists believed that natural selection favors pro-group behavior while gene (kin) selectionists believed it favors pro-gene behavior.
* Dawkins united and extended the theories of gene/kin selection* and criticized those of group selection.*

Core Question

The problem Richard Dawkins was tackling in *The Selfish Gene* was a red-hot topic in the academic world at the time: at what level does natural selection occur—at the level of the gene,* the individual, or the group?

The reason it was a burning issue was this level has a direct impact on how we look at the process and the mechanics of evolution. This is especially true in the fields of ethology*— or the study of the habits and instincts of animal behavior—and sociobiology,* both of which are at the core of *The Selfish Gene*.

The publication of *The Selfish Gene* followed several works on the subject: *Sociobiology:The New Synthesis* (1975) by Edward O.Wilson,[1] *Adaptation and Natural Selection* (1966) by George C. Williams,[2] *The Naked Ape* (1967) by Desmond Morris,[3] and *The Social Contract* (1970) by Robert Ardrey.[4]

Wilson's *Sociobiology* laid the ground for the success of Dawkins's *The Selfish Gene*. It opened the debate about animal behavior from an evolutionary perspective, but was inaccessible to the general non-academic reader even though it was aiming for a wider audience. Dawkins saw that there was a gap between the more readable books on the same subject, which he felt often misrepresented a scientific understanding of evolution, and those that had academic respect but were too dry and technical. He set out to write *The Selfish Gene* to be both readable and enjoyable but also scientifically correct.

> *"It is possible to distinguish two rather different processes, both of which could cause the evolution of characteristics which favor the survival, not of the individual, but of other members of the species. These processes I will call kin selection and group selection, respectively."*
>
> ——John Maynard Smith, "Group Selection and Kin Selection: A Rejoinder", in *Group Selection*

The Participants

It was Charles Darwin* who first suggested individual selection as the level of natural selection, and this view was expanded on by British evolutionary biologist William D. Hamilton* in the second half of the twentieth century.

According to this theory, those individuals best suited to their environment will survive and have offspring, passing on the characteristics that assisted in their own survival—the so-called "survival of the fittest." But what about altruistic, or unselfish, behavior that didn't seem to fit into the "survival of the fittest" theory? That was the concern of the relatively new school of sociobiology. The debate centered on whether unselfish behavior could be explained by group selection or kin selection.

Group selection theory states that "characteristics that may be disadvantageous to an individual can persist or increase in the population if they contribute to the survival and reproduction of the group as a whole."[5] British zoologist Vero C. Wynne-Edwards* and American anthropologist Robert Ardrey were the figureheads of the group selection movement. Wynne-Edwards, in his 1962 book *Animal Dispersion in Relation to Social Behavior*,[6] argued that behavioral adaptations occurred within groups in a population, and were selected by survival or extinction of those groups. Richard Dawkins and *The Selfish Gene* were on the opposing team.

The Selfish Gene's argument was that selection occurs at the level of the genes. Kin theory has it that "characteristics that may be disadvantageous to an individual, such as sterility in worker insects or altruistic behavior, can persist or increase in the population if they contribute to the survival and reproduction of the individual's close genetic relatives."[7] In other words, an animal will put the survival of copies of its genes down the generations above its own individual survival or reproduction.Altruism* will be shown if it benefits relatives who carry the same genes. Kin selection was first suggested by Darwin but the concept was popularized among academics by scientific papers written by

William D. Hamilton in 1964.

The Contemporary Debate

Dawkins wrote *The Selfish Gene* in conversation with his fellow evolutionary biologists. In it he criticized group selection theorists like Wynne-Edwards and Ardrey and promoted fellow kin selection theorists like William D. Hamilton and George C. Williams for their "insight and visionary quality" in making explicit "the gene's eye view of Darwinism."[8] He wasn't entirely complimentary, though, because he declared that he found their prose too dry.

Dawkins hoped to "help correct the unconscious group-selectionism that then pervaded popular Darwinism."[9] He singled out the writings of Wynne-Edwards and Ardrey and suggested "the apparent existence of individual altruism still has to be explained." He asked whether groups were to be defined as species, family units, mammals, or something even bigger?[10] Dawkins argued that, since groups are often defined as members of the same family or as sharing the same genes, the gene ought to be the level at which selection is examined, as the notion of a group is too arbitrary.

---

1 Edward O. Wilson, *Sociobiology: The New Synthesis* (Cambridge: Belknap Press, 2000).

2 George C. Williams, *Adaptation and Natural Selection: A Critique of Some Current Evolutionary Thought* (Princeton, Princeton University Press, 1966).

3 Desmond Morris, *The Naked Ape: A Zoologist's Study of the Human Animal* (New York: Dell, 1967).

4 Robert Ardrey, *The Social Contract: A Personal Inquiry into the Evolutionary Sources of Order and Disorder* (London: Doubleday, 1970).

5 As defined in the *Oxford English Dictionary* (www.oed.com).

6 Vero C. Wynne-Edwards, *Animal Dispersion in Relation to Social Behavior* (London: Oliver and Boyd, 1962).

7 As defined in the *Oxford English Dictionary* (www.oed.com).

8 Richard Dawkins, *The Selfish Gene* (Oxford: Oxford University Press, 2006), xvi.

9 Dawkins, *Selfish Gene*, xvi.

10 Dawkins, *Selfish Gene*, 10.

THE AUTHOR'S CONTRIBUTION

KEY POINTS

- Dawkins turned kin selectionism* into a "grand" united theory.
- He introduced a number of useful concepts such as "meme,"* which are still in use today.
- Dawkins used the original research of George C. Williams* and William D. Hamilton* as the basis for his study, which contributed to the understanding of the role of genes* in evolution among a vast audience.

Author's Aims

In writing *The Selfish Gene*, Richard Dawkins set out to produce a book that was both scientifically relevant and accessible to the general reader. His work was largely conceptual, which means he thought through the original research of others in order to produce new ideas that are still used today.

Alan Grafen,* Professor of Theoretical Biology at Oxford University, believed *The Selfish Gene*'s enduring contribution was in the power of its interpretation of evolution. He admired the way Dawkins had taken recent works by adaptationists,* such as William D. Hamilton on inclusive fitness,* and had "establish [ed] their unity under Darwinism by interpreting them all in the logical framework of replicators."[1]

Dawkins also took on board theories such as evolutionary stable strategies (ESS)*—strategies that if widespread in a population cannot be driven out by a less popular alternative—and reciprocal altruism,* whereby an organism acts for the benefit of another at its own expense, with the expectation that the beneficiary would do the same at a later date.

These ideas could all be explained with reference to the genes as "immortal" replicators. He described genes as "independent DNA* replicators, skipping like chamois, free and untrammeled down the generations, temporarily brought together in throwaway survival machines, immortal coils shuffling off an endless succession of mortal ones as they forge towards their separate eternities."[2] He was arguing that natural selection* could only be explained by thinking of genes as the units at which evolution acts, including the altruistic behaviors of such organisms as eusocial* (highly social) insects. These behaviors may seem selfless but are actually driven by selfish genes. He called this seemingly improbable theory "stranger than fiction"[3] and was determined to prove it was possible in a gripping way.

> "In the world of the extended phenotype,* ask not how an animal's behavior benefits its genes; ask instead whose genes it is benefiting."
>
> —— Richard Dawkins, *The Selfish Gene*

Approach

Dawkins did no original research for *The Selfish Gene* and had no intention of breaking new ground in terms of facts. He was looking instead to popularize the ideas he was developing and to extend the work of fellow kin selection theorists. To do this he set out to create new theoretical concepts and ways of describing them. For example, he extended the previous understanding of the gene by referring to it as a "replicator." He separated the genes from the organisms they lived in, which he described as protective "vehicles." Then he made the point that adaptation was there to benefit the gene or replicator only—not the vehicle, or individual.

Dawkins also introduced the idea of memes, which he described as cultural themes and ideas that were "capable of being transmitted from one brain to another."[4] The term "meme" was original, but Dawkins didn't claim the idea as his own. He credited the work of others, like Italian population geneticist Luigi L. Cavalli-Sforza,* with the original idea.

Contribution in Context

Although Dawkins researched ethology* before writing *The Selfish Gene*, the ideas in his book cannot be traced back to his own early academic papers.To track the roots of *The Selfish Gene*, we need to look at the work of William D. Hamilton, one of the first scientists to promote a gene-centered view of evolution, along with the writings of American evolutionary biologist George C. Williams. His 1966 book *Adaptation and Natural Selection*[5] was a great inspiration.

Dawkins acknowledged the influence of a number of evolutionary biologists, but his contribution to the discipline was to look at their findings from an entirely new perspective. His work on evolutionary stable strategies, for example, was influenced by British evolutionary biologist John Maynard Smith* while his writing on reciprocal altruism drew on the work of American sociobiologist* Robert. L. Trivers.*

---

1   Alan Grafen, "The Intellectual Contribution of *The Selfish Gene* to Evolutionary Biology," in *Richard Dawkins: How a Scientist Changed the Way We Think*, ed. Alan Grafen and Mark Ridley (Oxford: Oxford University Press, 2006), 101.

2   Richard Dawkins, *The Selfish Gene* (Oxford: Oxford University Press, 2006), 234.

3   Dawkins, *Selfish Gene*, xxi.

4   Dawkins, *Selfish Gene*.

5   George C. Williams, *Adaptation and Natural Selection: A Critique of Some Current Evolutionary Thought* (Princeton: Princeton University Press, 1966).

SECTION 2
IDEAS

MODULE 5
MAIN IDEAS

KEY POINTS

- The overarching argument in Dawkins's book is that natural selection occurs at the level of replicators (genes*), because only they can trace their existence all the way back through the history of life.
- *The Selfish Gene*'s main theme is the eternal nature of replicators—DNA* molecules should be seen in terms of every copied version of that DNA stretching backward and forward in time, from its existence to its extinction.
- The central idea of *The Selfish Gene* was presented simply, and through metaphor; Dawkins wanted the book to be both accessible to the public and useful to scientists.

Key Themes

Richard Dawkins's central argument in *The Selfish Gene* was that the gene is the only possible basic unit of natural selection,* because genes can copy themselves and be, to all intents and purposes, immortal until all copies die out.

In contrast, neither individuals nor groups of them are directly subject to evolution by means of natural selection. It is the *frequency* of adaptive traits (like a long neck, or white fur) that changes. For example, a giraffe with a long neck that can reach leaves on a tall tree has a fitness advantage over a giraffe with a shorter neck. This means the longer-necked animal will be better at surviving and reproducing, passing its long-neck genes on, than the shorter-necked version, whose short-neck genes will eventually die out.

Dawkins explored how natural selection of genes can account for complex social behaviors and adaptations that appear to be hindrances for individual organisms but which actually serve the gene. Dawkins discusses a range of both apparently selfish and apparently selfless behaviors, arguing that, ultimately, they are all governed by the gene and its selfish need to replicate whatever happens to the "vehicle" carrying it.

> "Now they [replicators] swarm in huge colonies, safe inside gigantic lumbering robots, sealed off from the outside world, communicating with it by tortuous indirect routes, manipulating it by remote control. They are in you and me; they created us body and mind; and their preservation is the ultimate rationale for our existence. They have come a long way, those replicators. Now they go by the name of genes, and we are their survival machines."
>
> —— Richard Dawkins, *The Selfish Gene*

Exploring The Ideas

Dawkins opened his central argument in *The Selfish Gene* with a discussion of the history of life. He explored the notion of an early replicator, a simple molecule that could reproduce itself, and described how copying mistakes could have resulted in the natural selection of particular replicators with positive attributes. These might be the capacity to reproduce effectively, longevity or high copying fidelity (meaning the ability to replicate without error). These replicators, said Dawkins, now "go by the name of genes."[1]

But unlike those primitive replicators, genes do not exist in isolation. Dawkins speculated that competition between replicators for limited resources could have been behind the creation of "vehicles"—or bodies—where replicators could propagate and be protected. These vehicles, he argued, would go on to become more and more complex to compete with other replicators until colonies of replicators existed as individual organisms. These organisms were "robot vehicles blindly programmed to preserve [...] genes."[2] He called these vehicles "survival machines," claiming that the preservation of our genes is "the ultimate rationale for our existence."[3]

Dawkins was saying that a replicator was basically "immortal:" copies of it stretched back in time and would stretch into the future. "A DNA molecule could theoretically live on in the form of copies of itself for a hundred million years,"[4] he wrote. As the only part of an individual or a species that survives, the gene is a viable candidate for the basic unit of natural selection. As a gene is the survivor long after the individual body has died, it—rather than the body—is the beneficiary of successive adaptations. This was a useful way of looking at evolution, and one that other academics took up and expanded upon.

Language And Expression

Key to *The Selfish Gene* was the language Dawkins used. He wrote to appeal to everyone—the layman, the student, and the expert. He wanted to make difficult and maybe dry topics accessible to people who didn't necessarily have a background in biology, but he didn't want to "dumb down" the ideas. In particular, he hoped that the book might prove to be of "some educational value" to zoology students, as an introduction to difficult topics. He achieved this broad appeal by avoiding scientific language and mathematical formulas, by using metaphors and analogies, and by anthropomorphizing* genes—giving them attributes and personalities usually given only to humans. Dawkins himself acknowledged that analogies can only take you so far, though, and accepted the possibility that "the expert" wouldn't be "totally happy"[5] with his style. Nevertheless, he hoped that *The Selfish Gene* would be beneficial to them, or at least entertaining.[6]

---

1 Richard Dawkins, *The Selfish Gene* (Oxford: Oxford University Press, 2006), 20.

2 Dawkins, *Selfish Gene*, xxi.

3 Dawkins, *Selfish Gene*, 20.

4 Dawkins, *Selfish Gene*, 35.

5 Dawkins, *Selfish Gene*, xxi.

6 Dawkins, *Selfish Gene*, xxii.

SECONDARY IDEAS

KEY POINTS

* Genes'* effects can be measured by both the behavior of the organism and its effects on the environment.

* The most important secondary idea in *The Selfish Gene* is that of "the extended phenotype," which sees the phenotype* (the expression of genes) as a combination of physical traits and behavioral patterns (including effects on the landscape).

* Dawkins coined the term "meme"* to describe ideas and themes that can be transmitted from one brain to another.

Other Ideas

While the main ideas in *The Selfish Gene* showed how genes should be seen as the basic unit of natural selection,* the secondary ideas extended and complicated these ideas. Secondary ideas centered on how those genes make themselves felt either in behaviors or through effects on the wider environment. Dawkins was looking at the effects of the genes' phenotype: the sum of an individual's observable characteristics, which is regarded as the result of the interaction between that individual's genetic makeup (or genotype) and the world at large.

Exploring The Ideas

Dawkins illustrated his gene-centered view of evolution using a variety of animal behaviors as examples. He referred repeatedly

> *"The argument of this book is that we, and all other animals, are machines created by our genes. Like successful Chicago gangsters, our genes have survived, in some cases for millions of years, in a highly competitive world. This entitles us to expect certain qualities in our genes. I shall argue that a predominant quality to be expected in a successful gene is ruthless selfishness in individual behavior. However, we shall see, there are special circumstances in which a gene can achieve its own selfish goals best by fostering a limited form of altruism* at the level of individual animals."*
>
> —— Richard Dawkins, *The Selfish Gene*

to evolutionary stable strategies (ESS),* a naturally selected but unconsciously adopted tactic that individuals use to compete with each other for a finite resource. Dawkins used the concept to show how the behavior of a group of selfish individuals can make them appear to be one organized unit and suggested that the same logic could be applied to genes, where "a collection of individual selfish entities (genes) can come to resemble a single organized whole."[1]

But the gene's influence is not just on its host "vehicle," it's also on the world at large because of the way that the gene influences the individual's behavior. This he called "the extended phenotype" and used the example of the termite to illustrate his case.

The termite's genes instruct it to build a large mound in which to live and the effect of this large mound on the environment can be seen as a direct result of the termite's genes. This means the mounds are as much a part of the termite's phenotype as how many legs it has. This argument was included in an additional chapter in the second edition of *The Selfish Gene*, which is a short synopsis of Dawkins's second book, *The Extended Phenotype*.[2] He considers the concept his greatest contribution to evolutionary biology.

Dawkins also argues that "cultural transmission is analogous to genetic transmission,"[3] or that language and ideas evolve in the same way that genes and organisms do. He came up with the term "meme" to describe "an entity that is capable of being transmitted from one brain to another"[4] and suggested that an idea passing from one brain to another exhibited the same survival qualities required by replicators for successful genetic natural selection.

Overlooked

Dawkins's argument that the gene is the unit of natural selection is the argument most people focus on in *The Selfish Gene*. What they sometimes overlook is his actual definition of a gene. The accepted definition of a gene is "a sequence of DNA* containing a code for a protein or RNA* [ribonucleic acid, present in all living cells] molecule."[5] Dawkins's definition was wider: to him the term gene meant "any portion of chromosomal material that potentially lasts for enough generations to serve as a unit of natural selection."[6]

For Dawkins, a "gene" was a replicator: a stable, self-replicating molecule. Individual genes cannot be considered replicators, because they don't behave independently during reproduction. And chromosomes* cannot be considered replicators, because they are altered during sexual reproduction. In Dawkins's replicator definition of the gene, he suggested it will "usually be found to lie somewhere on the scale between cistron* and chromosome."[7]

Dawkins's definition of the gene as a replicator has been championed by the likes of David Haig,* a Harvard biologist, in his 2006 essay "The Gene Meme"[8] and is considered helpful in the discussion of the gene-centered view of evolution.

---

1 Richard Dawkins, *The Selfish Gene* (Oxford: Oxford University Press, 2006), 84.

2 Richard Dawkins, *The Extended Phenotype* (Oxford: Oxford University Press, 1982).

3 Dawkins, *Selfish Gene*, 189.

4 Dawkins, *Selfish Gene*, 196.

5 As defined by the *Oxford English Dictionary* (www.oed.com).

6 Dawkins, *Selfish Gene*, 28.

7 Dawkins, *Selfish Gene*, 36.

8 David Haig, "The Gene Meme," in *Richard Dawkins: How a Scientist Changed the Way We Think*, eds. Alan Grafen and Mark Ridley (Oxford: Oxford University Press, 2006), 101.

MODULE 7
ACHIEVEMENT

KEY POINTS

- Dawkins was successful in writing a best-selling book that contributed to scientific debate in evolutionary biology.
- Dawkins's achievement was all the more remarkable for his youth and relative inexperience in scientific debate.
- The title of *The Selfish Gene* made it resonate with right-wing groups as a justification for free-market economics in a way not intended by Dawkins.

Assessing The Argument

One of Richard Dawkins's main intentions in writing *The Selfish Gene* was realized: it had a sizeable impact on public interest in evolutionary biology, animal behavior, and the importance of genetics. It has been republished in second and third editions, as well as being translated into at least 25 languages and has sold more than one million copies since it was first published in 1976. It has also been made into a BBC *Horizon* television documentary.

The Selfish Gene was also highly successful in dismissing theories of group* and individual selection, another of Dawkins's main intentions in writing it. More complex theories have come along that use the selfish gene* theory as their jumping off points, while Dawkins's ideas have become central to modern understanding of evolution. The book celebrated its 30th anniversary with a special extended edition and is still considered highly relevant today.

"*To Richard Dawkins's own surprise and sometimes alarm ...* The Selfish Gene *is now well established as a classic exposition of evolutionary ideas for academic and lay readers alike.*"

———Alan Grafen* and Mark Ridley,* "Preface," *Richard Dawkins: How a Scientist Changed the Way We Think*

Achievement In Context

Dawkins's achievement is all the more remarkable considering that he was a relatively unknown young academic at the time of *The Selfish Gene*. It was his first book and the debate was already dominated by more established scientific writers. Yet Dawkins managed to extend complex ideas while making them useful to other academics and accessible even to the general reader.

Despite his youth there were no significant barriers to his completion of this work, because he had the support of a powerful academic publishing house, which gave his ideas more impact. His writing was slowed down after two chapters by the frequent power cuts experienced in the UK thanks to strike action by miners in the early 1970s. But these events merely delayed rather than severely affected Dawkins's work. He was able to resume his laboratory research and completed the book in 1976.

Limitations

Anyone who can grasp the ideas of evolution and basic genetics can benefit from reading *The Selfish Gene*. Its widely accepted theory of gene-centered evolution is embraced by most academics and now not seen as particularly controversial. What is still controversial is the view that genes are the only unit that natural selection* works on and that individual organisms are merely "vehicles" to protect and propagate selfish genes. Having said that, neither of these theories has ever been proven wrong, and they have not lost their relevance to discussions over the years.

Something Dawkins has had to contend with since the publication of *The Selfish Gene* is misinterpretation, because the book is regarded differently by people from different academic disciplines and different walks of life. Some philosophers criticize it as a justification for egoistical, self-interested behavior, based on their reading of the "selfish" nature of genes. Dawkins has protested that his book is not a moral discussion about the ethics* of humanity, but a book about evolution. However, the book is still often misinterpreted this way. At the same time, champions of free-market economics have promoted the book, using Dawkins's writing to defend economic selfishness (again due to misinterpretation). This is again something Dawkins has argued against.

In the academic world, criticism of his kin selection* theory has recently grown with strong arguments[1] from Harvard professor Martin Nowak*and Edward O.Wilson*[2] leading the debate.

---

1 Roger Highfield, "*The Selfish Gene* is losing friends," *The Telegraph* http://www.telegraph.co.uk/science/evolution/10506006/The-Selfish-Gene-is-losing-friends.html, accessed August 26, 2014.

2 Martin Nowak, Corina Tarnita, and Edward O. Wilson, "The Evolution of Eusociality," *Nature* 466 (2010) 26: 1057.

MODULE 8
PLACE IN THE AUTHOR'S WORK

KEY POINTS

* *The Selfish Gene* is among a minority of Dawkins's books that deal with the science of evolution; the later books are mainly directed against religion.
* Some critics believe Dawkins's early scientific work is more respectable than his recent writings.
* *The Selfish Gene* is Dawkins's most famous book and is among his most widely read.

Positioning

Since *The Selfish Gene* was published in 1976, Richard Dawkins has written 12 books.Among these, only *The Extended Phenotype* continued the gene-centric project that Dawkins started in *The Selfish Gene*. His later books shift towards more general subjects including the relationship between science and the arts, and his promotion of atheism.* But his first book remains one of his most popular, and the term "selfish gene" has become a well-known phrase in the English language.

Starting with *The Blind Watchmaker*, published in 1986, Dawkins started to focus on disproving creationism* more than furthering his arguments on gene-centric evolution. His mission now was to push the message of evolution in general—"to persuade the reader, not just that the Darwinian world-view happens to be true, but that it is the only known theory that could, in principle, solve the mystery of our existence."[1]

This trend in his writing would lead up to *The God Delusion* (2006), where he focused on four key points:

1. You can be an atheist who is happy, balanced, moral, and intellectually fulfilled;

2. Darwinian natural selection* is a far more credible explanation of the origin of the biological complexity than creation;

3. There are no religious children, only the children of religious parents;

4. Non-believers should accept the label of "atheist" proudly.[2]

So, 30 years after *The Selfish Gene*, Dawkins included only one main point about natural selection in his most famous recent book and then used it just to argue that it had happened, rather than discuss how or why it happened.

"Daniel Dennett's* main complaint about my review is that I held Dawkins's book to too high a standard. The God Delusion was, he says, a popular work and, as such, one can't expect it to grapple seriously with religious thought ... [But] the mere fact that a book is intended for a broad audience doesn't mean its author can ignore the best thinking on the subject ... Ironically, the clearest evidence comes from Dawkins himself. In ... The Selfish Gene, Dawkins wrestled with the best evolutionary thinkers ... and presented their ideas in a way that could be appreciated by a broad audience. This is what made The Selfish Gene brilliant; the absence of any analogous treatment of religion in Dawkins's new book is what makes it considerably less brilliant."

—— H. Allen Orr,* "Reply to Daniel Dennett," *New York Review of Books*

Integration

The Selfish Gene is probably Dawkins's most influential academic work, taking "pride of place among his achievements"[3] according to Alan Grafen* and Mark Ridley* in their 2008 intellectual biography of Dawkins. As Dawkins's focus has shifted from science to philosophy and religious and ethical matters, his work has become less academically important.

While *The Selfish Gene* was championed as a work of scientific seriousness that managed to communicate complex ideas to the general public, critics were less kind about *The God Delusion*, which some saw as less rigorous. In an article reviewing the work for the *New York Review of Books,* H. Allen Orr wrote: "Despite my admiration for much of Dawkins's work, I'm afraid I'm among those scientists who must part company with him here... Indeed, *The God Delusion* seems to me to be badly flawed... For all I know, Dawkins's general conclusion is right. But his book makes a far from convincing case."[4] Orr's opinion was that in Dawkins's later work, controversy and opinion had replaced evidence and academic concerns. "The most disappointing feature of *The God Delusion* is Dawkins's failure to engage religious thought in any serious way... [dismissing] simple expressions of faith as base superstition."[5]

Significance

When *The Selfish Gene* was published in 1976 it was welcomed by the academic community but was thought to be "a young man's book," in the words of Arthur Cain,[6] a professor of zoology at the University of Liverpool who had been one of Dawkins's tutors at Oxford University. Cain thought that Dawkins would, over the course of his academic career, change his mind about much of what he argued in *The Selfish Gene*.This was not to be the case, however. In the introduction to the 30th anniversary edition, Dawkins stated that "there is little in the book that I would rush to take back now."[7] In the 1989 edition, he indicated that he valued the book's "youthful quality" and "whiff of revolution"[8] and restricted himself to correcting and commenting on the text in the form of endnotes.

As well as the new endnotes, he also added two new chapters. "The Long Reach of the Gene" was a distillation of *The Extended Phenotype*,[9] his second book, published in 1982. *The Extended Phenotype* contained more original ideas than *The Selfish Gene*, and Dawkins considers this work to be his most important contribution to evolutionary biology.

---

1 Richard Dawkins, *The Blind Watchmaker: Why the Evidence Reveals a Universe Without Design* (New York: Norton, 1987), xiv.

2 Richard Dawkins, *The God Delusion* (London: Bantam Press, 2006) 1–4.

3 Alan Grafen and Mark Ridley, "Preface," *Richard Dawkins: How a Scientist Changed the Way We Think* (Oxford: Oxford University Press, 2008), i.

4 H. Allen Orr, "A Mission to Convert," *New York Review of Books*, http://www.nybooks.com/ articles/archives/2007/jan/11/a-mission-to-convert/, accessed August 11, 2014.

5 Orr, "A Mission to Convert."

6 Richard Dawkins, *The Selfish Gene* (Oxford: Oxford University Press, 2006), vii.

7 Dawkins, *Selfish Gene*, vii.

8 Dawkins, *Selfish Gene*, xvii.

9 Richard Dawkins, *The Extended Phenotype* (Oxford: Oxford University Press, 1982).

SECTION 3
IMPACT

THE FIRST RESPONSES

KEY POINTS

* The most strident criticism of the book was that it was unscientific—especially Dawkins's use of popular terms and metaphors rather than equations—and that it provided a biological justification for antisocial and egotistical behaviors.

* Dawkins added endnotes in later editions to add to the scientific credibility of the book, and clarified that he had not set out to provide a biological justification for social behavior.

* Evolutionary biology at the time *The Selfish Gene* was published was extremely focused on the importance of equations to any theory.

Criticism

The Selfish Gene by Richard Dawkins was well received by many but it also attracted a great deal of criticism. Zoologists, sociologists, biologists, and even philosophers attacked many aspects of the book. While some of the criticism was made up of personal attacks on Dawkins's personal credentials or writing style, another significant part was based on his content and scientific accuracy.

A major criticism of the book was Dawkins's reductionist*— overly simplified—viewpoint: the explanation of behavior as nothing more than a consequence of genetic influence. In his review of *The Selfish Gene* in the journal *Nature,* evolutionary biologist and geneticist Richard C. Lewontin* described Dawkins as having fallen into "the old error that all describable behavior must be a direct product of natural selection.*"[1]

Dawkins's argument that genes* are the units of natural selection was also criticized from a biological point of view. Harvard evolutionary biologist Stephen Jay Gould* believed strongly, like most other scientists at the time, that natural selection operates at the level of the individual. In his essay "Caring Groups and Selfish Genes"[2] he argued that genes are not directly exposed to natural selection. His argument was that genes do not directly correspond to specific characteristics within an organism, but cooperate with hundreds of other genes to produce any aspect of a body or behavior. He also made the point that evolution by means of natural selection responds to environmental factors that the whole organism experiences. He argued that genes don't respond to these factors, the whole individual does, and so "survival of the fittest" is about individuals not about genes.

Dawkins was also criticized for his redefinition of the gene from the accepted "sequence of DNA* containing a code for a protein or RNA* molecule"[3] to "any portion of chromosomal material that potentially lasts for enough generations to serve as a unit of natural selection"—basically a replicator.[4] Molecular biologist Gunther S. Stent* argued that "this perverse definition denatures the meaningful and well-established central concept of genetics into a fuzzy and heuristically* useless notion."[5] He felt that Dawkins's popularization of the term had gone too far.

Dawkins's use of anthropomorphism*—giving genes personalities when talking about them—brought some of the most fervent criticism even though he made it clear that this was a technique intended to deliver his message more clearly. Statements such as "we have the power to defy the selfish genes of our birth"[6] were called sloppy and misleading.

Criticism came from another direction as well. In a strong critique in 1979 philosopher Mary Midgley attacked Dawkins for what she understood to be a political statement about human behavior.[7] She believed that he was justifying egoism* by suggesting that organisms are genetically selfish. He was also attacked for the idea that organisms were nothing more than "vehicles" for transporting genes down the generations. There were critics among both academics and the general reading public who felt that this denied the possibility of free will.

> "Dawkins is an uncritical philosophic egoist in the first place, and merely feeds the egoist assumption into his a priori biological speculations, only rarely glancing at the relevant facts of animal behavior and genetics, and ignoring their failure to support him. There is nothing empirical about Dawkins."
>
> ── Mary Midgley,* "Gene Juggling," *Philosophy*

Author's Response

The fact that the second edition of *The Selfish Gene* was published with few changes in 1989 seems to suggest Dawkins was not taking the criticism on board. He did, however, address his critics in endnotes and in articles. For example, he responded to Mary

Midgley's criticism that he was using evolution to make a moral case for selfish behavior by explaining that "genes 'determine' behavior only in a statistical sense."[8] In an earlier article in 1981 called "In Defence of Selfish Genes,"[9] he had addressed her criticisms more fully, informing her that she had misunderstood *The Selfish Gene*: a point other commentators agreed with him on.

He took the argument about *The Selfish Gene* oversimplifying behavior into his next book, *The Extended Phenotype*.[10] Here he explained that he didn't believe in genetic determinism*—the excessive importance given to genes in determining intelligence, behavior, and development—but that sometimes "it is necessary to use language that can be unfortunately misunderstood as genetic determinism."[11] To him the sacrifice of clarity had been necessary at times to reach a wider audience with *The Selfish Gene*.

His disagreement with Stephen Jay Gould dragged on for years—until Gould's death in 2002—with Gould arguing that, rather than gene-level selection being an explanation of evolution, factors such as physical environment, chance, and species extinction needed to be taken into account. Their sustained argument even inspired a book discussing their ideas and opinions, *Dawkins vs. Gould: Survival of the Fittest*.[12]

Conflict And Consensus

In a sense, *The Selfish Gene* was ahead of its time, making claims that mathematics had yet to back up (though this would eventually happen). Dawkins's lack of hard maths would mean skepticism among some scientists.[13] In the endnotes to the second edition of *The Selfish Gene*, he wrote: "One critic complained that my argument was philosophical, as though that was sufficient condemnation."[14]

In a 2006 essay on *The Selfish Gene*, Alan Grafen* addressed the idea that non-mathematical assessments were regarded as less important: "'Where are your equations?' was the not-always-implicit challenge, and those without equations altogether tended to be viewed as time-wasting hopeful simpletons."[15] The lack of mathematic equations in *The Selfish Gene* was one of the reasons it was so accessible to non-scientists, but inevitably one of the reasons he was criticized by some peers. Scientists wanted Dawkins to provide the mathematics to prove his point rather than have "faith" that the mathematics would catch up to his theorizing.[16] Grafen explains that this is the reason *The Selfish Gene* might well have been right, but was nevertheless rejected by certain thinkers at the time.[17]

1 Richard C. Lewontin, "Caricature of Darwinism," *Nature* 266 (1976): 283.

2 Stephen Jay Gould, "Caring Groups and Selfish Genes," *Natural History* 86 (1977): 22–24.

3 As defined by the *Oxford English Dictionary* (www.oed.com).

4 Richard Dawkins, *The Selfish Gene* (Oxford: Oxford University Press, 2006), 28.

5 Gunther S. Stent, "You Can Take the Ethics Out of Altruism But You Can't Take the Altruism Out Of Ethics," *Hastings Center Report* (December 1977): 34.

6 Dawkins, *Selfish Gene,* 201.

7 Mary Midgley, "Gene Juggling," *Philosophy* 54 (1979): 439–58.

8 Dawkins, *Selfish Gene*, 267.

9 Richard Dawkins, "In Defence of Selfish Genes," *Philosophy* 56 (1981): 556–73.

10 Richard Dawkins, *The Extended Phenotype* (Oxford: Oxford University Press, 1982).

11 Dawkins, *Extended Phenotype*, 9.

12 Kim Sterelny, *Dawkins vs. Gould: Survival of the Fittest (Revolutions in Science)* (London: Icon Books, 2007).

13 Dawkins, *Selfish Gene*, xxii.

14 Dawkins, *Selfish Gene*, 322.

15 Alan Grafen, "The Intellectual Contribution of *The Selfish Gene* to Evolutionary Biology," in *Richard Dawkins: How a Scientist Changed the Way We Think*, ed. Alan Grafen and Mark Ridley (Oxford: Oxford University Press, 2006), 71.

16 Grafen, "The Intellectual Contribution of *The Selfish Gene*," 71.

17 Grafen, "The Intellectual Contribution of *The Selfish Gene*," 71.

MODULE 10
THE EVOLVING DEBATE

KEY POINTS

* Dawkins's gene-centric view of evolution became a kind of new orthodoxy—a generally accepted theory.
* Modern gene-selection theorists have deepened and complicated Dawkins's ideas.
* Evolutionary biologists (Andrew Read,* Helena Cronin*) used *The Selfish Gene* as the basis for a variety of gene-centric theories, while philosophers of science (Daniel Dennett, Kim Sterelny*) were interested in the effects of evolution on free will.

Uses And Problems

The Selfish Gene sparked the debate on evolution among scientists. Unlike many of his peers, Richard Dawkins didn't believe that it was important whether the unit of natural selection* could interact with its environment. To him, what mattered was what "unit" ultimately benefited from the evolution, and for him this was the gene.* He supported this idea by saying that individual organisms can be very different from their parents but the gene itself, still traveling forward down the generations, can remain for the most part unchanged.

The question of what evolution is was at the center of more detailed arguments about whether a unit of natural selection is the same as a unit of evolution, and what it took for a unit to be *the* unit. Dawkins's ideas have been built on and adapted by subsequent scientists, creating alternative theories of evolution. One theory insists that evolution be looked at from the point of view of chemistry—the most fundamental level—another that natural selection operates on more than one level: genes, individuals, and groups.* This is called the multilevel selection theory.*1

The multilevel selection theory has meant the debate about identifying one correct unit of natural selection has cooled down. This new pluralistic perspective was devised by American philosopher Elliott Sober* and evolutionary biologist David S.Wilson* and argues that natural selection acts on several levels at the same time. These pluralists still use the selfish gene theory but have rejected the idea of the gene as the sole unit of natural selection.

"So, although we arrive on this planet with a built-in, biologically endorsed set of biases, although we innately prefer certain states of affairs to others, [Dawkins shows] we can nevertheless build lives from this base that overthrow those innate preferences."

——Daniel Dennett,* *Elbow Room: The Varieties of Free Will Worth Wanting*

Schools Of Thought

The Selfish Gene has been influential among academics in the fields of evolutionary biology and the philosophy of biology and has led to the development of several schools of thought.

One school of thought has developed Dawkins's idea of

separating the replicators from the vehicles, the genes from the "host" organism. The school was led by David Hull,* an American philosopher and enthusiastic supporter of Dawkins's ideas on evolution. His contribution to the debate was to assert that the vehicles were not just carriers for genes, but that they had an active role in interacting with the environment. He invented the term "interactors." To him, interactors and replicators both had a part to play in natural selection.[2] Many biologists now consider the interactor to be a crucial part of the unit of selection.

Another school of thought stemming from *The Selfish Gene* was developed by Australian philosopher Kim Sterelny and British philosopher Philip Kitcher.* They supported Dawkins in their 1988 paper "The Return of the Gene,"[3] but put forward a new model, which they called "pluralistic genic selectionism." This term meant that there was no single way to describe the selection process and that targets of selection "do not exist."[4] While they believe that there are many, equally suitable, representations of the evolutionary process, their support for Dawkins comes in the fact that they believe the gene-centric view of natural selection "offers a more general and unified picture of selective processes than can be had from its alternatives."[5]

Dawkins's ideas in *The Selfish Gene* are frequently accused of being reductionist,* but on the positive side these ideas have influenced a reductionist school of thought. In his 2006 book *Darwinian Reductionism: Or, How to Stop Worrying and Love Molecular Biology,*[6] Alexander Rosenberg* argued that natural selection should be viewed at its most fundamental level, that of the physical sciences, particularly chemistry.This school of thought, less popular than the others, argued that different chemical compositions would succeed or fail in different molecular environments. This would mean that these chemical compositions would be more stable and therefore "fitter" and would predominate. Rosenberg argued that this approach allowed a clearer understanding of the lower-level origins of what appeared to be higher-level selections.

In Current Scholarship

The most inevitable followers of *The Selfish Gene* are evolutionary biologists. One of these is Andrew Read of Pennsylvania State University, who researches the evolutionary genetics of pathogens and diseases. In an essay in the collection *Richard Dawkins: How a Scientist Changed the Way We Think*,[7] he described how Dawkins changed the way he thought about evolution and the course of his research. He considers the book a "framework which had tremendous explanatory power for all of biology,"[8] and he now approaches his current research from the gene-centered view of evolution.

Philosophers are also likely to be influenced by Dawkins's text. Helena Cronin, a philosopher of natural and social sciences at the London School of Economics, uses the arguments of *The Selfish Gene* in her work on sexual selection and the differences between the sexes because she believes in its gene-centered approach to natural selection. She has said that *The Selfish Gene* has influenced the direction of her research, because after reading it *"The Selfish Gene* became my staunchest guide."[9] This is a feeling echoed by many academics today, and these researchers continue to interpret and present their findings following Dawkins's framework.

In the field of the philosophy of science, Daniel Dennett and Kim Sterelny have both been particularly interested in Dawkins. Dennett has a specific interest in free will, and in his work takes an evolutionary perspective that is largely in line with Dawkins's beliefs. Kim Sterelny changed the direction of his work as a result of reading Dawkins's theories, moving away from psychology and linguistics and towards evolutionary biology. He explored and developed some of Dawkins's ideas in his paper "The Return of the Gene,"[10] in which he discusses "pluralist gene selectionism," and he has also researched memes,* an idea introduced by Dawkins in *The Selfish Gene*.

1 D.S. Wilson and E. Sober, "Reintroducing Group Selection to the Human Behavioral Sciences," *Behavioral and Brain Sciences* 17 (1994): 585–654.

2 David Hull, "Individuality and Selection," *Annual Review of Ecology and Systematics* 11 (1980): 318.

3 Kim Sterelny and Philip Kitcher, "The Return of the Gene," *The Journal of Philosophy* 85 (1988): 339–61.

4 Sterelny and Kitcher, "Return of the Gene," 359.

5 Sterelny and Kitcher, "Return of the Gene," 354.

6 Alexander Rosenberg, *Darwinian Reductionism: Or, How to Stop Worrying and Love Molecular Biology* (Chicago: University of Chicago Press, 2006).

7   Alan Grafen and Mark Ridley, eds., *Richard Dawkins: How a Scientist Changed the Way We Think* (Oxford: Oxford University Press, 2006).

8   Grafen and Ridley, *Richard Dawkins*, 7.

9   Grafen and Ridley, *Richard Dawkins*, 15.

10 Sterelny and Kitcher, "Return of the Gene," 339–61.

IMPACT AND INFLUENCE TODAY

KEY POINTS

* *The Selfish Gene* is used as a teaching tool and represents the basis of more modern theories of gene selection.

* Dawkins's argument with group selection* theorists still rages today, through his negative reviews of Edward O. Wilson's* recent work.

* Wilson and his group selection colleagues respond by criticizing Dawkins directly, suggesting he is a writer about science rather than a scientist.

Position

The Selfish Gene, which provides an excellent introduction to the gene-centered perspective of natural selection,* is currently used as a teaching tool in many universities. Because of the thought-provoking nature of its ideas, it is not limited to the teaching of biology but has also been influential in the philosophy of science.

The long-standing influence of the book is largely linked to Richard Dawkins's fame as a public figure with controversial views on religion, which he frequently airs in the media. People interested in his opinions often start with *The Selfish Gene* because it is his first and best-known book.

The ongoing debate about the value of *The Selfish Gene* has subtly changed as the gene-centered perspective has become increasingly mainstream. Dawkins's ideas have become, in his own words, "more and more the common currency."[1] But that is not to say they are universally accepted. Many academics do not agree that the gene* is the *only* possible unit of selection.

> "Edward Wilson has made important discoveries of his own. His place in history is assured, and so is Hamilton's.* Please do read Wilson's earlier books, including the monumental The Ants, written jointly with Bert Hölldobler (yet another world expert who will have no truck with group selection). As for the book under review, the theoretical errors I have explained are important, pervasive, and integral to its thesis in a way that renders it impossible to recommend. To borrow from Dorothy Parker, this is not a book to be tossed lightly aside. It should be thrown with great force. And sincere regret."
>
> —— Richard Dawkins, reviewing *The Social Conquest of the Earth*, in "The Descent of Edward O. Wilson," *Prospect** magazine

Interaction

The prominent evolutionary biologist Edward O. Wilson, whose *Sociobiology* appeared a year before *The Selfish Gene*, became embroiled in a dispute with Dawkins around his book *The Social Conquest of Earth*. In this 2012 book, Wilson argued against the gene-centric theory of natural selection, stating instead that group selection is behind the evolution of human behavior and altruism.* Among others who reacted to this change of heart from Wilson was Dawkins, who penned a particularly negative review in *Prospect* magazine entitled "The Descent of Edward Wilson." He wrote that the book contained "many pages of erroneous and downright perverse misunderstandings of evolutionary theory,"[2] and drew upon ideas he had presented in *The Selfish Gene* to criticize Wilson. "Wilson was a supporter of [ideas of kin selection], but he has now turned against them in a way that suggests to me that he never really understood them in the first place,"[3] wrote Dawkins. He argued that genes survive through generations and organisms are programmed by genes to help them survive. He went on to declare that in order for groups to be discussed in terms of "inclusive fitness"* their genes must influence the group's development in a way that conveys a phenotype* affecting the whole group's survival and reproduction. "Convincing examples are vanishingly hard to find,"[4] he wrote.

The Continuing Debate

While Wilson's *The Social Conquest of Earth* had its critics, Dawkins obviously included, the *Prospect* magazine review of the book was also criticized. Inevitably, Wilson himself was one of those who attacked the review, responding that the science behind his book had yet to be disproved, especially "by the archaic version of inclusive fitness from the 1970s recited in *Prospect* by Professor Dawkins."[5]

Although most evolutionary scientists have moved on from the kin selection versus group selection debate, Dawkins and Wilson seem determined to continue their personal debate in public. In an interview with the *Guardian* newspaper, Wilson responded to Dawkins's criticism saying,"Dawkins is not a scientist. He's a writer on science and he hasn't participated in research directly or published in peer-reviewed journals for a long time."[6]

1 Richard Dawkins, *The Selfish Gene* (Oxford: Oxford University Press, 2006), xv.

2 Dawkins, "The Descent of Edward O. Wilson."

3 Dawkins, "The Descent of Edward O. Wilson."

4 Dawkins, "The Descent of Edward O. Wilson."

5 Edward O. Wilson, reply to Richard Dawkins, "The Descent of Edward O. Wilson."

6 Susanna Rustin, "The Saturday Interview: Harvard Biologist Edward Wilson," *The Guardian*, August 18, 2012.

MODULE 12
WHERE NEXT?

KEY POINTS

* *The Selfish Gene* has gone on to inspire a more pluralist view of natural selection,* where multiple levels of selection are considered relevant—genes, individuals, and groups.
* The discussion of the "eusocial gene"*—highly social genes—shows how group-level behaviors can be traced to individual genes.
* Dawkins changed the way scientists communicated with the public, made evolutionary biology a popular subject, and created a unified theory of gene-driven evolution.

Potential

Although the evolution debate has moved on to a more multilevel view, *The Selfish Gene* has been a central part of the question of what should be considered the correct unit of natural selection since the 1970s.

Most people working in the field now accept the pluralist view, multilevel selection theory*—where natural selection can operate at different biological levels or even multiple levels at once. Many scientists also agree that different models of natural selection, such as the selfish gene theory or the group selection theory,* can be used together to explain the complex variety of evolutionary dynamics.

Dawkins stands by his belief that the gene-centered view is the *only* correct way to view evolution. And while his perspective is still widely used by academics, the trend has been towards a more pluralistic view, which may affect the impact of *The Selfish Gene* in the future of evolutionary biology.

The Selfish Gene has formed the basis of mathematical models of evolution such as the one presented in the 2011 article "A Formal Theory of the Selfish Gene,"[1] which backs the gene-selection model with a rigorous theoretical argument. Dawkins's ideas are also continuing to influence not only evolutionary biologists but also philosophers, and even students of English literature. As such, it's likely to continue to be important for many years to come.

> "*If* The Selfish Gene *had not been written when it was, there would still be a need for it to be written today. There are simply no books that have taken its place, even now when so many other books have followed in its wake.*
>
> —— Marian Dawkins, "Living With *The Selfish Gene*," in *Richard Dawkins: How a Scientist Changed the Way We Think*

Future Directions

Wading into the debate about who is right on the debate between kin* and group* selection (Dawkins and Edward O. Wilson* respectively),Telmo Pievani,* professor of evolutionary biology at the University of Padua, had this to say in 2013:"Both opponents seem to be wrong, facing the general consensus in the field, which favors a pluralistic approach."[2] Having said that, he did give Wilson some credit, accepting that an article Wilson had written in

2010 with Martin Nowak* and Corina Tarnita* had helped push the boundaries of the pluralist approach.

This article had identified a phenomenon call "eusociality, where adult members are divided into reproductive and ... non-reproductive castes and the latter care for the young."Wilson, Nowak, and Tarnita went on to ask: "How can genetically prescribed selfless behavior arise by natural selection, which is seemingly its antithesis?"[3] They suggested that there is a "eusocial gene" that is the "center of evolutionary analysis," and that this approach integrates group and kin selection theories. Group behaviors, they argued, can be selected by genes.[4]

Summary

Richard Dawkins's *The Selfish Gene* is important for a number of reasons. First, it has had an impact on how scientists communicate their work to the public. Many consider it to be the first truly accessible biology book, intended for an audience without a background in science, and written in an exciting and gripping style. Previous popular books had still been large and pricey affairs, whereas *The Selfish Gene* was a readable and affordable 200–odd pages. Its popularity had a huge influence on how scientists got their work out to the public. In 1990 Dawkins was even awarded the Michael Faraday Award for his consistent excellence in communicating science to the British public, which really began with *The Selfish Gene*.

Second, *The Selfish Gene* impacted on the public's awareness of evolutionary biology, even introducing terms such as "selfish gene" and "meme"* that are still used today, despite the fact that the book was published in 1976. That said, Dawkins has become such a prominent figure through TV appearances and newspaper articles that his work—including *The Selfish Gene*—has been kept in the public eye.

Third, and most importantly, *The Selfish Gene* had a dramatic impact on the field of evolutionary biology, securing the gene-centered view of evolution its place in the debate. Although Dawkins was re-presenting other scientists' discoveries rather than presenting new research, he did it in such a way as to force a fresh look at the argument that genes are the "immortal" units of natural selection, and the ultimate beneficiaries of adaptive evolutionary change. Although this view has been replaced by a pluralistic one, the ideas in *The Selfish Gene* nevertheless shook up the previously accepted perspectives on the unit of natural selection and changed the way many scientists thought.

---

1 A. Gardner and J.J. Welch, "A Formal Theory of the Selfish Gene," *Journal of Evolutionary Biology* 24 (2011): 1801–13.

2 Telmo Pievani, "Individuals and Groups in Evolution: Darwinian Pluralism and the Multilevel Selection Debate," *Journal of Biosciences* 38 (2013) 4: 1.

3 Martin Nowak et al., "The Evolution of Eusociality," *Nature* 466 (2010) 26: 1057.

4 Nowak et al., "Evolution of Eusociality," 39.

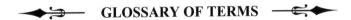 **GLOSSARY OF TERMS**

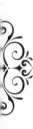

1. **Adaptationism:** a view of evolution that regards the adaptation of an organism to its environment as the principal cause of evolutionary modification; specifically the view that many or most of the characteristics of an organism are adaptations that evolved to fulfill some particular function (*OED*).

2. **Altruism:** the practice of doing something in the interest in others even at your own expense.

3. **Anthropomorphism:** the ascription of a human attribute or personality to anything impersonal or irrational (*OED*).

4. **Atheism:** disbelief in the existence of a "supreme being" or god.

5. **Chromosome:** each of the rod-like structures that occur in pairs in the cell nucleus of an animal or plant and hence in every developed cell, and which are carriers of the genes (*OED*).

6. **Cistron:** a section of nucleic acid that codes for a specific polypeptide (number of amino acids linked together in a chain, several of which can be linked further to form protein molecules) (*OED*).

7. **Creationism:** the belief that the universe was created, along with the Earth and everything in it, according to a religious account. This point of view is often opposed to evolution, and holds that all life was "created" in its present form by God.

8. **DNA (deoxyribonucleic acid):** provides the universal blueprint from which all proteins within all organisms are created. It is made up of four different chemicals known as nucleotides (A,T, C and G), and it is the unique combination of these components that determine protein structure and, ultimately, the characteristics of the organism.

9. **Egoism:** the theory that regards self-interest as the foundation of morality. Also, in a practical sense: regard to one's own interest, as the supreme guiding principle of action; systematic selfishness. (In recent use opposed to altruism.*) (*OED*).

10. **Ethology:** the branch of natural history that deals with the actions and habits of animals, and their reaction to their environment; esp. the study of

instinctive animal behavior (*OED*).

11. **Eugenics:** a discredited pseudoscientific practice aimed at increasing the genetic quality of the human population through selective breeding and forced sterilization.

12. **Eusocial genes:** genes that contribute to a very high level of social organization and cooperation.

13. **Evolutionary Stable Strategy (ESS):** a strategy that, if most members of a population adopt it, cannot be bettered by any alternative strategy, as defined in *The Selfish Gene*.

14. **Fecundity:** the faculty of reproduction, the capacity for bringing forth young; productiveness (*OED*).

15. **Fidelity:** the quality of being faithful. In this context, the copy is faithful to the original, and does not contain mistakes (*OED*).

16. **Gene:** described in *The Selfish Gene* as "any portion of chromosomal material (organized and structured DNA* that carries the genes) that potentially lasts for enough generations to serve as a unit of natural selection."

17. **Genetic determinism:** the determination of a process or effect by genes; specifically the attribution of sole or excessive importance to genes in the determination of intelligence, behavior, development, etc. (*OED*).

18. **Group selection:** the theory of natural selection that holds that characteristics that may be disadvantageous to an individual can persist or increase in the population if they contribute to the survival and reproduction of the group as a whole (*OED*).

19. **Heuristic:** allowing you to learn things for yourself in a "hands on" way.

20. **Inclusive fitness:** a concept within evolutionary psychology. An organism is judged to have inclusive fitness if it can not only have a large number of offspring, but also support them long enough for them in turn to have offspring, even if it means reducing its own viability.

21. **Industrial Revolution:** the period in British history in the late eighteenth and

nineteenth centuries that saw an explosion of industrial activity due to the invention of machinery.

22. **Kin selection:** a form of natural selection* in which characteristics that may be disadvantageous to an individual, such as sterility in worker insects or altruistic behavior, can persist or increase in the population if they contribute to the survival and reproduction of the individual's close genetic relatives (*OED*).

23. **Meme:** a cultural element or behavioral trait whose transmission and consequent persistence in a population, although occurring by non-genetic means (esp. imitation), is considered as analogous to the inheritance of a gene (*OED*).

24. **Multilevel selection:** a commonly held pluralist view, which proposes that natural selection* can operate at different biological levels, depending on the particular case, and can even operate at multiple levels at once.

25. **Natural selection:** the evolutionary theory, originally proposed by Charles Darwin, of the preferential survival and reproduction of organisms better adapted to their environment (*OED*).The unit-of-selection debate is a discussion about which level of life—the gene, individual, or group—should be considered subject to natural selection.

26. **Neo-Darwinism:** a theory of biological evolution (widely accepted since the 1920s) based on Darwin's theory of natural selection* but incorporating the theories of later biologists regarding genes, inheritance, and mutation, particularly those of Weismann and Mendel (*OED*).

27. **Phenotype:** the sum total of the observable characteristics of an individual, regarded as the consequence of the interaction of the individual's genotype with the environment; a variety of an organism distinguished by observable characteristics rather than underlying genetic features (*OED*).

28. **Reciprocal altruism:** a behavior whereby an organism acts for the benefit of another organism at its own expense, with the expectation that the beneficiary would do the same at a later date.

29. **Reductionism:** the practice of describing or explaining a complex (esp.

mental, social, or biological) phenomenon in terms of relatively simple or fundamental concepts, especially when this is said to provide a sufficient description or explanation (*OED*).

30. **RNA (ribonucleic acid):** a type of nucleic acid present in all living cells and composed of unbranched, often long, chains of ribonucleotides. RNA is principally involved in the synthesis of proteins by transcription and translation of DNA.* RNA differs from DNA in containing the sugar ribose rather than deoxyribose; in having the base uracil in place of thymine; and in usually being single-stranded.

31. **Sociobiology:** the study of the social behavior of animals, especially as a means to understanding the biological basis of human social behavior; (in later use) specifically the explanation of social behavior in terms of theories of evolutionary and ecological adaptation (*OED*).

32. **Structuralism:** a theoretical idea in the social sciences positing that the elements of social life must be understood in terms of a larger structure of human behavior, rather than the individuals themselves.

1. **Robert Ardrey (1908–80)** was an American anthropologist who popularized Vero C.Wynne-Edwards' ideas on the group selection* theory of evolution in his book *The Social Contract* (1970).

2. **Luigi L. Cavalli-Sforza (b. 1922)** is an Italian population geneticist, best known for his work on human genetic diversity, who also made contributions to research on language. He summarized his research for the layman in his book *Genes, Peoples, and Languages* (2000).

3. **Arthur Cain (1921–99)** was a British evolutionary biologist and fellow of the Royal Academy. He was one of Dawkins's tutors at Oxford University and Professor of Zoology at Liverpool University.

4. **Helena Cronin** is a Darwinian philosopher who currently runs the Darwin Centre at the London School of Economics, and is particularly interested in an evolutionary understanding of sex differences. She organized an event in 2006 entitled "The Selfish Gene:Thirty Years On."

5. **Charles Darwin (1809–82)** was an English biologist who proposed the theory of evolution through natural selection* in his book *On the Origin of Species* (1859). He is considered one of the most influential figures in our understanding of life.

6. **Marian Dawkins (b. 1945)** is a British biologist and professor of animal behavior at Oxford University. She was the first wife of Richard Dawkins.

7. **Soraya de Chadarevian** is a professor of history at the University of California, Los Angeles, specifically in the Center for Society and Genetics.

8. **Daniel Dennett (b. 1942)** is an American philosopher of science and of mind. He has a particular interest in evolutionary biology, holding an adaptationist* perspective, in line with Dawkins, that he defended in his book *Darwin's Dangerous Idea* (1995). Along with Dawkins, Sam Harris, and the late Christopher Hitchens, he is known as one of the "Four Horsemen" of modern atheism.*

9. **Stephen Jay Gould (1941–2002)** was an American evolutionary biologist and popular science writer. He wrote regular pieces in *Natural History*, and

a number of books including *The Panda's Thumb* (1980). He was critical of sociobiology* and criticized Dawkins's ideas.

10. **Alan Grafen** is a Scottish professor of theoretical biology in Oxford University's department of zoology.

11. **David Haig (b. 1958)** is an Australian evolutionary biologist and professor at Harvard University. He is an expert on the kinship theory of genomic imprinting.

12. **William D. Hamilton (1936–2000)** was a British evolutionary biologist who worked on the genetic basis of kin selection and altruism.* His theory is considered by many to be a forerunner of sociobiology.*

13. **David Hull (1935–2010)** was an American philosopher interested in the philosophy of biology, particularly evolution. He was an enthusiastic proponent of Dawkins's ideas on evolution, and regularly used his "replicator" terminology.

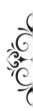

14. **Philip Kitcher (b. 1947)** is a British philosopher who is interested in the philosophy of science, especially of biology. He famously defended Dawkins's selfish gene theory in his 1988 article with Kim Sterelny,* "The Return of the Gene," and has also written a number of books.

15. **Richard C. Lewontin (b. 1929)** is an American geneticist and evolutionary biologist at Harvard University. He is a strong opponent of genetic determinism,* including sociobiology,* and he is very critical of many neo-Darwinist* ideas, including those of Richard Dawkins.

16. **John Maynard Smith (1920–2004)** was a British evolutionary biologist and geneticist. He formalized the ideas of game theory and evolutionary stable strategies,* which Dawkins drew heavily upon in *The Selfish Gene*.

17. **Mary Midgley (b. 1919)** is an English philosopher best known for her work on the philosophy of morals and animal behavior. She wrote a scathing review of *The Selfish Gene*, entitled "Gene Juggling," that led to an ongoing debate.

18. **Desmond Morris (b. 1928)** is an English zoologist and ethologist* with a particular interest in sociobiology.*

19. **Martin Nowak (b. 1965)** is a professor of evolutionary biology at Harvard University.

20. **H. Allen Orr (b. 1960)** is a professor of biology at the University of Rochester.

21. **Telmo Pievani (b.1970)** is a professor of evolutionary biology at Padua University in Italy.

22. **Andrew Read (b. 1962)** is a New Zealand-born but naturalized British professor of biology and entomology at Pennsylvania State University, an expert on the ecology and evolution of infectious disease.

23. **Mark Ridley (b. 1956)** is a British zoologist and writer on evolution currently working at the department of zoology at Oxford University. Dawkins was his doctoral supervisor.

24. **Alexander Rosenberg (b. 1946)** is a professor of philosophy at Duke University.

25. **Elliott Sober (b. 1948)** is renowned for his work on the philosophy of science, particularly of biology. He helped develop the multilevel selection theory* with David Sloan Wilson* that is discussed in their joint 1999 book *Unto Others: Evolution and Psychology of Unselfish Behavior*.

26. **Gunther S. Stent (1924–2008)** was a German molecular biologist at the University of California, Berkeley. He was well known for his writings on the philosophy of biology. He wrote *Molecular Genetics:An Introductory Narrative* (1971).

27. **Kim Sterelny (b. 1950)** is an Australian philosopher interested in the philosophy of psychology and biology, particularly of evolution. He famously defended Dawkins's selfish gene theory, along with fellow-philosopher Philip Kitcher,* in their 1988 paper "The Return of the Gene." He has also written about memes* and group selection.*

28. **Corina Tarnita** is an assistant professor of biology at Princeton University.

29. **Nikolaas Tinbergen (1907–88)** was a Dutch ethologist who won the 1973 Nobel Prize in Physiology or Medicine, for his work on social and individual behavioral patterns in animals. He worked at Oxford University, where he tutored Richard Dawkins.

30. **Robert L. Trivers (b. 1943)** is an American evolutionary biologist and sociobiologist.* His key works were on parental investment, parent-offspring conflict and reciprocal altruism,* all key concepts discussed in *The Selfish Gene*.

31. **George C. Williams (1926–2010)** was a hugely influential American evolutionary biologist. His first book, *Adaptation and Natural Selection: A Critique of Some Current Evolutionary Thought* (1966), had a major influence on Richard Dawkins when he was writing *The Selfish Gene*.

31. **David S. Wilson (b. 1949)** is an American evolutionary biologist. With Elliott Sober,* he co-proposed multilevel selection theory,* a modern version of group selection theory,* in the book *Unto Others: Evolution and Psychology of Unselfish Behavior* (1999). He helped develop and is a prominent advocate of the pluralist multilevel selection theory.*

33. **Edward O. Wilson (b. 1929)** is an acclaimed American biologist best known for his research on ants. Like Dawkins, he is a prolific author and has published dozens of books on a range of biological concepts. He is also considered the originator of the field of sociobiology.*

34. **Vero C. Wynne-Edwards (1906–97)** was a British zoologist best known for advocating the group selection theory* of evolution, particularly in his book *Animal Dispersion in Relation to Social Behavior* (published in 1962).

◆⇒— WORKS CITED —⇐◆

1. Allen, Elizabeth; Beckwith, Barbara; Beckwith, Jon; Chorover, Steven; Culver, David. "Against *Sociobiology*." *The New York Review of Books*, http://www.nybooks.com/articles/archives/1975/nov/13/against-sociobiology/, accessed August 12, 2014.

2. Ardrey, Robert. *The Social Contract: A Personal Inquiry into the Evolutionary Sources of Order and Disorder*. London: Doubleday, 1970.

3. Chardarevian, Soraya de. "*The Selfish Gene* at 30: The Origin and Career of a Book and Its Title." *Notes & Records of the Royal Society* 61 no. 1 (January 2007): 31–38.

4. Darwin, Charles. *On the Origin of Species by Means of Natural Selection*. New York: Appleton and Co., 1915.

5. Dawkins, Richard. *The Blind Watchmaker: Why the Evidence Reveals a Universe Without Design*. New York: Norton, 1987.

6. ____ "In Defence of Selfish Genes." *Philosophy* 56 (1981): 556–73.

7. ____ "The Descent of Edward O. Wilson." *Prospect* magazine 195 (2012), http://www.prospectmagazine.co.uk/magazine/edward-wilson-social-conquest-earth-evolutionary-errors-origin-species/#.UiyuzsY3uSp, accessed September 8, 2013.

8. ____ *The Extended Phenotype: The Gene as the Unit of Selection*. Oxford: Oxford University Press, 1982.

9. ____ *The God Delusion*. London: Bantam Press, 2006.

10. Dennett, Daniel. *Elbow Room: The Varieties of Free Will Worth Wanting*. Cambridge: MIT Press, 1984.

11. Gould, Stephen Jay. "Caring Groups and Selfish Genes." *Natural History* 86 (1977): 22–24.

12. Grafen, Alan, and Mark Ridley, eds. *Richard Dawkins: How a Scientist Changed the Way We Think*. Oxford: Oxford University Press, 2006.

13. Hull, David. "Individuality and Selection." *Annual Review of Ecology and Systematics* 11 (1980): 311–32.

14. Lewontin, Richard C. "Caricature of Darwinism." *Nature* 266 (1977): 283–84.

15. Maynard Smith, John. "Group Selection and Kin Selection: A Rejoinder." In *Group Selection*, ed. George C. Williams, (New Jersey: Transaction Publishers, 1971), 105–113.

16. Midgley, Mary. "Gene Juggling." *Philosophy* 54 (1979): 439–58.

17. Morris, Desmond. *The Naked Ape: A Zoologist's Study of the Human Animal*. New York: Dell, 1967.

18. Nowak, Martin; Tarnita, Corina; and Wilson, Edward O. "The Evolution of Eusocality." *Nature* 466 (2010) 26: 1057–62.

19. Orr, H. Allen. "A Mission to Convert." *New York Review of Books*, http://www.nybooks.com/articles/archives/2007/jan/11/a-mission-to-convert/, accessed August 11, 2014.

20. ___ "Reply to Daniel Dennett." *New York Review of Books*, http://www.nybooks.com/articles/archives/2007/mar/01/the-god-delusion/, accessed August 14, 2014.

21. Pievani, Telmo. "Individuals and Groups in Evolution: Darwinian Pluralism and the Multilevel Selection Debate." *Journal of Biosciences* 38 (2013) 4: 319–25.

22. Rosenberg, Alexander. *Darwinian Reductionism: Or, How to Stop Worrying and Love Molecular Biology*. Chicago: University of Chicago Press, 2006.

23. Rustin, Susanna. "The Saturday Interview: Harvard Biologist Edward Wilson." The *Guardian*, August 18, 2012.

24. Stent, Gunther S. "You Can Take the Ethics Out of Altruism But You Can't Take the Altruism Out Of Ethics." *Hastings Center Report* (December 1977): 33–36.

25. Sterelny, Kim, and Philip Kitcher. "Return of The Gene." *The Journal of Philosophy* 85 (1988): 339–61.

26. Sterelny, Kim. *Dawkins vs. Gould: Survival of the Fittest (Revolutions in Science)*. London: Icon Books, 2007.

27. Williams, George C. *Adaptation and Natural Selection: A Critique of Some Current Evolutionary Thought*. Princeton: Princeton University Press, 1966.

28. Wilson, David S. "Richard Dawkins, Edward O. Wilson, and the Consensus of the Many." *Evolution: This View of Life*, May 29, 2012, https://evolution-institute.org/article/richard-dawkins-edward-o-wilson-and-the-consensus-of-the-many/ , accessed February 5, 2015.

29. Wilson, Edward O. *Sociobiology: The New Synthesis* Cambridge: Belknap Press, 2000.

30. ___ *The Social Conquest of Earth*. New York: Liveright, 2012.

31. Wyatt Emmerich, J. "Greedy Genes." *The Harvard Crimson*, April 11, 1977.

32. Wynne-Edwards, Vero C. *Animal Dispersion in Relation to Social Behavior*. Edinburgh and London: Oliver and Boyd, 1962.

原书作者简介

理查德·道金斯是一位进化生物学家，也是一名直言不讳的无神论者。道金斯 1941 年生于肯尼亚，小时候就来到英国，后来在牛津大学攻读动物学专业，并于 1970 年成为牛津大学的一名讲师。道金斯擅长将难于理解的概念用通俗易懂的形式讲述出来，他在 2006 年出版的畅销书《上帝错觉》更是让他成为家喻户晓的人物。同一年，道金斯成立"理查德·道金斯理性与科学基金会"，呼吁科学界更加积极地履行社会责任。

本书作者简介

尼古拉·戴维斯，曾在英国杜伦大学学习细胞生物学，后在伦敦大学学院细胞和发育生物学研究部获得博士学位。

世界名著中的批判性思维

《世界思想宝库钥匙丛书》致力于深入浅出地阐释全世界著名思想家的观点，不论是谁、在何处都能了解到，从而推进批判性思维发展。

《世界思想宝库钥匙丛书》与世界顶尖大学的一流学者合作，为一系列学科中最有影响的著作推出新的分析文本，介绍其观点和影响。在这一不断扩展的系列中，每种选入的著作都代表了历经时间考验的思想典范。通过为这些著作提供必要背景、揭示原作者的学术渊源以及说明这些著作所产生的影响，本系列图书希望让读者以新视角看待这些划时代的经典之作。读者应学会思考、运用并挑战这些著作中的观点，而不是简单接受它们。

ABOUT THE AUTHOR OF THE ORIGINAL WORK

Richard Dawkins is an evolutionary biologist and an outspoken atheist. Born in Kenya in 1941, he moved to Britain as a boy and studied zoology at Oxford University, eventually becoming a lecturer there in 1970. Dawkins made his name as a writer by mixing difficult ideas with an easy style and 2006's best-selling *The God Delusion* turned him into a household name. That same year Dawkins founded The Richard Dawkins Foundation for Science and Reason, calling for the world of science actively to engage in society.

ABOUT THE AUTHORS OF THE ANALYSIS

Dr Nicola Davis studied cell biology at Durham University and received her PhD from the Research Department of Cell and Developmental Biology at University College London.

ABOUT MACAT
GREAT WORKS FOR CRITICAL THINKING

Macat is focused on making the ideas of the world's great thinkers accessible and comprehensible to everybody, everywhere, in ways that promote the development of enhanced critical thinking skills.

It works with leading academics from the world's top universities to produce new analyses that focus on the ideas and the impact of the most influential works ever written across a wide variety of academic disciplines. Each of the works that sit at the heart of its growing library is an enduring example of great thinking. But by setting them in context — and looking at the influences that shaped their authors, as well as the responses they provoked — Macat encourages readers to look at these classics and game-changers with fresh eyes. Readers learn to think, engage and challenge their ideas, rather than simply accepting them.

批判性思维和《自私的基因》

首要批判性思维技巧：推理

次要批判性思维技巧：解释

理查德·道金斯在《自私的基因》一书中显示了他出色的推理和解释的技巧。这部于 1976 年出版的著作并非原创性研究，而是全面解读了进化理论，同时针对进化的不同侧面给出了自己的论点并加以阐释。由于道金斯是以他人的研究为基础，而且面向的对象是普通读者，因此严谨的推理就显得尤为重要：提出一个清晰的论点，然后提供有说服力的案例；组织论据同时支撑得出的结论。

在这一过程中，道金斯还使用了解释这个重要的技巧：理解证据、阐明术语、质疑定义以及给出立论相关概念的定义。道金斯出色的推理和解释的能力，让以基因为核心来解读自然选择和进化的观点得到了广泛的接受，也使《自私的基因》成为科学著作历史上最为畅销的经典著作。

CRITICAL THINKING AND *THE SELFISH GENE*

- Primary critical thinking skill: REASONING
- Secondary critical thinking skill: INTERPRETATION

Richard Dawkins provides excellent examples of his reasoning and interpretation skills in *The Selfish Gene*. His 1976 book is not a work of original research, but instead a careful explanation of evolution, combined with an argument for a particular interpretation of several aspects of evolution. Since Dawkins is building on other researchers' work and writing for a general audience, the central elements of good reasoning are vital to his book: producing a clear argument and presenting a persuasive case; organising an argument and supporting its conclusions.

In doing this, Dawkins also employs the crucial skill of interpretation: understanding what evidence means; clarifying terms; questioning definitions; giving clear definitions on which to build arguments. The strength of his reasoning and interpretative skills played a key part in the widespread acceptance of his argument for a gene-centred interpretation of natural selection and evolution—and in its history as a bestselling classic of science writing.

《世界思想宝库钥匙丛书》简介

《世界思想宝库钥匙丛书》致力于为一系列在各领域产生重大影响的人文社科类经典著作提供独特的学术探讨。每一本读物都不仅仅是原经典著作的内容摘要，而是介绍并深入研究原经典著作的学术渊源、主要观点和历史影响。这一丛书的目的是提供一套学习资料，以促进读者掌握批判性思维，从而更全面、深刻地去理解重要思想。

每一本读物分为 3 个部分：学术渊源、学术思想和学术影响，每个部分下有 4 个小节。这些章节旨在从各个方面研究原经典著作及其反响。

由于独特的体例，每一本读物不但易于阅读，而且另有一项优点：所有读物的编排体例相同，读者在进行某个知识层面的调查或研究时可交叉参阅多本该丛书中的相关读物，从而开启跨领域研究的路径。

为了方便阅读，每本读物最后还列出了术语表和人名表（在书中则以星号 * 标记），此外还有参考文献。

《世界思想宝库钥匙丛书》与剑桥大学合作，理清了批判性思维的要点，即如何通过 6 种技能来进行有效思考。其中 3 种技能让我们能够理解问题，另 3 种技能让我们有能力解决问题。这 6 种技能合称为"批判性思维 PACIER 模式"，它们是：

分析：了解如何建立一个观点；
评估：研究一个观点的优点和缺点；
阐释：对意义所产生的问题加以理解；
创造性思维：提出新的见解，发现新的联系；
解决问题：提出切实有效的解决办法；
理性化思维：创建有说服力的观点。

了解更多信息，请浏览 www.macat.com。

THE MACAT LIBRARY

The Macat Library is a series of unique academic explorations of seminal works in the humanities and social sciences — books and papers that have had a significant and widely recognised impact on their disciplines. It has been created to serve as much more than just a summary of what lies between the covers of a great book. It illuminates and explores the influences on, ideas of, and impact of that book. Our goal is to offer a learning resource that encourages critical thinking and fosters a better, deeper understanding of important ideas.

Each publication is divided into three Sections: Influences, Ideas, and Impact. Each Section has four Modules. These explore every important facet of the work, and the responses to it.

This Section-Module structure makes a Macat Library book easy to use, but it has another important feature. Because each Macat book is written to the same format, it is possible (and encouraged!) to cross-reference multiple Macat books along the same lines of inquiry or research. This allows the reader to open up interesting interdisciplinary pathways.

To further aid your reading, lists of glossary terms and people mentioned are included at the end of this book (these are indicated by an asterisk [*] throughout) — as well as a list of works cited.

Macat has worked with the University of Cambridge to identify the elements of critical thinking and understand the ways in which six different skills combine to enable effective thinking.

Three allow us to fully understand a problem; three more give us the tools to solve it. Together, these six skills make up the PACIER model of critical thinking. They are:

ANALYSIS — understanding how an argument is built
EVALUATION — exploring the strengths and weaknesses of an argument
INTERPRETATION — understanding issues of meaning
CREATIVE THINKING — coming up with new ideas and fresh connections
PROBLEM-SOLVING — producing strong solutions
REASONING — creating strong arguments

To find out more, visit WWW.MACAT.COM.

"《世界思想宝库钥匙丛书》提供了独一无二的跨学科学习和研究工具。它介绍那些革新了各自学科研究的经典著作，还邀请全世界一流专家和教育机构进行严谨的分析，为每位读者打开世界顶级教育的大门。"

—— 安德烈亚斯·施莱歇尔，
经济合作与发展组织教育与技能司司长

"《世界思想宝库钥匙丛书》直面大学教育的巨大挑战……他们组建了一支精干而活跃的学者队伍，来推出在研究广度上颇具新意的教学材料。"

—— 布罗尔斯教授、勋爵，剑桥大学前校长

"《世界思想宝库钥匙丛书》的愿景令人赞叹。它通过分析和阐释那些曾深刻影响人类思想以及社会、经济发展的经典文本，提供了新的学习方法。它推动批判性思维，这对于任何社会和经济体来说都是至关重要的。这就是未来的学习方法。"

—— 查尔斯·克拉克阁下，英国前教育大臣

"对于那些影响了各自领域的著作，《世界思想宝库钥匙丛书》能让人们立即了解到围绕那些著作展开的评论性言论，这让该系列图书成为在这些领域从事研究的师生们不可或缺的资源。"

—— 威廉·特朗佐教授，加利福尼亚大学圣地亚哥分校

"Macat offers an amazing first-of-its-kind tool for interdisciplinary learning and research. Its focus on works that transformed their disciplines and its rigorous approach, drawing on the world's leading experts and educational institutions, opens up a world-class education to anyone."

—— Andreas Schleicher, Director for Education and Skills, Organisation for Economic Co-operation and Development

"Macat is taking on some of the major challenges in university education... They have drawn together a strong team of active academics who are producing teaching materials that are novel in the breadth of their approach."

—— Prof Lord Broers, former Vice-Chancellor of the University of Cambridge

"The Macat vision is exceptionally exciting. It focuses upon new modes of learning which analyse and explain seminal texts which have profoundly influenced world thinking and so social and economic development. It promotes the kind of critical thinking which is essential for any society and economy. This is the learning of the future."

—— Rt Hon Charles Clarke, former UK Secretary of State for Education

"The Macat analyses provide immediate access to the critical conversation surrounding the books that have shaped their respective discipline, which will make them an invaluable resource to all of those, students and teachers, working in the field."

—— Prof William Tronzo, University of California at San Diego

TITLE	中文书名	类别
An Analysis of Arjun Appadurai's *Modernity at Large: Cultural Dimensions of Globalisation*	解析阿尔君·阿帕杜莱《消失的现代性：全球化的文化维度》	人类学
An Analysis of Claude Lévi-Strauss's *Structural Anthropology*	解析克劳德·列维—斯特劳斯《结构人类学》	人类学
An Analysis of Marcel Mauss's *The Gift*	解析马塞尔·莫斯《礼物》	人类学
An Analysis of Jared M. Diamond's *Guns, Germs, and Steel: The Fate of Human Societies*	解析贾雷德·戴蒙德《枪炮、病菌与钢铁：人类社会的命运》	人类学
An Analysis of Clifford Geertz's *The Interpretation of Cultures*	解析克利福德·格尔茨《文化的解释》	人类学
An Analysis of Philippe Ariès's *Centuries of Childhood: A Social History of Family Life*	解析菲力浦·阿利埃斯《儿童的世纪：旧制度下的儿童和家庭生活》	人类学
An Analysis of W. Chan Kim & Renée Mauborgne's *Blue Ocean Strategy*	解析金伟灿／勒妮·莫博涅《蓝海战略》	商业
An Analysis of John P. Kotter's *Leading Change*	解析约翰·P. 科特《领导变革》	商业
An Analysis of Michael E. Porter's *Competitive Strategy: Creating and Sustaining Superior Performance*	解析迈克尔·E. 波特《竞争战略：分析产业和竞争对手的技术》	商业
An Analysis of Jean Lave & Etienne Wenger's *Situated Learning: Legitimate Peripheral Participation*	解析琼·莱夫／艾蒂纳·温格《情境学习：合法的边缘性参与》	商业
An Analysis of Douglas McGregor's *The Human Side of Enterprise*	解析道格拉斯·麦格雷戈《企业的人性面》	商业
An Analysis of Milton Friedman's *Capitalism and Freedom*	解析米尔顿·弗里德曼《资本主义与自由》	商业
An Analysis of Ludwig von Mises's *The Theory of Money and Credit*	解析路德维希·冯·米塞斯《货币和信用理论》	经济学
An Analysis of Adam Smith's *The Wealth of Nations*	解析亚当·斯密《国富论》	经济学
An Analysis of Thomas Piketty's *Capital in the Twenty-First Century*	解析托马斯·皮凯蒂《21世纪资本论》	经济学
An Analysis of Nassim Nicholas Taleb's *The Black Swan: The Impact of the Highly Improbable*	解析纳西姆·尼古拉斯·塔勒布《黑天鹅：如何应对不可预知的未来》	经济学
An Analysis of Ha-Joon Chang's *Kicking Away the Ladder*	解析张夏准《富国陷阱：发达国家为何踢开梯子》	经济学
An Analysis of Thomas Robert Malthus's *An Essay on the Principle of Population*	解析托马斯·马尔萨斯《人口论》	经济学

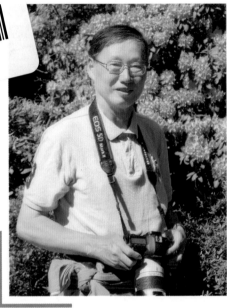

陈绍亮

复旦大学教授，博士生导师。毕业于上海医科大学研究生院，已从医凡44年余。

长期从事临床诊治、教学和医学科研。专长于肿瘤、心脑血管、甲状腺、骨等疾病的核医学诊断和放射性核素治疗。在担任中山医院核医学主任期间重建核素治疗病房，并进行了多项放射性药物临床验证研究。

作为课题负责人先后承担并完成20余项国家自然科学、国家教委博士点、卫生部、国际原子能机构研究课题。获卫生部、国家教委、上海市等科技进步奖15项。长期担任国内外十余杂志编委、顾问。

主编《核医学影像与临床思维》（2001），高等医学院校新世纪教材《核医学》（2004），《呼吸系统疾病的核医学检查》（2009），全国普通高等教育医学类系列教材《核医学（第二版）》（2010），《PET-CT图谱》（2012），《明明白白做PET-CT检查》（2013），《身边的辐射——谈核无须色变》（2013）等书籍。参编《黄家驷外科学》《辞海》等三十余部书籍。

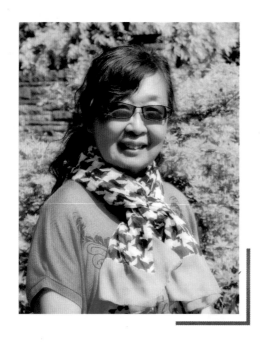

许兰文

复旦大学教授，硕士生导师，毕业于上海医科大学研究生院。

长期从事医学教育和科学研究工作，并具有多年临床医疗工作的经验。擅长于营养性疾病的预防、治疗，食品卫生与食品毒理研究，实验动物学营养与实验动物模型制备等。

作为主要研究者先后获得国家教育委员会科技进步二等奖（1991，2003）与三等奖（1997）；上海市科技进步二等奖（2001）与三等奖（1996，2000）；上海市医学科技进步奖（2003，2004）等。

主编《身边的威胁——漫谈人畜共患疾病》（2006），共同主编《身边的辐射——谈核无须色变》（2013）。参与编写《实用内科学》（2005、2009、2013），《中国妇女保健大全》（1998），《营养与食品安全》（2005）等多部书籍。

明明白白看病系列丛书

明明白白做放射性核素治疗

陈绍亮　许兰文　主编

科学出版社

北京

内 容 简 介

　　本书以问答的形式，力图用最通俗的语言，讲解放射性核素能够治疗哪些疾病、治疗的原理和注意事项，告诉读者哪些疾病适合放射性核素治疗，做治疗前需要做哪些准备，治疗过程中要注意什么，一次治疗要经受多少辐射剂量，如何判断治疗的效果，对患者、对家属是否安全。此外，本书首次涉及放射性核素治疗过程中的营养问题，对于何时需要忌碘，如何选择含碘量低的食物，放射性治疗过程中对蛋白质、维生素、矿物质的补充都进行了叙述。有利于您充分利用现代医学的成果，使疾病得到合理而适当的治疗。

　　本书是明明白白看病系列丛书中的一册，语言通俗，内容丰富，图像优良，适合于中学文化水平以上的读者阅读，也适合于广大临床医师阅读和参考。

图书在版编目（CIP）数据

明明白白做放射性核素治疗/陈绍亮，许兰文主编.
— 北京：科学出版社，2014.2
　ISBN 978-7-03-039257-2

　Ⅰ.①明… Ⅱ.①陈… ②许… Ⅲ.①放射性同位素
— 放射治疗学—问题解答 Ⅳ.①R817.5-44

中国版本图书馆CIP数据核字（2013）第291772号

责任编辑：潘志坚　叶成杰
责任印制：刘　学 / 封面设计：殷　靓

科学出版社 出版
北京东黄城根北街16号
邮政编码：100717
http://www.sciencep.com

南京展望文化发展有限公司排版

上海叶大印务发展有限公司印刷
科学出版社发行　各地新华书店经销

＊

2014年2月第　一　版　开本：A5（890×1 240）
2014年2月第一次印刷　印张：8　插页：1
字数：183 000
定价：25.00 元

《明明白白做放射性核素治疗》
编委名单

主　　编　陈绍亮　许兰文
编　　委（按姓氏拼音排序）

陈仰纯	程爱萍	高克家	葛　琦
谷晓云	何　薇	李蓓蕾	李文罡
马宏星	彭屹峰	苏晓丽	王　燕
王卫东	魏之星	徐本华	许长德
叶黛西	张　倩	张　汐	周　易
朱明凤			

前言

治疗核医学是临床核医学的重要组成部分。它的特点是将放射性药物或放射性器械引入需要治疗的组织，即靶组织中，通过靶组织内部的照射、或与靶组织非常接近的近距离照射引起的效应杀灭肿瘤或消除病变。它与常用的直线加速器产生高能量X射线及电子束治疗病变的相同之处在于它们所利用的都是放射线照射所产生的生物及物理效应，而它们的差异在于直线加速器等产生的射线是要穿透人体组织才能到达病变细胞，而核医学治疗是从病变组织近旁、甚至是从病变组织内部发射射线。因此，相对于从外部照射的外放射治疗，核医学的放射治疗又称之为"内放射"治疗。

内放射可以治疗许多疾病，例如甲状腺功能亢进、甲状腺癌转移灶、肿瘤骨转移疼痛、一些肿瘤疾病和一些皮肤疾患等。近年来放射性近距离治疗的应用，特别是放射性粒子对包括前列腺癌在内的多种肿瘤的治疗，更是大放异彩，在国内外得到广泛应用。

在医疗实践过程中，笔者发现患者对核素内放射治疗还不是十分了解，甚至对内放射治疗怀有恐惧情绪。但是经过解释和介绍，患者都

消除了顾虑,安心、放心、愉快地接受了治疗,并且获得了预期的效果。因此,笔者认为,对患者的解释和宣教工作非常重要。这本书的许多内容,都是笔者在医治疾病时反复与病患宣教讲解的东西。

这本书记录了笔者和笔者的同事们几十年临床治疗的经验和体会,有些内容更是研究生们的研究成果。期望通过这种形式的交流,能使读者了解内放射治疗,能使患者消除恐惧情绪,让患者得到最有效的治疗,造福患者。

本人水平有限,本书不尽人意之处,敬请广大读者批评指正。期待读者进一步提出问题和反馈意见。

陈绍亮

2012 年 10 月 18 日

目录

第一章 放射性核素治疗的特点

 放射性核素治疗的基本概念

一、什么是放射性核素治疗?

利用放射性核素衰变过程中发出的射线来治疗疾病的方法,称之为放射性核素治疗。放射性核素治疗主要包括放射性核素靶向治疗、放射性核素介入治疗和放射性核素敷贴治疗等。进行放射性核素治疗的关键是:要将治疗用的放射性药物或者器械引入或放置到要治疗的组织或器官,以求得对病变组织的作用(治疗作用)最大,而对周围组织和身体其余部分的影响(毒副反应)最小。这个"要治疗的组织或器官"就称之为靶组织或靶器官。

二、放射性核素治疗与通常我们熟悉的"放疗"有什么不同?

一般说来,放疗是通过身体外部的放射线照射病变部位,以达到消除病灶的目的。放疗所用的放射线多为X射线等穿透力较强的射线。而放射性核素治疗使用的是放射性核素衰变过程中发出的 α、β 等射线,并且多数要将这些放射源引入或放置到要治疗的靶组织。核素衰变所

1

发射的射线从组织内部照射,因此放射性核素治疗又称之为"内放疗"。

三、原子的基本结构是怎样的?

自然界中的物质都由元素组成,组成元素的基本单位是原子(atom),原子结构与元素的性质有密切关系。不同元素的原子具有不同的性质,但是原子的基本结构大致相同。所有的原子都是由原子核(atomic nucleus)和核外电子(electron)组成(图1-1)。

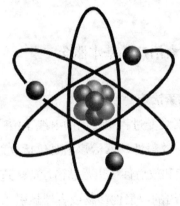

图1-1　原子结构
原子由原子核和核外电子组成。核外电子围绕
原子核高速旋转。
原子核由质子和中子组成,质子带有正电荷,中
子不带电荷

原子核由质子(proton)和中子(neutron)组成,质子带有一个正电荷,中子不带电荷。带正电荷的质子和电中性的中子统称为核子(nucleon)。

核外电子按照电子层半径由小到大的排列顺序,在一定的轨道上围绕原子核高速旋转。不同的原子有不同核外电子数和电子层数,一般用n表示核外电子层数,n的数值越大电子层的能级越高。用K、L、M、N、O、P、Q……表示从内向外不同能级的电子层。如$n=1$,$n=2$,分别表示K、

L电子层,L电子层半径大于K层,所以,L层的电子能级比K层电子高。

物质的物理和化学性质基本上取决于核外电子,而放射性、核转变、核反应等现象则是由原子核的特性所决定。

四、什么是核素?

核素 （nuclide)是具有特定质子数、中子数及核能态,并且其平均寿命长得足以被观察的一类原子的总称。如 ^{15}O、^{11}C、^{89}Sr 分别属于不同的核素。又如 ^{131}I、^{125}I、^{124}I、^{123}I 也属于不同的核素。

五、那么什么是同位素呢? 它与核素有什么不同?

具有相同的质子数、原子序数和化学性质,而中子数不同的一类核素互称为同位素（isotope）。如 ^{131}I、^{125}I、^{124}I、^{123}I 互为碘元素的同位素,但它们分别属于不同的核素。它们在门捷列夫元素周期表中占据同一位置,在物理和化学特性上具有相同的性质,但在放射性、核转变、核反应等现象上各有其特点。

六、原子核怎样才能保持稳定?

带正电荷的质子和电中性的中子统称为核子,核子之间有一种强大的短程引力,称为核力（nuclear force）,核力能使核子结合在一起。带正电荷的质子之间又存在着一种静电斥力。原子核中的静电斥力与核力是否平衡,关系到核素的稳定性。

使质子和中子结合在一起的力既不是万有引力,也不是电磁力,而是一种特殊的力: 核力。核力是短程强吸引力,作用距离仅 10^{-15} m;100倍于库伦力;与电荷无关;具有饱和性,一个核子只和邻近的几个核子有作用力。

核素分为稳定性核素和放射性核素两种类型。核素原子核的稳定性又取决于核内中子数与质子数的比例,两者之比基本相同时原子核处于稳定状态。当核内中子数或质子数过多时,原子核处于不稳定状态。因此,稳定性核素和放射性核素与核内中子数和质子数的比例有关。

七、什么是稳定性核素?

原子核不会自发地发生核衰变,处于稳定状态的核素,称为稳定性核素(stable nuclide)。如 ^{13}C 就是一种稳定性核素。

八、什么是放射性核素?

不稳定状态的原子核,经过核内结构或能级调整,自发地释放出射线同时转变为另一种原子核,这种核素称为放射性核素(radionuclide)。这个过程即为放射性核衰变(radioactive nuclear decay)。放射性核素分为天然和人工生产两种类型,人工生产的放射性核素多数由核反应堆、回旋加速器及核素发生器中获得。核衰变不受外界条件,如温度、压力、电磁场等的影响。

九、放射性核素的核衰变有几种类型?

放射性核素的原子核自发地释放出射线转变成为另一种核素的过程,称之为核衰变。衰变前的核素原子核称母核,衰变后转变为另一种核素的原子核称为子核。放射性核素的核衰变可分为α衰变、β衰变、γ衰变等。

十、什么是α衰变? 它有什么特点?

核衰变时释放出α粒子的衰变称为α衰变(alpha decay)。α衰

变的本质是衰变过程中发射出高速运动的氦原子核（$_2^4$He）粒子流，由2个质子和2个中子组成。它带有2个正电荷，质量在所有粒子中是最大的，电离作用也最强。经过α衰变后的母核（X）失去2个中子和2个质子，相当于一个氦原子核（$_2^4$H）（图1-2）。因此，衰变后产生的子核（Y）质量数减少4，原子序数减少2，同时释放出衰变能（Q）。如：$_{92}^{238}$U $\rightarrow$ $_{90}^{234}$P $+_2^4$H$+$Q。

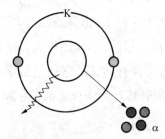

图1-2　α衰变示意图
α衰变过程中发射出高速运动的2个质子和2个中子【氦原子核（$_2^4$He）】，带有2个正电荷，质量大、电离作用强

　　α衰变多发生在原子序数大于82的核素，由于α粒子带有电荷，电离能力强，但其质量大，射程短，穿透能力弱，故一张纸就可以阻挡α粒子的通过。鉴于α粒子的这一物理特性，医学领域试验将^{211}At、^{212}Bi等释放α粒子的核素引入肿瘤细胞内治疗疾病，但难点是如何将这类放射性药物引入需要治疗的部位而不引起给药途径上组织的损伤和破坏。

十一、什么是β衰变？它有什么特点？

　　核衰变中仅发生原子序数改变，而质量数不变的核衰变方式为β衰变（beta decay）。β射线的本质是接近光速运动的电子流。β衰变

包括β⁻衰变、β⁺衰变和电子俘获三种核衰变方式。

核衰变时释放出β⁻粒子的衰变被称为β⁻衰变（negative beta decay）。这种衰变常发生于中子过多的核素，由于核内的一个中子转化为质子，同时释放出β⁻粒子、反中微子（antineutrino，$\bar{v}$）和能量，使原子核内的中子和质子达到平衡（图1–3）。β⁻衰变后子核的质量数不变，原子序数增加1。如：$^{32}_{15}P \rightarrow ^{32}_{16}S + \beta^- + \bar{v} + 1.71$ MeV

β⁻粒子与负电子相同，带有1个负电荷，有较强的电离能力。与α粒子相比，电离能力弱于α粒子，但穿透能力大于α粒子，而在空气中的射程一般都为毫米级。目前，临床治疗大多用释放β⁻粒子的放射性核素。例如⁸⁹Sr用于多发性骨转移灶疼痛的治疗；¹³¹I用于甲状腺功能亢进症和甲状腺癌术后转移灶的治疗等都是β⁻粒子放射性核素治疗疾病的成熟例子。

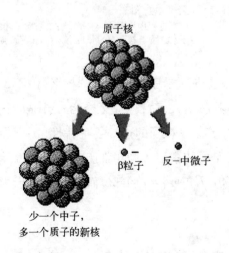

原子核

β粒子　　反一中微子

少一个中子，
多一个质子的新核

图1–3　β⁻衰变
β⁻粒子带有1个负电荷，电离能力较强，但弱于α粒子；
穿透能力大于α粒子，空气中的射程为毫米级

十二、什么是电子俘获？它有什么特点？

原子核衰变时从核外K层轨道俘获1个电子，使核内的1个质子转变成为1个中子，同时释放出1个中微子的过程称之为电子俘获（electron capture，EC）（图1-4）。电子俘获后产生的子核的质量数不变，但原子序数减少1。如：$^{125}_{53}\text{I} + ^{0}_{-1}\text{e} \rightarrow ^{125}_{52}\text{Te} + \text{v} + Q$

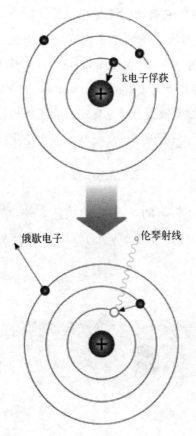

图1-4 电子俘获

上图：原子核从核外俘获1个电子。

下图：核内1个质子转变成1个中子，同时释放出1个中微子。

能量传递给更外层电子使其脱离原子核束缚成为自由电子，即俄歇电子

电子俘获发生时,因为内层轨道的电子缺失,外层电子向内层轨道跃迁补充内层电子空缺,外层电子多余的能量则以特征X射线释放。若电子跃迁后多余的能量不以特征X射线释放,而将能量传递给更外层电子,使其脱离原子核的束缚成为自由电子,此电子称为俄歇电子(auger electron)。

十三、什么是γ衰变?它有什么特点?

处于高能态或激发态的原子核跃迁到低能态或基态时,释放出γ光子的过程称为γ衰变(gamma decay);又称为γ跃迁(gamma transition)或同质异能跃迁(isomeric transition, IT)(图1-5)。γ衰变的本质是波长极短的电磁波。经γ衰变后的子核与衰变前母核的质量数、原子序数均相同,只有核素的能量状态发生变化。如:

$$^{99m}_{43}Tc \rightarrow {}^{99}_{43}Tc + \gamma$$

γ光子是一种不带电的光子流,电离能力较α射线和β⁻射线弱,穿透能力较之为强。因此,释放γ光子的核素适合于放射性核素脏器显像和功能诊断。

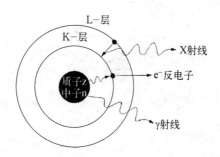

图1-5　γ衰变和内转换
高能态的原子核跃迁到低能态时,释放出波长极短的电磁波——γ射线。
γ射线穿透能力较α射线和β⁻射线强,电离能力较之为弱

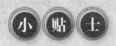

由于α射线和β⁻射线电离能力强,产生的生物效应也强,因此用于放射性治疗的核素多为α射线和β⁻射线。

十四、放射性核素核衰变有哪些规律?

任何放射性核素都在不停地自发地进行核衰变,但是原子核的衰变不是同时发生的,也不受周围环境因素的影响,而是遵循一定的规律(指数规律)衰减。自然界中每一种放射性核素的衰变速率是各自不相同的。核衰变的基本规律包括具有一定的衰变速率,具有一定的强度等。这些基本规律是由核素本身的性质确定的,外界环境如温度、化学结构等都对之没有影响。

十五、什么是放射性核素的半衰期?

放射性核素按照其衰变速率不断地进行衰变,其放射性活度逐渐减少。当其自身衰变使放射性核素的原子核数减少到原始值一半的时间,称为该放射性核素的物理半衰期(physical half life),简称半衰期,用$T_{1/2}$表示。半衰期是各种放射性核素自身的特性之一。每一种放射性核素都有各自的物理半衰期,时间长短不一。例如,^{14}C的物理半衰期长达5 700年,^{131}I的半衰期为8天,而用作核医学显像的放射性核素^{99m}Tc的半衰期为6小时,正电子核素^{18}F的半衰期110分钟,^{11}C的半衰期仅为20.3分钟。通常将$T_{1/2} < 10$小时的放射性核素称为短半衰期核素。

放射性核素引入生物体后,还要经过组织器官的代谢或排泄,这种经过组织器官的代谢或排泄使核素原始量减少到一半所需要的时

间,称为生物半衰期(biological half life),用T_b表示。在生物体内,放射性核素受到核素自身衰变及生物代谢或排泄的共同作用。由于核素自身的衰变及生物代谢或排泄的共同作用使体内放射性核素减少一半所需要的时间,称为有效半衰期(effective half life),用T_e表示。

生物半衰期和有效半衰期的概念顾及放射性核素自身衰变和生物代谢等因素的影响,反映放射性核素进入体内以后的消亡过程。物理半衰期、生物半衰期、有效半衰期之间具有一定的联系。相对于有效半衰期,物理半衰期和生物半衰期犹如二个并联的电阻,其总阻抗(有效半衰期)的倒数相当于物理半衰期和生物半衰期的倒数之和:$\dfrac{1}{T_e} = \dfrac{1}{T_{1/2}} + \dfrac{1}{T_b}$。数值上,有效半衰期必定小于物理半衰期和生物半衰期。

十六、如何来衡量放射性的强弱?

放射性强度的单位是放射性活度。放射性的强弱以"放射性活度"作为单位来衡量。放射性活度(radioactivity)反映在单位时间内放射性核素发生衰变的原子核数,简称活度(activity, A)。

目前使用的放射性活度单位是贝可勒尔(becquerel, Bq),简称贝可。一秒内发生一次核衰变被定义为1贝可(Bq)。旧制单位是居里(curie, Ci)。1居里相当于一秒内发生3.7×10^{10}次核衰变。新旧单位之间有以下换算关系:$1\ Ci = 3.7 \times 10^{10}\ Bq$;$1\ mCi = 3.7 \times 10^7\ Bq$;$1\ \mu Ci = 3.7 \times 10^4\ Bq$。

十七、放射线有哪些特性?

放射线的四个重要特性必须认识。

(1)放射性核素的衰变是自发性反应:放射性核素自发性地发生

衰变,任何物理或化学手段都无法干涉和改变。

（2）带电粒子受电场影响: α、β 粒子带有电荷,行进轨迹中会受电场影响偏转,γ 射线不带电荷,不受电场影响。

（3）放射性活度随时间递减: 放射性核素的活度随时间递减。其减少一半所需要的时间称为半衰期。各种放射性核素的半衰期都是固定的。

（4）不同的射线穿透能力不同（图1-6）: α 射线穿透能力最弱,一张纸就可以全部挡住。β 射线能穿透纸张,但无法穿透铝板。γ 或X射线的穿透力最强,需要一定厚度的混凝土或铅板才能有效地阻挡。

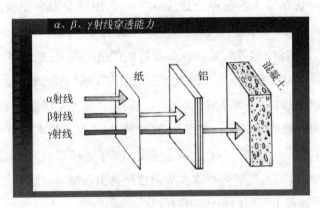

图1-6 射线的穿透能力
不同的射线穿透能力不同。α 射线穿不透一张纸。β 射线穿透纸张但无法穿透铝板。
γ 射线或X射线需要一定厚度的混凝土或铅板才能阻挡

十八、常用于放射性核素治疗的射线有哪几种?

根据放射性核素发射射线的不同,有三类射线理论上可用于放射性核素治疗,它们分别是: ① α 射线。② β 射线。③ 俄歇电子或内转换电子。

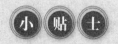

常用于放射性核素治疗的射线：① α射线。② β射线。③ 俄歇电子或内转换电子。

十九、α射线的生物效应为什么特别大？

α射线的本质是高速运动的氦原子核（^4_2He），由二个质子和二个中子组成。它带有2个正电荷，质量在所有粒子中是最大的，电离作用也最强。它在组织内射程达到50~90 μm，相当于10个细胞的直径。α射线在这样短距离的射程内释放出大量能量，可以达到β粒子能量的400倍，穿过细胞核时足以在多处打断DNA。因此在放射性核素内照射治疗中发展潜力巨大。但目前在使用用α进行临床治疗上还面临如何将治疗药物（α发射体）安全引入到需要照射的细胞而不损伤沿途的组织和血管等难题。常用于治疗的发射α射线核素有砹（^{211}At）、铋（^{212}Bi）等。试验将^{211}At、^{212}Bi等释放α粒子的核素引入肿瘤细胞内治疗疾病，但难点是如何将这类放射性药物引入需要治疗的部位而不引起给药途径上组织的损伤和破坏。

二十、放射性核素治疗中为什么发射β射线的核素应用最广泛？

β射线的本质是接近光速运动的电子流。β$^-$粒子带有1个负电荷，有较强的电离能力。与α射线相比，电离能力弱于α射线，但穿透能力大于α射线，而在空气中的射程一般都为毫米级。根据β射线在组织内的射程可分为：短射程（<200μm），中射程（200μm至1 mm）和长射程（>1 mm）。

常用的发射β射线治疗核素有^{131}I、^{32}P、^{153}Sm、^{186}Re、^{188}Re、^{89}Sr、^{90}Y、^{160}Ho、^{165}Dy等。其中^{131}I、^{32}P、^{89}Sr、^{90}Y等更是得到广泛应用。目前，临床放射性核素治疗大多使用释放β$^-$粒子的放射性核素。例如^{89}Sr用于肿瘤骨转移灶疼痛的治疗；^{131}碘（^{131}I）用于甲状腺功能亢进症和甲状腺癌术后转移灶的治疗等。^{131}I广泛用于标记有机物和生物大分子，由于它同时发射γ射线，在体现治疗作用的同时还可以通过体外显像测定药物的分布和药代动力学。其治疗作用肯定并且相对易于控制，因而得到广泛应用。

二十一、俄歇电子或内转换电子是怎样产生的？为什么只有在近距离才能起治疗作用？

有的核素衰变时可以通过外层电子的俘获而产生俄歇电子，或通过内转换发射内转换电子。原子核从核外K层轨道俘获1个电子，使核内的1个质子转变成为1个中子，同时释放出1个中微子，这个过程称之为电子俘获。如：$^{125}_{53}$I衰变时发生电子俘获后转变成$^{125}_{52}$Te，发射俄歇电子和一个能量为125~155 keV的内转换电子，在一个细胞直径范围内可以产生与^{131}I相似的辐射剂量。常用的发射俄歇电子的治疗核素除了^{125}I外，还有^{111}In等。

俄歇电子或内转换电子的射程多为10 nm，只有靠近DNA等生物大分子才可能有治疗作用。这类放射性药物进入细胞核的定位，是决定治疗效果的关键因素。如^{125}I，定位于DNA附近比细胞膜上的生物效应高300倍，而如果在胞质内衰变治疗作用有限。

二十二、常用的治疗用放射性核素有哪些？

为了便于读者比较，将常用的治疗用放射性核素列于表1–1。

表1-1　与治疗有关的放射性核素

核　　素	带电粒子	半衰期	粒子最大能量（MeV）	组织中的最大射程
^{90}镱（^{90}Y）	β	2.67天	2.28	12 mm
^{188}铼（^{188}Re）	β	17小时	2.11	10.8 mm
^{32}磷（^{32}P）	β	14.3天	1.71	8.7 mm
^{89}锶（^{89}Sr）	β	50.5天	1.49	8 mm
^{165}镝（^{165}Dy）	β	2.33小时	1.29	6.4 mm
^{186}铼（^{186}Re）	β	3.77天	1.08	5 mm
^{198}金（^{198}Au）	β	2.7天	0.96	4.4 mm
^{153}钐（^{153}Sm）	β	1.95天	0.81	3 mm
^{131}碘（^{131}I）	β	8.04天	0.61	2.4 mm
^{161}铽（^{161}Tb）	β	6.9天	0.59	2.2 mm
^{177}镥（^{177}Lu）	β	6.7天	0.5	1.8 mm
^{169}铒（^{169}Er）	β	9.4天	0.34	1 mm
^{111}铟（^{111}In）	IC	2.83天	0.25	0.6 mm
^{117m}锡（^{117m}Sn）	IC	13.6天	0.16	0.3 mm
^{125}碘（^{125}I）	Auger	60.3天	0.03	17 μm
^{212}铋（^{212}Bi）	α	1小时	8.8	87 μm
^{211}砹（^{211}At）	α	7.2小时	6.8	65 μm
^{149}铽（^{149}Tb）	α	4小时	4	28 μm

二十三、对理想的治疗用放射性核素有什么要求？

治疗用放射性核素应具备以下四个特点：

（1）物理半衰期相对较长：用作治疗的放射性核素物理半衰期相对较长，利于达到足够的辐射剂量。以几天到十数天的半衰期较为合适。

（2）核的衰变方式适合于治疗：目前所用的以发射β射线核素为多。β射线在体内射程短，仅作用于周缘组织，不对距离稍远的正常组织产生影响，而且对周围病变组织的辐射较为均匀，射线副反应较少，易于防护。常用的发射β射线的核素有 ^{32}P、^{90}Y、^{131}I、^{198}Au、^{109}Pd、^{153}Sm 等，近来 ^{186}Re、^{188}Re、^{166}Ho 的应用引人瞩目。

近年来试用α射线核素。α粒子的本质是氦原子，具有2个质子和2个中子，质量大且带有2个正电荷，电离效应强，生物效应强。目前使用较多的发射α射线的核素有 ^{211}At、^{221}Fr、^{213}Bi、^{243}Am 等。

有人主张应用纯α或纯β衰变核素，也有人推荐使用同时有γ射线发射的核素，其便利是兼顾治疗和显像，可以观察药物的分布和治疗效果。

（3）射线能量要相对较高：射线能量高穿透组织能力强，可以穿透病变组织厚度，也有利于射线均匀辐射病变组织。太低的射线能量往往对周围病变组织照射不均而影响治疗效果。

（4）不产生有害的子体核素：以避免产生不必要的副反应。

二十四、为什么许多放射性核素治疗又称之为"内照射"治疗？

俗话说，堡垒是最容易从内部攻破的。放射性核素治疗过程中，将起到治疗作用的放射性药物或者器械引入欲治疗的组织或器官，通过其衰变过程中发出的α、β射线引起生物效应。这种照射作用是从病变组织内部发出的，有别于通过身体外部的放射线照射病变部位的外放疗，因此称之为"内照射"治疗或"内放射"治疗（"内放疗"）。

内照射治疗的要点是将放射源安全引入或放置到欲治疗的靶组织，以获得最理想的治疗作用，而对正常组织的毒副反应控制在最小。

二十五、放射性核素能治疗哪些疾病?

放射性核素治疗主要包括放射性核素靶向治疗、放射性核素介入治疗和放射性核素敷贴治疗等。放射性核素能治疗包括肿瘤和一些良性疾病在内的许多疾病,如甲状腺疾病方面能治疗甲状腺癌转移灶、甲状腺功能亢进症和其他甲状腺疾病;可以治疗多种肿瘤病变和肿瘤转移后引起的一系列症状,如肿瘤骨转移引起的疼痛;可以治疗某些皮肤疾患;也可以通过放射性"粒子"植入等方法在保留功能的前提下治疗前列腺癌。这本书涵盖了放射性核素治疗疾病的主要方面。

二十六、放射性核素治疗是一种全新的方法吗?

自从人类发现放射性并理解它的特点和作用以后,就不断有人利用它来治疗疾病。1936年Hamilbon和Stone用^{24}Na,Lawrence用^{32}P治疗白血病;1941年Pecher用^{89}Sr治疗前列腺癌骨转移;1942年Hertz和Roberter用^{131}I治疗甲状腺功能亢进症;1947年Mariencelli等用^{131}I治疗分化型甲状腺癌。经过半个多世纪的研究探索和普及,放射性核素治疗已成为临床重要的治疗手段。近年来分子生物学的发展促进了放射免疫治疗等核素靶向治疗的发展,使一些过去难于治疗或无法治疗的疾病得到了控制、改善或治愈。因此,放射性核素治疗已经成为临床医学中一项不可或缺的治疗方法,尤其在一些肿瘤、甲状腺疾病和皮肤病的治疗中起到无可替代的作用。

射线与物质的相互作用

一、射线与物质是怎样相互作用的?

自然界中的射线与物质相互作用时,能够产生一系列不同的物理

作用和生物效应。射线通过物质时，与物质中原子发生作用，射线的能量逐渐被物质吸收。其中带电粒子引起电离与激发、湮灭辐射、轫致辐射、散射和吸收；不带电的光子与物质相互作用后引起次级电离，产生光电效应、康普顿效应和电子对生成等效应。在医学领域中，人们常利用带电粒子与物质的相互作用所产生的生物效应，治疗疾病和进行有效的放射性防护。

二、带电、不带电粒子与物质的相互作用有哪些？

带电粒子进入物质后，通过库伦力与原子中的电子、原子核发生作用。经由库伦力，带电粒子将部分能量传递给轨道电子。传递给电子的能量如果大到足以克服电子的束缚能，电子脱离原子成为自由电子；失去电子的原子成为带正电的离子，这种现象称为电离。如果能量不足以克服束缚能，电子可能从原来运行的轨道，跃迁到另一能量较高的轨道运行，这种现象称为激发。带电粒子电离能力的强弱与电荷量、带电粒子质量、速度有关。电荷大、速度慢的粒子电离能力强，质量越大电离能力也越强。

不带电的射线（例如X射线，γ射线，中子）通常先通过其他反应生成带电粒子，再发生电离与激发作用，完成和物质间的能量交换。

三、什么是放射线的射程和吸收？射程和吸收在放射性核素治疗中有什么意义？

带电粒子与物质的原子相互作用发生电离和激发后，使射线的能量耗尽，自身不复存在的现象称为吸收（absorption）。射线吸收前所经过物质的距离被称为射程。α粒子在空气中的射程为2~10 cm，而在

机体内的射程只有0.03~0.13 mm。β粒子在空气中的射程可以达到数米,而在机体内的射程为数毫米。

在吸收的过程中,放射性核素的能量被传递,给予射程中的生物物质,尤其是生物大分子,引起生物效应。而只有在放射性核素射程中的靶细胞才能被"照射"到。

四、生物体受到电离辐射后会产生哪些生物效应?

放射性核素发射的射线能量传递给生物机体后,机体吸收辐射能量,经过物理阶段、物理–化学阶段、化学阶段和生物学阶段,产生生物变化(损伤、死亡或康复)。

射线将一部分或全部能量以电离、激发的形式转移给机体,使机体组织获得能量。这是物理阶段。辐射直接对生物活性大分子发生作用,和辐射引起水分子电离或激发的产物(如H^-、OH^-、HO_2、H_2O_2等)对机体发生的间接作用,均造成机体的损伤。继而引起分子结构和功能变化,对射线敏感大分子物质的线粒体氧化磷酸化过程和脱氧核糖核酸、脱氧核糖核蛋白以及蛋白质的合成代谢受到抑制。引起细胞膜通透性增大,染色体诱发畸变等细胞、组织器官功能障碍和损伤。其中,染色体畸变在辐射生物效应作用机制上有重要意义。

五、有哪些方法可以让放射性集中到达靶组织?

让放射性集中到达靶组织的方法很多。例如,某些病变组织细胞能主动摄取特定的放射性药物;又如可以采用载体将放射性药物靶向运入到病变组织细胞;也可以应用介入手段将放射性器械或制品植入病变组织。通过这些手段,使病变部位集中受到放射性辐射,达到破坏

或抑制病变的目的,对周围正常组织的损伤很小。针对不同病变可以根据病变的特性采用不同的引入方法,我们将在各论中结合具体疾病逐一介绍。

六、哪些因素影响放射性药物在组织中的浓聚?

血流灌注、血管外间隙的增加、静水压和毛细血管通透性都会影响放射性药物在病灶中的浓聚。

恶性肿瘤快速生长,血管压力增加而造成血供减少,氧和营养供给下降影响放射性核素的治疗作用,对射线的敏感性下降。

七、放射性核素治疗疾病的原理是什么?为什么放射性核素能治疗疾病?

放射性核素发射的射线辐照病变靶组织,产生电离辐射,引起生物学效应,从而产生对病变的治疗作用。这就是放射性核素治疗疾病的原理。电离辐射引起的生物学效应是核素治疗的基础。

八、进行放射性核素治疗之前为什么要签署知情同意书?

这是放射性核素治疗管理的需要。在进行放射性核素治疗时,必须考虑患者的用药安全、医务人员的防护以及对周围环境和公众的影响。在实施放射性核素治疗前,负责放射性核素治疗的医师应实事求是地向患者及家属说明放射性核素治疗的特殊性、优点、缺点、治疗过程中的注意事项、可能发生的毒副反应和并发症等。患者在了解了放射性核素治疗的得益、风险和可能产生的副反应等情况并同意合作并进行治疗的前提下,签署知情同意书。这是医院规范化管理的一个重要方面。

接受放射性核素内照射治疗患者的营养支持

一、接受额外放射性辐射的人群要注意哪些营养问题?

这里,"接受额外放射性辐射的人群"指的是除了接受周围环境天然本底辐射以外,还受到额外的放射性辐射。接受这些辐射,有的是为了治病,有的是为了照顾患者,也有的是施术者或科学研究者。包括患者、家属和医务工作者等。这些人群,针对放射性辐射,必须保持良好的营养状况。只有在营养状况良好的条件下,才能通过机体的调节来增加防御能力,提高机体对射线的耐受和抵抗。① 合理的营养。② 足量的蛋白质和热能。③ 充足的维生素和无机盐能使我们的身体具有足够的免疫能力。下面分别详述这三个问题。

二、什么是合理营养? 人类需要哪些营养素?

人体为了维持正常生命活动需要从外界摄取由水、矿物质、糖类(又称碳水化合物)、脂肪、蛋白质及维生素等六类物质所组成的营养素。其中蛋白质、脂肪、碳水化合物为产热营养素。矿物质中除含量较多的常量元素以外,部分含量极微却也参与机体许多生命活动,称为微量元素。

合理营养是健康的物质基础,而平衡膳食是合理营养的唯一途径。平衡膳食是指不同类型的各式各样的食物按一定比例组成的膳食,以保证供给符合机体的生理状况、劳动条件及生活环境所需要的能量和营养素。接受放射性治疗的患者更需要重视合理营养。

中国人每人每天应吃谷类食物250~400 g;蔬菜和水果每天应分别吃300~500 g和200~400 g;鱼、禽、肉、蛋等动物性食物每天应

吃125~225 g，其中鱼虾类50~100 g，畜禽肉50~75 g，蛋类25~50 g；奶类和豆类每天应吃相当于鲜奶300 g的奶类及奶制品和相当于干豆30~50 g的大豆及豆制品；烹饪油每天不超过25~30 g，食盐不超过6 g。此外，糖也以少吃为宜。

三、为什么接受放射治疗的患者更要重视补充充分的蛋白质？

长期慢性消耗性疾病营养素的损耗增加。如肿瘤本身增加营养素的消耗，手术和各种创伤都引起组织分解代谢增加，导致营养物质的丢失和损耗。随后的放疗、化疗则进一步加剧消耗并抑制蛋白质等营养物质的合成。对于这些增加营养素丢失的疾病，都要重视监测营养状态，及早适当补充的营养素，尤其是补充优质蛋白质，防止发生营养不良。

四、怎样保持良好的蛋白质营养？

蛋白质是生命的存在形式，也是生命的物质基础。一切组织、细胞均由蛋白质组成。蛋白质构成酶、激素、抗体等，并调节渗透压和酸碱平衡。机体所消耗的热能12%~14%由蛋白质供给。

蛋白质营养状况良好，机体的耐受能力提高，体内各种酶的活性也可保持在最佳状态，解毒能力增强。尤其是供给含蛋氨酸充足的优质蛋白质，可以提高解毒酶系的活性，增强机体对射线、毒素等的解毒和防御作用。

蛋白质摄入一般应占膳食总能量的11%~14%，儿童青少年为13%~14%。接受额外放射性辐射者的饮食中蛋白质含量应该更高一些。动物性蛋白和大豆蛋白属于优质蛋白。为保证膳食中有一定数量的优质蛋白，一般要求动物性蛋白和大豆蛋白应占膳食蛋白质的30%~50%。鸡蛋、牛奶、肉、鱼、禽类等都是动物性蛋白的良好来源。

同时,也要保证碳水化合物的摄入量,碳水化合物应占膳食总能量的55%~65%。每人每天至少摄入50 g碳水化合物,以防止低碳水化合物膳食所造成的代谢反应。这些碳水化合物来源应广泛,包括淀粉、不消化的抗性淀粉、非淀粉多糖和低聚糖类等碳水化合物,以保障人体能量充足和营养素的需要。米、面、杂粮等都是碳水化合物的来源。

五、为什么接受内照射治疗的患者需要补充维生素?

受到电离辐射后,引起生物大分子电离、激发等继发性反应,在这个过程中可产生大量的活性氧和自由基。活性氧的化学性质极其活泼,它产生以后可以和生物大分子发生化学反应,使细胞的结构破坏。这个过程作用的一方面是引起靶细胞死亡,达到治疗作用;但另一方面,也可能影响正常细胞引起疾病和衰老。

人体具有抗氧化损伤的防御系统,主要是各种抗氧化剂。其中维生素是重要的抗氧化剂之一,在清除体内多余氧自由基,防止细胞氧化损伤,保持体内自由基代谢平衡方面起着重要作用。维生素是维持人体生命活动的一类有机化合物。虽然维生素并不参与机体组成,也不直接提供热能,但在机体的代谢中起重要作用,直接影响机体的生长、发育和健康。它们的需要量很小,然而绝大多数在人体内无法自行合成,只有少量能在体内储存,所以必须通过食物不断补充。当食物中供给量不足时,容易出现维生素缺乏症。

维生素的种类很多,各种维生素具有其独特的生理作用。下面只涉及与辐射损伤有关的维生素。

六、补充维生素C对内照射治疗患者有什么作用?

维生素C通过还原作用消除氧自由基的毒性作用,是体内重要的

水溶性抗氧化剂。体内维生素C的氧化还原作用与巯基（–SH）系统相关。巯基是重要的抗氧化基团，它在体内清除自由基，阻止脂类过氧化，解除化学物质的毒性作用。维生素C作用于双硫键（–S–S–），使双硫键还原为巯基（–SH），提高巯基水平。

维生素C在消除自由基的过程中还起到了协助友军共同作战牺牲自己打击敌人的作用。维生素E在抗脂质过氧化的过程中转变为没有生物活性的维生素E自由基。而维生素E自由基在维生素C的作用下又转变成维生素E，后者又可以继续抗氧化。

内照射治疗患者适量补充维生素C，起到保护机体正常组织免受辐射损伤的作用。维生素C的主要来源是新鲜蔬菜和水果。尤其是深色蔬菜和水果，如青椒、青菜、菠菜、韭菜、塌棵菜中含量较高；水果中猕猴桃、枣子、柑橘、草莓、山楂含量丰富。进食时深色的蔬菜和水果应该占到水果蔬菜总量的一半以上。另外，维生素C在食品加工和存储过程中容易损耗，应引起注意。

七、补充维生素E对内照射治疗患者有什么作用？

维生素E是脂溶性维生素，不溶于水。它是一种很强的抗氧化剂，在体内能保护细胞免受自由基的损害。它与超氧化物歧化酶、谷胱甘肽过氧化酶共同构成抗氧化系统，保护生物膜（包括细胞膜、细胞器膜等）上多不饱和脂肪酸不受自由基攻击，起到维持细胞膜稳定性和完整性的作用，维持细胞的正常生理功能。

维生素E是体内主要的脂溶性抗氧化剂，依靠维生素E的作用使生物膜免受伤害。接受内照射治疗的患者服用的维生素E，直接参与了清除自由基反应，又起到保护生物膜免受辐射产生的自由基的攻击，维护了生物膜的稳定性。

富含维生素E的食物主要有各种油料种子和植物油。植物油中豆油的维生素E含量最高,其后依次为玉米油、棉籽油、向日葵油、花生油和椰子油。其他麦胚、谷类、豆类、坚果类维生素E也有一定含量。鱼肝油、绿叶菜、肉、奶、蛋中也含有。

八、补充维生素A对内照射治疗患者有什么作用?

维生素A是脂溶性维生素,不溶于水,溶解于脂肪和大多数有机溶剂。维生素A又称为视黄醇。具有视黄醇生物活性的物质有二大类: ① 动物性食物来源的维生素A_1和维生素A_2。维生素A_1主要存在于海鱼肝脏中;维生素A_2主要存在于淡水鱼中。维生素A_2主要是脱氢视黄醇或视黄醛,生物活性只有维生素A_1的40%。② 植物性来源的β-胡萝卜素及其他类胡萝卜素。它们具有与维生素A相似的化学结构,在人体内能转化成维生素A,所以又称为维生素A原。

维生素A除了具有维持正常的视觉功能等一系列生理功能外,还起到调节机体免疫功能和提高抗氧化防御能力的作用。这一点对接受内放射治疗的患者非常重要。饮食中提供足够并适量的维生素A和胡萝卜素不但增加正常机体组织对辐射的抵抗,还增强机体的免疫功能。

动物性食品中肝脏和鱼肝油中维生素A含量最丰富。奶制品和蛋黄中也较多。植物性食品主要提供β-胡萝卜素和类胡萝卜素,深色蔬菜和水果中含量丰富,如胡萝卜、青椒、菠菜、南瓜、西兰花、芒果、柿子、橘子、杏子等。

九、其他维生素对内照射治疗患者有什么作用?

其他维生素包括B族维生素,维生素K等,对内照射治疗患者也具有一定作用。例如维生素B_1可减轻辐射后糖代谢紊乱的程度;维

生素B$_6$在减轻辐射损伤和促进恢复中有作用,并且可预防和减轻恶心呕吐等症状;泛酸可预防和减缓白细胞和红细胞的下降程度;维生素B$_{12}$和叶酸的含量在机体受到高剂量的辐射后明显下降,提示这些维生素参与修复过程。因此,维生素可作为对抗辐射损伤的辅助药物。

粮谷类食物是维生素B$_1$的主要来源,粮食的外壳和胚乳中含量最丰富。食物加工越精细,维生素B$_1$的损失越大。所以提倡多吃粗加工的米和面。其他如豆类、花生、酵母、瘦肉等也有一定含量。

维生素B$_6$含量较高的食物有豆类、畜禽和鱼类。维生素B$_{12}$在动物肝脏中含量丰富,鱼、禽、蛋、肉也有一定含量。叶酸在鸡蛋、牛肉、黄豆、花生、核桃中含量丰富。

十、什么是植物化学物质？它们对内照射治疗患者有什么作用？

植物中含有的多种低分子量的、维持与周围环境相互作用的生物活性分子,统称为植物化学物质。其中包括类胡萝卜素、番茄红素、多酚类化合物等。

类胡萝卜素、番茄红素、多酚类化合物都具有很强的抗氧化作用。尤其是多酚类化合物中的茶多酚,抗氧化和清除自由基的作用甚至大于维生素C和维生素E。茶多酚不仅可以通过抑制氧化酶,减少自由基的形成,还可以通过灭活自由基,保护抗氧化酶,以及提高体内抗氧化酶活性,从而增强抗氧化作用。茶多酚是茶叶中的多酚类与多酚类衍生物的总称,包括儿茶素、黄酮类、花青素、花白素和酚酸等。

类胡萝卜素含量多的植物有胡萝卜、甘蓝、红辣椒、绿辣椒、南瓜、菠菜等深色蔬菜。番茄红素主要存在于红色的蔬菜和水果,番茄、西瓜、番石榴、葡萄柚、杏子、柿子含量较高。茶叶、红葡萄酒、苹果、可

可、甘蔗、番石榴等富含多酚类化合物。

十一、接受放射性核素内照射治疗患者的营养——吃什么？怎么吃？

接受放射性核素内照射治疗的患者,要取得良好的治疗效果,一定要有:① 合理的营养。② 充分的蛋白质、热能。③ 足够的维生素、无机盐补充。笔者的观点是,对于这些患者,什么都能吃。笔者的忠告是思想上要明确,进行放射性核素治疗的得益大于其风险。而均衡的营养,适当的活动;充足的良质蛋白质、合适的热量供应;充足的维生素、无机盐补充,是获得良好治疗效果的保证。吃的东西品种尽可能多,尽可能杂,膳食结构要合理,才能得到充分、合理的营养。真正的营养学家除了告诉大众吃什么外,更应该引导民众知道怎么吃,怎样吃得合理。任何食品都可以吃,但在数量上要适当,也必须要符合卫生条件。

第二章　放射性核素治疗甲状腺癌转移灶

 为什么能用放射性核素治疗甲状腺癌转移灶

一、甲状腺癌有什么特点?

　　最常见的甲状腺恶性肿瘤是甲状腺癌。甲状腺癌具有恶性程度较低、肿瘤生长缓慢的特点。但正是由于其死亡率低、病程发展缓慢,患者更应该积极诊治。

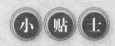

　　甲状腺癌恶性程度低、病死率低、发展缓慢而病程长。即使患了甲状腺癌,绝对不要悲观失望,要有战胜疾病的信心,更应该尽早积极诊治,争取痊愈。

二、耳闻近年来甲状腺癌的发病率逐渐增加,是这样吗?

　　是的,近年甲状腺癌发病率逐年增加,尤以女性为明显。根据上海的统计资料,甲状腺癌发病率2.39/10万,男女发病比1:(2~3)。儿

童期即可发病，20岁后发病率增高，30~45岁达高峰，50岁后发病率降低。据美国统计资料，甲状腺癌占确诊肿瘤病例的1.4%，占死亡肿瘤病例的0.2%。

甲状腺癌发病率各种族、地区、性别、年龄存在差别。美国发病率较高，我国、印度等亚洲国家发病率相对较低。女性（5~9）/10万人多于男性（2~4）/10万人。

三、甲状腺癌的病理分型有哪四种？

甲状腺癌病理分型有乳头状癌、滤泡状癌、未分化癌及髓样癌四种。前三种，即甲状腺乳头状腺癌、甲状腺滤泡状癌和甲状腺未分化癌起源于甲状腺滤泡细胞；而甲状腺髓样癌起源于滤泡旁细胞（C细胞）。既含乳头状癌又含滤泡状癌的肿瘤称为混合癌。

四、什么是分化型甲状腺癌？

甲状腺乳头状癌和甲状腺滤泡状癌分化程度较高，具有摄取碘功能，被称为分化型甲状腺癌（differentiated thyroid carcinoma，DTC），约占甲状腺癌70%左右。分化型甲状腺癌可以用放射性碘治疗。未分化癌及髓样癌不具有摄取碘功能，称为非分化型甲状腺癌。

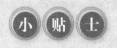

只有分化型甲状腺癌（甲状腺乳头状癌和甲状腺滤泡状癌）可以用放射性碘治疗。非分化型甲状腺癌（未分化癌及髓样癌）一般不用放射性碘治疗。

五、影响分化型甲状腺癌预后的因素有哪些？

影响分化型甲状腺癌的预后的因素包括年龄、性别、原发灶大小、有否转移、转移部位及治疗方案的选择等。

患者年龄对预后影响很大，根据年龄将分化型甲状腺癌分为高危组和低危组。大于40岁男性和大于50岁女性为高危组，复发率20%，病死率15%。特别是原发灶大于3 cm，发生转移尤其是骨转移，往往预后不良。低危组复发率5%，病死率1%，明显低于高危组。

选择合适而充分的治疗（见下节）能最大限度地改善预后。

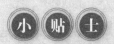

年龄是影响甲状腺癌预后的重要因素。男性40岁、女性50岁以上者高危，复发率高，病死率高。原发灶大于3 cm，发生转移者往往预后不良。

六、分化型甲状腺癌的"治疗三部曲"是什么？

国际公认治疗分化型甲状腺癌方案是：① 手术切除；② ^{131}I治疗；③ 甲状腺激素替代的"三部曲"。首先以外科手术切除原发灶，其后用^{131}I清除残余甲状腺组织和功能性转移灶，并用甲状腺激素终身治疗。此方法治疗分化型甲状腺癌的10年生存率达到90%。

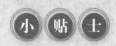

手术、放射性^{131}I、激素是治疗分化型甲状腺癌的"三部曲"。10年生存率达90%。

七、分化型甲状腺癌"治疗三部曲"对患者预后有什么影响？

是否严格按分化型甲状腺癌"治疗三部曲"治疗直接影响患者的预后。单纯手术治疗的分化型甲状腺癌患者复发率32%；手术加甲状腺激素治疗，复发率11%；手术、^{131}I再加甲状腺激素治疗，复发率2.7%。单纯手术治疗分化型甲状腺癌患者的病死率是手术加^{131}I治疗的3.8~5.2倍。

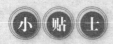

分化型甲状腺癌患者单纯手术、手术加甲状腺激素的复发率分别是加上放射性核素^{131}I治疗的12倍和4倍。

八、^{131}I治疗分化型甲状腺癌转移灶是新的治疗方法还是已经成熟的治疗方法？

^{131}I治疗分化型甲状腺癌转移灶是一种成熟的治疗方法。它已经在临床上使用了六十余年，医治了千百万病例。国外从1946年就开始用^{131}I治疗分化型甲状腺癌，我国1958年后也开始了^{131}I治疗分化型甲状腺癌的工作，也积累了大量宝贵的经验。

九、施行分化型甲状腺癌"治疗三部曲"对外科手术有什么要求？

为了使^{131}I治疗的效果达到最好，希望外科手术中真正做到甲状腺近全切，即切除绝大部分甲状腺组织，仅残留较少部分甲状腺组织（1~2 g）。这也是美国甲状腺学会规范的要求。

但是在这个问题上，我国外科医师和核医学医师存在一定分歧。外科医师的顾虑是甲状腺近全切有可能连带将甲状旁腺也全部切除（甲状旁腺一般有4个，只要能保留1个以上就有可能保持原有功能）。

而核医学医师希望外科手术中将甲状腺切除得越彻底越好，能保证后续的放射性治疗中 ^{131}I发挥优势兵力的作用。

十、为什么分化型甲状腺癌需要用 ^{131}I治疗？

分化型甲状腺癌常有局部浸润，容易复发。其中乳头状癌常有双侧、微小多灶、局部淋巴结转移趋势、潜伏及发展期长、复发率高。利用 ^{131}I "切除" 残存甲状腺组织的同时也摧毁了难以探测的微小甲状腺癌病灶，降低分化型甲状腺癌的复发率和发生转移的可能性。

十一、为什么可以用 ^{131}I治疗分化型甲状腺癌？

^{131}I治疗分化型甲状腺癌的原理是：① 残留甲状腺组织能摄取 ^{131}I，因此可以用 ^{131}I去除术后残留甲状腺组织；② 分化型甲状腺癌的细胞分化程度较高，保留部分摄 ^{131}I功能，也可摄取 ^{131}I，尤其在完全去除正常甲状腺组织后，能通过 ^{131}I内照射治疗转移灶。

十二、为什么可以用 ^{131}I来治疗甲状腺癌转移灶？

^{131}I是最早应用于临床的放射性核素之一，来源方便，价格低廉。半衰期8.04天，发射最大能量（E_{max}）607 keV的 β 射线和能量365 keV的 γ 射线。

利用 ^{131}I发射的 β 射线作分化型甲状腺癌转移灶的治疗。分化型甲状腺癌转移灶能摄取 ^{131}I，^{131}I衰变发射的 β 射线在组织内平均射程为1 mm，所以 β 粒子的能量几乎全部释放在甲状腺癌转移灶内，形成 "交叉火力" （cross fire）效应，使甲状腺癌接受大量辐射剂量。而对甲状腺周围组织和器官影响较小。

由于 ^{131}I同时发射 γ 射线，所以在治疗的同时还可以进行核素显像，了解放射性的分布，从而可以判断疗效，并可以观察是否存在全

身的转移病灶,以及判断是否还需要进行进一步的放射性 ^{131}I治疗。

十三、^{131}I治疗分化型甲状腺癌又为什么要分"清甲"和治疗转移灶两步走?

^{131}I治疗分化型甲状腺癌包括两个步骤,第一步是 ^{131}I清除残留甲状腺组织(简称清甲),第二步用 ^{131}I治疗甲状腺癌转移病灶。

为什么要分两步走,一拳头打死所有肿瘤不是更好吗? 但是这只是一个良好的主观愿望,实际上难以实现。实际情况是,分化型甲状腺癌细胞虽然具有摄碘能力,但比甲状腺组织差了好几个数量级。在第一次给予 ^{131}I时,几乎所有的放射性都被甲状腺组织所摄取。分化型甲状腺癌细胞分到的份额少而又少,根本不可能摧毁肿瘤组织。所以,只有在全部清除残留甲状腺组织后才可能对转移病灶发动全面进攻。

这就是核医学医师希望外科医师尽可能做到甲状腺全部切除的原因。同样也提示分化型甲状腺癌患者,进行 ^{131}I治疗要进行多次,至少两次以上。

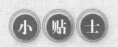

^{131}I治疗分化型甲状腺癌包括:① ^{131}I清除残留甲状腺组织(清甲);② ^{131}I治疗甲状腺癌转移病灶两个步骤。只有在清除残留甲状腺组织后才能有效治疗转移病灶。

 ## ^{131}I清除残留甲状腺组织(清甲)

一、^{131}I清除残留甲状腺组织(清甲)有什么作用?

^{131}I治疗分化型甲状腺癌的第一步是清除残留甲状腺组织(清甲),

它有多方面的作用。

^{131}I清除残留甲状腺组织（清甲）的第一个作用是利用放射性清除了残存甲状腺组织的功能。这个作用相当于进行了不用手术刀的外科手术，也就是从功能和代谢的意义上切除了甲状腺，所以俗称"清甲"。

第二个作用是在清甲的同时摧毁了难以探测的微小甲状腺癌病灶，降低分化型甲状腺癌的复发率和发生转移的可能性。

第三个作用是残留甲状腺组织完全去除后，体内不再有正常来源的甲状腺球蛋白（Tg），血清Tg水平变化成为分化型甲状腺癌复发或体内存在转移病灶的敏感、特异指标，可以通过追踪检测血清Tg水平的变化来诊断复发或转移。

第四个作用是甲状腺组织的清除也有利于通过全身^{131}I显像及时发现转移病灶；更有利于转移灶的^{131}I治疗。原理是甲状腺组织完全消除促使促甲状腺激素（以下简称TSH）升高，促进分化型甲状腺癌转移灶摄碘能力。

清甲治疗降低甲状腺癌复发率和病死率，具有重要意义。

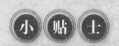

^{131}I清甲清除了残存甲状腺组织的功能，同时摧毁了微小甲状腺癌病灶，并有利于通过监测Tg和^{131}I显像发现转移病灶，对降低甲状腺癌复发、转移有重要作用。

二、哪些患者适合于用^{131}I清除残留甲状腺组织？

中华核医学会和美国甲状腺学会治推荐以下分化型甲状腺癌患者手术后接受^{131}I清除残留甲状腺组织：① Ⅲ和Ⅳ期分化型甲状腺癌。

② 所有年龄小于45岁Ⅱ期分化型甲状腺癌。③ 大多数年龄大于45岁Ⅱ期分化型甲状腺癌。④ 选择性Ⅰ期分化型甲状腺癌,特别是肿瘤病灶多发、淋巴结转移、甲状腺外或血管浸润者。⑤ 激进型病理类型患者(高细胞、岛细胞或柱细胞类型)。

简而言之,凡45岁以下、肿瘤直径大于2 cm患者;45岁以下、肿瘤直径小于2 cm但肿瘤病灶多发、出现淋巴结转移、甲状腺外或血管浸润患者;45岁以上、肿瘤直径大于2 cm的大部分患者;及Ⅲ和Ⅳ期分化型甲状腺癌患者都应该进行清甲治疗。

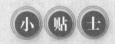

　　 ^{131}I清除残留甲状腺组织(清甲)适合于:① 45岁以下、肿瘤直径大于2 cm。② 45岁以下、肿瘤直径小于2 cm。但肿瘤病灶多发、出现淋巴结转移、甲状腺外或血管浸润。③ 45岁以上、肿瘤直径大于2 cm的大部分患者。④ Ⅲ和Ⅳ期分化型甲状腺癌全部患者。

三、能用最简单的语言解释哪些甲状腺癌患者需要作^{131}I治疗吗?

上一节所列举的^{131}I清除残留甲状腺组织的适应证可以提供各个患者对照,了解是否需要作^{131}I治疗。然而,经常碰到一些临床医师和患者家属希望用一句话来概括,以明确哪些甲状腺癌患者需要作^{131}I治疗。最简单的一句话:肿瘤直径大于2 cm,无论是否有转移的大部分患者都需要作^{131}I治疗;只有哪些肿瘤直径2 cm以下,肯定没有转移的患者,可以不进行^{131}I治疗而直接进入甲状腺激素治疗环节。

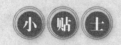

　　肿瘤直径大于2 cm的大部分分化型甲状腺癌患者一般都需要作^{131}I治疗。

四、^{131}I清除残留甲状腺组织有哪些禁忌证？

　　妊娠期、哺乳期妇女；甲状腺手术后伤口创面未完全愈合的患者；肝、肾功能严重损害的患者；血常规不正常，白细胞、血小板明显低于正常的患者（白细胞<3.0×10^9/L，血小板<80×10^9/L）都不适合做^{131}I清除残留甲状腺组织治疗。

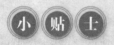

　　^{131}I清除残留甲状腺组织的禁忌证：
- 妊娠期和哺乳期妇女。
- 甲状腺手术后伤口创面未完全愈合。
- 肝、肾功能严重损害，血常规不正常。

五、甲状腺手术后要过多久才能作清甲治疗？

　　甲状腺手术后患者，如果没有服用甲状腺制剂，可以于术后4~6周手术创伤痊愈后行^{131}I清甲治疗。这是目前国内外已经取得共识的治疗方案。如果手术后短期内已经服用了甲状腺制剂，则要停止服药后4~6周再行清甲治疗。

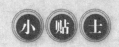

甲状腺手术后4~6周是进行^{131}I清甲治疗的最佳时机。

六、^{131}I治疗分化型甲状腺癌患者服用放射性药物前要做哪些准备工作?

（1）如果已经服用甲状腺制剂,停服4~6周。目的是升高TSH水平。

（2）停服含碘药物、含高碘食物4周,目的是提高残留甲状腺组织对^{131}I的摄取。推荐服用饮食碘< 50 μg/天的低碘饮食2~4周。

（3）体格检查和必要的实验室检查、影像检查。后者主要是血常规,肝、肾功能,甲状腺功能(包括T_3、T_4、FT_3、FT_3、TSH、Tg、TgA、MCA等),甲状腺摄^{131}I率测定和甲状腺显像,B超检查等。必要时可作心电图,胸肺X射线检查。

（4）签注知情同意书。

已经服用甲状腺制剂的患者,如果顾虑停药后患者处于甲低时间过长引起身体不适,可在停服原有制剂后改服T_3 3周,然后在^{131}I治疗前停用T_3 2周,以缩短停药间期。TSH 要达到30 μIU/mL以上才可以进行^{131}I治疗。

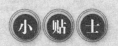

分化型甲状腺癌^{131}I治疗前准备：① 停服甲状腺制剂4~6周。② 停服含碘药物、高碘食物4周。③ 进行必要检查。④ 签注知情同意书。只有在TSH达到30 μIU/mL以上才可以进行^{131}I治疗。

七、虽然已经停药4~6周,TSH仍然未能达到30μIU/mL以上水平,怎么应对?

停药4~6周TSH仍然未能达到30μIU/mL以上水平,可见于两种情况: ① 手术残留甲状腺组织过多。② 转移病灶分泌足够多的甲状腺激素,反馈抑制了TSH。这时, 根据患者病情需要有必要做"清甲"治疗, 可以不考虑TSH水平而直接进行^{131}I治疗。另外, 在一些教科书中介绍使用重组人促甲状腺激素(rhTSH, 商品名Thyrogen), 连续两天肌肉注射(im) 0.9 mg rhTSH, 第3天给予^{131}I治疗。rhTSH有效而副反应轻微, 并避免了停服甲状腺激素而出现的甲减症状。但是对于国内的患者来说, rhTSH的来源仍较困难。

八、分化型甲状腺癌患者服用治疗剂量^{131}I前是否要作^{131}I全身显像?

有些医师主张治疗前给予诊断剂量^{131}I进行全身显像, 以了解是否有甲状腺癌功能性转移病灶。一旦发现转移病灶, 立即进入^{131}I治疗程序。但是, 先前给予的^{131}I可产生"顿抑"效应, 分化型甲状腺癌病灶或残余甲状腺组织摄^{131}I功能受到抑制, 从而明显降低治疗效果和疗效。给予^{131}I 74~117 MBq(2~3 mCi)可不引起"顿抑"效应, 但剂量偏低又可能影响病灶检出。西方国家有用^{123}碘(^{123}I)显像的, ^{123}I只发射能量为159 keV的γ射线, 其显像影像清晰, 而且不会引起顿抑效应。但可惜到目前我国还没有^{123}I的正常供应。

笔者认为^{131}I治疗前进行全身显像的意义不大。在给予治疗剂量^{131}I后的全身扫描才对检测有否甲状腺癌功能性转移病灶有意义。不但避免"顿抑"效应, 保证了治疗效果, 而且无需另外使用放射性药物, 没有附加的辐射损伤。

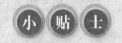

笔者不提倡¹³¹I治疗前作诊断剂量的¹³¹I显像。

九、¹³¹I治疗分化型甲状腺癌是如何给药的?

采用口服给药。一般都一次性口服。口服时请注意将药水全部咽下,并在空腹服用,服药后2小时才进食,以便药物充分吸收。

十、¹³¹I治疗分化型甲状腺癌清甲给药剂量多大?

目前共识,清甲治疗的¹³¹I常规剂量一般都是 3.7 GBq（100 mCi）。青少年、育龄妇女和肾功能不全患者可酌情减少剂量。

全世界一般都采用这个剂量,很少再作加减。只有在术后残留的甲状腺组织过多,考虑服用¹³¹I后残留甲状腺肿胀引起局部水肿、特别是喉头水肿可能压迫气管时,可以适当减量。也有对甲状腺外有功能性转移病灶的患者将¹³¹I剂量增加到5.55~7.40 GBq（150~200 mCi）的做法,他们的主观目的是在清甲同时治疗转移灶。但笔者对这两种做法都不以为然。前一方法有可能影响清甲的效果;而后一方法在甲状腺组织没有清除以前,很难对甲状腺癌转移灶构成有效的治疗作用,而同时甲状腺水肿压迫气管的危险却大大增加。

为减轻甲状腺水肿压迫气管,在必要时可考虑给患者口服糖皮质激素,如泼尼松10 mg,每日3次。但笔者也不推荐这一做法。为保证清甲的效果,只有在万不得已时才考虑采用。

85%以上患者经过一次治疗可以完全清除甲状腺。

十一、¹³¹I治疗分化型甲状腺癌患者服用放射性药物过程中要注意哪些事项?

尽量空腹服药,以保证充分吸收。要把全部药水都咽下,用清水漱口几次并咽下。在服药2小时后再进食。这样做的目的是保证摄入足量药物并保证吸收。

服¹³¹I后,口中含服维生素C片剂,或经常咀嚼口香糖、话梅,促进唾液分泌,预防或减轻辐射对唾液腺的损伤。

服¹³¹I后注意休息,多饮水,及时排空小便,减少膀胱和全身的照射。

每天至少排大便一次,以减少放射性对肠道的损害。

在服用¹³¹I的最初几天(至少1周)大小便中都有放射性,要注意排放和稀释,并注意不要污染衣裤。

不要挤压甲状腺。一般情况下1个月内仍然不进食含碘的药物和食物。

2周内避免与婴幼儿密切接触。

为做到优生优育,建议¹³¹I治疗后半年内采取避孕措施,女性患者至少1年内不要怀孕,男性患者也应避孕半年。

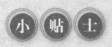

口服¹³¹I给药注意事项:
- 空腹给药。
- 服¹³¹I后2小时方能进食。
- 口含酸性物品促进唾液分泌。
- 多饮水,多排大、小便。
- 不要挤压甲状腺。
- 1月内不进食含碘的药物和食物。
- 2周内不与婴幼儿密切接触。
- 避孕1年以上。

十二、分化型甲状腺癌患者^{131}I清甲给药后有什么治疗反应？

一般都没有什么反应或反应轻微。一些患者服^{131}I后可有颈部轻度胀痛或轻微烧灼感等不适，极少数出现放射性甲状腺炎、涎腺炎、颈前水肿、明显消化道症状或骨髓抑制，对白细胞、血小板可能有一过性影响。小部分女性接受大剂量^{131}I治疗后一过性闭经或月经周期改变。

一般可以给予对症治疗。肾上腺皮质激素如口服泼尼松（强的松）可减轻局部症状；含服维生素C或酸性食品，促进唾液分泌可减轻涎腺损伤。支持治疗和升血细胞治疗可改善白细胞、血小板减少。

总之，^{131}I治疗分化型甲状腺癌治疗反应轻微，患者大可放心。

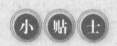

^{131}I清甲给药后一般没有反应或反应轻微，必要时给予对症治疗，可以使用肾上腺皮质激素、升血细胞治疗和支持治疗等。

十三、服用治疗剂量^{131}I后为什么要做全身显像？

一般在服用治疗剂量^{131}I后5~7天作一次前后位全身显像，不必再使用其他显像剂。这时可以观察到^{131}I在体内的分布状况。重点观察甲状腺原位的放射性分布，以及排除正常组织的放射性分布以外的异常放射性分布。这样有可能明确有多少甲状腺组织残留，并可发现新的分化型甲状腺癌转移灶。

但要注意，在清甲治疗（第一次^{131}I治疗）过程中，绝大部分放射性集中在甲状腺组织，甲状腺外的放射性很低，不能据此判断为没有甲状腺外的转移。这时只要有异常放射性分布，就是存在转移灶的证据；而没有观察到异常放射性，不能否定转移。只有在甲状腺被清除以后

对转移灶的观察才有意义。

有的医院在服用治疗剂量^{131}I后第3、5、7天分别作前后位全身显像,这样动态观察的好处一方面是掌握放射性药物的动力学参数,另一方面也能多检出一些隐匿的病灶。

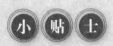

服用治疗剂量^{131}I后作全身显像是观察^{131}I体内的分布,了解治疗效果,发现转移灶的重要步骤。

十四、服用治疗剂量^{131}I后做全身显像会增加患者的辐射剂量吗?

服用治疗剂量^{131}I后无论做多少次全身显像都不会增加患者的辐射剂量。单纯进行核医学显像的机器是不发射放射线的,它只是接收和分析患者身体里发射出的放射线并形成核医学影像。放射源只是来自于患者自身。治疗过程中^{131}I的剂量足够大,在体内存在的时间足够长,足以让一名患者做多次扫描而丝毫不增加对患者的辐射剂量。

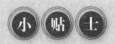

服用治疗剂量^{131}I后无论做多少次全身显像也不增加患者的辐射剂量。

十五、如何判断清甲是否成功?

治疗后3~6个月进行随访,这时,在没有外源性甲状腺制剂补充的

情况下,患者血清甲状腺激素水平低于正常,TSH高于正常水平。通过以下两个标准判断清甲成功:① 摄碘率测定,甲状腺原位吸^{131}I率小于1%,② ^{131}I甲状腺显像,甲状腺部位无放射性浓聚(甲状腺不显影)。达到这两个标准为甲状腺完全清除。否则为甲状腺清除不完全。

　　一般这个随访伴随着第二次的^{131}I治疗同时进行。

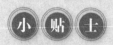

清甲成功判断标准:
● 甲状腺床吸^{131}I率<1%。
● ^{131}I显像甲状腺床无放射性浓聚。

十六、何时对"清甲"的效果进行随访?

　　一般在^{131}I治疗后3~6个月评价清甲效果。每次评价都要求作常规体检、颈部B超、胸部X射线、血清T_3、T_4、FT_3、FT_4、TSH、Tg、TgA化验。如果能停用甲状腺激素制剂(停用T_4或L-T_4 4~6周,T_3 2周),可做甲状腺摄碘率测定和^{131}I全身显像。如果甲状腺已完全去除,没有发现其他功能性转移灶,可分别于1年、2年、5年后随访,以后每5年随访一次直至终身。如发现甲状腺未能完全清除,应重复^{131}I清甲治疗。如发现存在功能性转移灶,应用^{131}I进一步治疗。

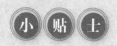

"清甲"的治疗效果在服用^{131}I 3~6个月后评价。

十七、哪些因素影响"清甲"的效果？

临床上患者的依从性可以直接影响到[131]I治疗的效果。如果患者没有严格地忌服含碘药物和食物，或者停服甲状腺激素制剂的时间不够长，造成无机碘与治疗中的放射性碘的竞争，或是残存甲状腺未能处于"碘饥饿"状态，残留甲状腺组织摄[131]I能力低下，而未能形成足够的"火力"，"清甲"完全成功率低下。

此外，"清甲"的效果受[131]I剂量、性别、残存甲状腺大小、残存甲状腺摄碘率、有否甲状腺外功能性转移灶等因素影响。使用的[131]I剂量低于3.7 GBq（100 mCi）"清甲"完全成功率63.3%，[131]I剂量在3.7 GBq（100 mCi）以上（包含100 mCi）"清甲"完全成功率85.3%。女性"清甲"一次完全成功率84.2%，男性65.5%。残存甲状腺越大"清甲"完全成功率越低。残存甲状腺摄碘率越低，"清甲"完全成功率越高（摄[131]I率小于10%，"清甲"一次完全成功率91.7%，摄[131]I率10%~30%"清甲"完全成功率76.8%，摄[131]I率30%以上"清甲"完全成功率51.4%）。无功能转移病灶患者"清甲"一次完全成功率93.9%，存在功能性转移灶患者"清甲"一次完全成功率仅26.1%。

甲状腺癌的病理类型和患者年龄对"清甲"完全成功率没有明显影响。

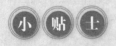

治疗前的准备，包括有否严格忌服含碘药物和食物，以及停服甲状腺激素制剂的时间长短，直接影响[131]I的治疗效果。

十八、为什么"清甲"后要服用甲状腺激素？甲状腺激素有哪几方面的作用？

"清甲"后进入分化型甲状腺癌的"治疗三部曲"的第三步：服用甲状腺激素。一般可以在服用^{131}I 1周后开始服用甲状腺激素；如果"清甲"治疗前患者甲低症状和体征明显，可考虑服^{131}I 24小时后开始服用。

甲状腺激素最主要的作用有两方面：其一，甲状腺切除加^{131}I清甲治疗后，身体内已经无法分泌足够的甲状腺素，服用外源性的甲状腺素起替代作用，使机体处于正常的代谢状态。其二，外源性甲状腺激素抑制了体内TSH的分泌，使TSH水平处于极低状态，从而抑制分化型甲状腺癌细胞的活跃和生长。因此，服用甲状腺激素也是防止甲状腺癌复发和转移的重要步骤。

十九、可选择哪种甲状腺激素制剂？剂量如何确定？

多种甲状腺激素制剂可选用，如左旋甲状腺片（L–T$_4$）或甲状腺片（T$_4$）。由于各个患者残余的甲状腺多少不一，活性各不相同，肝脏解毒和肾脏排泄的功能也不同，所以服用甲状腺制剂的剂量也要个体化。可先给予一个试验剂量，从左旋甲状腺片（L–T$_4$）剂量每日150μg，或甲状腺片（T$_4$）每日120 mg开始，可一次顿服或分次服用。其后根据血清甲状腺激素、TSH水平与患者主观感觉和症状对剂量进行加减。原则是只要能耐受，尽可能维持较高剂量。TSH尽可能低，FT$_3$和FT$_4$可超过正常上限20%水平或保持在正常水平上限，这样才能起到抑制分化型甲状腺癌细胞生长的作用。

二十、甲状腺片为什么又称作干甲状腺片？

以前常用的甲状腺片（Thyroid Tablets），是取用猪、牛、羊等食用

动物的甲状腺体加以脱水干燥、磨成粉后包在糖衣内制成,所以称为干甲状腺片。每片的剂量为40 mg或60 mg。干甲状腺片为甲状腺激素类药物,主要成分包括甲状腺素(T_4)和三碘甲状腺原氨酸(T_3),具有促进分解代谢和合成代谢的作用,对人体正常代谢及生长发育有重要影响。由于甲状腺片是动物甲状腺的粗制剂,其中T_3、T_4含量及两者比例在每一批号间不恒定,经常需要根据临床症状及T_3、T_4、TSH水平调整剂量。

二十一、什么是左旋甲状腺片($L-T_4$)?

左旋甲状腺片($L-T_4$)的中文名称是左旋甲状腺素钠(levothyroxine sodium),化学名O-(4-羟基-3,5-二碘苯基)-3,5-二碘-L-酪氨酸单钠盐。是一种人工合成的四碘甲状腺原氨酸钠盐,在体内转变成三碘甲状腺原氨酸(T_3)而活性增强,具有维持人体正常生长发育、促进代谢、增加产热和提高交感-肾上腺系统感受性等作用。起效平稳缓慢,与生理激素作用相似,适用于甲状腺激素的替代治疗。

生物体内合成的甲状腺素(T_4)有两种构型——左旋甲状腺素和右旋甲状腺素。左旋甲状腺素和右旋甲状腺素互成“镜像结构”,相互成为对方镜子里的像,分子组成相同但构型对称。或者也可称为手性结构,两者就像左手和右手一样的关系。左手和右手可以完全重叠在一起,构型左右对称。但是,只有左旋的甲状腺素具有生理作用,即甲状腺激素的促进分解代谢和合成代谢的作用都是通过左旋甲状腺激素来实现的。而右旋的甲状腺素非但不具有生理作用,却具备了对心脏等器官的毒副反应。因此,人工合成的左旋甲状腺片生理作用稳定、可靠,并且副反应少。

左旋甲状腺片片剂每片50 μg、100 μg,也有供小孩用的25 μg。请

注意,左旋甲状腺片片剂的用量是微克级,而不是甲状腺片的毫克级。说明两个药物效价等级上的差异。

二十二、甲状腺激素制剂在什么时间服用比较好?

每个人可以有自己适合的服药时间,不必强求,但相对固定而有规律的服药,有利于生物钟的有序运行。建议将一日的剂量在早晨一次服下。最好在早餐前半小时,用温开水送服。如果用药的剂量较大,可以分次服用,以保证合适而充分的剂量,又不引起心脏不适等副反应为前提。

二十三、在服用甲状腺激素制剂的情况下,如何判断复发和转移?

分化型甲状腺癌患者经手术治疗和[131]I "清甲" 治疗后,都要服用甲状腺激素。而前面提到,判断 "清甲" 治疗的疗效时需要停用甲状腺激素4周以上。这一步骤给患者带来极大的不方便。除了停药后引起的甲状腺机能减退症状外,更有患者顾虑停药会否引起甲状腺癌的复发倾向。建立不需要停服甲状腺激素就能判断疗效,预示复发和转移的指标极为重要。在这种情况下,血清甲状腺球蛋白(Tg)浓度的测定就特别有价值。

在服用甲状腺激素制剂治疗的情况下,血清Tg浓度低于2 ng/mL可以认为是安全的,可以排除疾病复发和转移。如果Tg超过5 ng/mL,应警惕疾病复发和存在功能性转移病灶的可能,需要进一步检查,如作[131]I全身显像,或[18]F–FDG全身显像,排除或确定复发或转移灶是否存在。

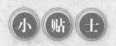

血清甲状腺球蛋白(Tg)浓度测定是随访甲状腺癌复发或转移灶的重要指标。正常应低于2 ng/mL。

二十四、何种情况才能认为分化型甲状腺癌治愈？

　　分化型甲状腺癌手术、行放射性[131]I治疗后，如果出现以下情况可认为肿瘤治愈。① 没有肿瘤存在的临床证据。② 没有肿瘤存在的影像学证据。③[131]I全身显像没有发现甲状腺部位和甲状腺外异常摄[131]I病灶。④ 无论服用或停服甲状腺激素血清Tg水平都极低。

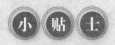

分化型甲状腺癌治愈标准：
- 临床没有肿瘤存在证据。
- 影像学没有肿瘤存在证据。
- [131]I全身显像没有异常摄[131]I病灶。
- 血清Tg极低。

二十五、何种情况提示分化型甲状腺癌复发或转移？

　　与上一节相似，分化型甲状腺癌手术、行放射性[131]I治疗后，如果出现以下情况则提示分化型甲状腺癌复发或转移：① 临床上存在肿瘤的证据。② 影像学上存在肿瘤的证据。③[131]I全身显像发现甲状腺部位和甲状腺外异常摄[131]I病灶。④ 血清Tg水平异常。

　　临床指标和病史（如手术记录），超声、CT、MRI、核医学影像都对检出复发和转移有作用。本小节更要强调检测血清Tg水平的重要作用。

　　清甲（清除残留甲状腺组织）后，如果发现血清Tg水平升高，即服用甲状腺激素制剂时Tg超过5 ng/mL；或停用甲状腺激素TSH升高后Tg超过10 ng/mL，都高度提示分化型甲状腺癌复发或转移。

分化型甲状腺癌复发或转移需要用^{131}I治疗。

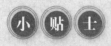

定期随访血清Tg水平以早期诊断分化型甲状腺癌复发和转移。

 ## ^{131}I治疗分化型甲状腺癌转移灶

一、分化型甲状腺癌转移灶^{131}I治疗过程中两次治疗的间隔有多长？

关于^{131}I治疗分化型甲状腺癌转移灶两次治疗中间的时间间隔,西方学者有两种不同的意见。一派主张积极治疗,2次^{131}I治疗中间间隔3个月,希望集中优势兵力一举歼灭肿瘤。另一派则主张^{131}I 2次治疗中间的间隔要长一些,至少间隔6~12个月。他们的理由是甲状腺癌的病程长,肿瘤生长缓慢,恶性程度较低,二次治疗的间隔较长有利于患者的恢复。

笔者认为,要根据患者的具体情况来决定治疗次数、治疗间隔和治疗剂量。关于二次治疗的间隔时段,一般选择3~6个月为宜。既做到积极治疗,又使患者有恢复和修身养息的时间。

二、分化型甲状腺癌转移灶^{131}I治疗的患者准备与清甲治疗有什么不同？

分化型甲状腺癌转移灶^{131}I治疗的患者准备与"清甲"(清除残余甲状腺组织)治疗相同。读者可以参考前面的内容,此处不再赘述。

三、有哪些措施可以增强分化型甲状腺癌转移灶摄取^{131}I的功能？

分化型甲状腺癌病灶摄取^{131}I功能状况和病灶内^{131}I滞留时间决定内照射剂量大小，直接影响疗效和预后。① 提高TSH水平；② 降低体内碘池；③ 延长^{131}I滞留病灶时间等措施可提高转移灶摄取^{131}I的能力而提高疗效。

（1） 提高TSH水平：血清TSH水平高于30 mIU/L以上才可能使用^{131}I治疗分化型甲状腺癌转移灶。TSH升高不明显和不能耐受甲低状态患者可考虑用外源性TSH或基因重组人TSH（rhTSH）提高TSH水平。

（2） 降低体内碘池：限制碘摄入和促进碘排出使病灶摄取^{131}I增加。低碘饮食（每天碘摄入量小于25μg）可以延长病灶内^{131}I生物半衰期，使肿瘤辐射剂量增加两倍。利尿剂可促使碘排出，如氢氯噻嗪100 mg每日2次连续使用4天。就可起到使分化型甲状腺癌病灶摄取^{131}I增加的作用。

（3） 延长^{131}I滞留病灶时间：碳酸锂可延长^{131}I在病灶内的有效半衰期，提高疗效，但应注意其毒副反应。况且还没有充分证明加用锂剂的治疗效果更好。

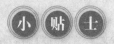

患者能做到的增强分化型甲状腺癌转移灶摄取^{131}I的措施：① 充足的停药时间以提高TSH到一定水平。② 注意限制饮食中碘的摄入和多排尿促进碘排出，降低体内碘池，使机体处于碘饥饿水平。

四、治疗分化型甲状腺癌转移灶的¹³¹I剂量如何确定？

一般可以根据转移病灶的部位确定¹³¹I剂量。

由于已经进行过"清甲"治疗，残余甲状腺已经被清除，因此已经没有甲状腺肿大压迫气管通道的顾虑，也没有了原位甲状腺的竞争，甲状腺外的转移灶有可能摄取较高剂量的放射性¹³¹I。所以治疗分化型甲状腺癌转移灶可以使用较"清甲"更高的剂量。

甲状腺残留肿瘤者3.7 GBq（100 mCi），甲状腺外颈部转移者3.7~5.55 GBq（100~150 mCi），甲状腺外软组织转移5.55~6.48 GBq（150~175 mCi），肺转移5.55~7.4 GBq（150~200 mCi），骨转移7.4~9.25 GBq（200~250 mCi）。弥漫性肺转移患者适当减少¹³¹I剂量，要求给药后48小时体内¹³¹I滞留量不超过2.96 GBq（80 mCi），以预防放射性肺炎及肺纤维化。

多次大剂量¹³¹I治疗后部分患者可能出现骨髓抑制现象。单次治疗使用¹³¹I剂量在300 mCi以内一般可避免骨髓抑制并发症并对转移灶产生有效辐射。

也有使用固定剂量法（100 mCi）治疗分化型甲状腺癌转移灶的。

根据转移灶部位决定剂量或固定剂量法都证明是安全和有效的。

五、¹³¹I治疗分化型甲状腺癌转移灶有哪些治疗反应？要注意什么？

¹³¹I治疗分化型甲状腺癌转移灶的治疗反应基本上同"清甲"治疗，一般都没有什么反应或反应轻微。只是甲状腺局部的反应可能不会如"清甲"时那么强烈。有关治疗反应和注意事项请参考前面有关章节。注意多饮水，多排小便、大便；口服酸性剂，促进唾液分泌。注意避孕。

六、分化型甲状腺癌转移灶¹³¹I治疗后是否也要服用甲状腺激素？何时服用？选择何种制剂？剂量如何确定？

与"清甲"治疗后一样，分化型甲状腺癌转移灶^{131}I治疗后也要服用甲状腺激素。一般可以在服用^{131}I第2天至1周择期开始服用甲状腺激素。服用后要求TSH尽量低而血清甲状腺激素水平在略高于正常水平或在正常高限，以抑制分化型甲状腺癌细胞转移和生长。这个甲状腺激素替代治疗的过程要贯穿患者生命的全过程。有关甲状腺激素的作用、制剂的选择和剂量的确定过程与"清甲"治疗后相同，请读者参考前面章节，此处不再赘述。

七、何时判断¹³¹I治疗分化型甲状腺癌转移灶的疗效？哪几个检查在随访中最重要？

宜在^{131}I治疗分化型甲状腺癌转移灶后3~6个月判断治疗效果。但是^{131}I治疗后的随访宜每月进行。

随访的项目很多，对于甲状腺癌患者，有三项检查在随访、判断疗效、预示转移和复发中特别有意义。这三项检查分别是血清TSH测定；血清Tg测定；和甲状腺全身显像。以下分别解释这三项检查的作用和意义。

八、关于血清TSH测定：为什么在¹³¹I治疗前也要进行测定？

在^{131}I治疗前，患者停服甲状腺激素，血清甲状腺激素的水平明显下降，反馈性地引起TSH值上升。这对^{131}I的治疗是有利的。只有在TSH的刺激下，具有功能的甲状腺细胞及甲状腺癌转移灶才会摄取^{131}I。而且只有在TSH超过30μIU/mL的情况下，才能摄取足够量的^{131}I，杀灭甲状腺癌转移灶，保证治疗效果。

因此，^{131}I治疗前测定血清TSH水平也是保证治疗质量的重要环节。

九、关于血清TSH测定：^{131}I治疗后什么时间进行测定？

分化型甲状腺癌转移患者服用^{131}I后，为了应对长期停用甲状腺激素造成的甲状腺机能低下状态，一般在^{131}I治疗第2天至1周择期开始服用甲状腺激素。1个月以后，机体内环境应该达到平衡。为了了解所服用的甲状腺激素的剂量是否合适，应该进行血清甲状腺激素的测定，其中最重要的项目就是TSH。

十、关于血清TSH测定：分化型甲状腺癌转移灶^{131}I治疗后服用甲状腺激素应该把TSH控制在什么水平？

分化型甲状腺癌患者^{131}I治疗后，使用甲状腺激素抑制TSH水平十分重要。这是控制肿瘤，防止病情复发和转移的重要措施。TSH水平必须抑制在极低水平。没能完全缓解的高危患者控制TSH最为严格，TSH应该在0.1 μIU/mL以下水平。完全缓解的中危患者TSH应控制在0.1~0.5 μIU/mL 水平。完全缓解的低危患者TSH水平可以略微放宽，宜控制在0.3~2 μIU/mL范围。

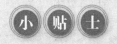

高危患者TSH宜控制在<0.1 μIU/mL；中危患者控制在 0.1~0.5 μIU/mL；低危患者TSH 控制在0.3~2 μIU/mL。

十一、关于血清TSH测定：控制TSH在 0.1~0.5 μIU/mL 和0.3~2 μIU/mL 范围，意味着什么？

由于测定方法和试剂的差异，各单位促甲状腺激素（TSH）正常值略有不同。如复旦大学附属中山医院正常值0.27~4.2 μIU/mL，而上海

交通大学医学院附属瑞金医院正常值 $0.35 \sim 4.94 \mu IU/mL$。甲状腺癌患者的TSH要尽量控制在低水平,甚至要低于一般人群的正常值。

笔者在临床上常常遇到一些甲状腺癌患者,拿着化验单很高兴地说,"我请小医生看过了,我的化验结果都在正常范围内,没有问题。"但是,他没有意识到,所谓的正常值是人群的平均值,并不适合于特殊的患者。作为临床医师,应该针对每个患者的不同情况作出正确的判断。而甲状腺癌患者"完全正常的"化验报告不一定是正常的,相反,有些"在正常范围外"的指标,倒可能是需要追求的目标。

十二、关于血清TSH测定: 严格控制TSH水平对分化型甲状腺癌患者有什么作用? 带来什么副反应?

分化型甲状腺癌患者严格控制TSH带来最明显的好处是防止了肿瘤的复发,控制肿瘤的转移。因为TSH——促甲状腺激素的增高也会促使来源于甲状腺的甲状腺癌细胞增殖和分裂,引起肿瘤细胞的增长。

但是,要使TSH严格控制在极低水平,需要长期服用甲状腺激素制剂、并且将血清甲状腺激素长期控制在略高于正常水平或正常高值。高水平甲状腺激素的长期作用加重了骨骼钙的丢失;也可能加重了钾离子的丢失。所以这些患者容易在长期患病后伴有骨质疏松症和低血钾。

因此,患者要注意补钙、补钾。

极少部分患者顾虑引起骨质疏松而没能使用足量的甲状腺激素,造成甲状腺癌复发和转移。聪明的读者会鉴别病程后期引起的骨质疏松与未能控制疾病而至的肿瘤复发孰轻孰重。

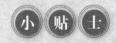

长期服用甲状腺制剂的患者要注意补钙和补钾。

十三、关于血清甲状腺球蛋白（Tg）测定：血清Tg来自何方？

血清中的甲状腺球蛋白（Tg）来源于功能性甲状腺组织，受TSH调节。手术切除和 ^{131}I完全清除甲状腺后血清中Tg应该完全消失，或水平极低（<0.01 ng/mL）。Tg水平升高，提示复发或转移。

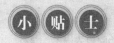

血清甲状腺球蛋白（Tg）测定是检测甲状腺癌复发和转移的最灵敏指标。

十四、关于Tg测定：检测血清Tg水平对治疗分化型甲状腺癌有什么意义？

甲状腺癌患者血清Tg水平升高提示肿瘤复发或体内存在肿瘤转移灶。

停用甲状腺素，TSH升高后Tg水平大于10 ng/mL；或服用甲状腺素情况下Tg水平大于5 ng/mL；或动态测定中Tg水平升高两倍以上；均为异常，有必要进一步检查，如进行全身显像确定转移和复发。

^{131}I "清甲"后患者服用甲状腺激素情况下Tg水平小于1.0 ng/mL，提示复发转移可能性极小；Tg大于1.0 ng/mL而在5 ng/mL以内，可考虑

停用甲状腺激素后作进一步检查。

因此,血清Tg检查是甲状腺癌患者最经常使用的检查项目。是早期发现复发或转移灶并及时给予治疗的关键。文献报道Tg诊断复发转移的敏感性55%~78%,特异性70%~78%。

十五、关于Tg测定:哪些因素影响血清Tg水平检测的准确性?

Tg检测的假阴性:① 血清中存在抗Tg抗体(TgA);② TSH水平受抑制而较低;③ 病灶太小;④ 细胞分化程度低等都可造成假阴性。

10%~40%的分化型甲状腺癌患者TgA阳性,TgA水平直接影响Tg测定结果。如果患者TgA水平降低或消失,预后良好。Tg合成受TSH调控,观察Tg与TSH的相关动态变化对诊断有帮助。颈淋巴结转移Tg假阴性较多,而肺、骨等远处转移一般不出现假阴性。

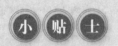

抗Tg抗体(TgA)高浓度是造成Tg检测假阴性的主要原因。

十六、关于全身显像:治疗分化型甲状腺癌转移灶服用 ^{131}I后做全身显像有什么意义?

和前面所述的"清甲"过程一样,在服用治疗剂量 ^{131}I后5~7天也要进行一次前后位全身显像。同样不必再使用其他显像剂,同样可以观察到 ^{131}I在体内的分布状况。这一次重点观察的是正常组织的放射性分布以外的异常放射性分布,也就是甲状腺癌转移灶摄取 ^{131}I的情况。同时也附带观察甲状腺原位的放射性分布,判断"清甲"是否彻底,有无甲状

腺组织残留。如果能在服用治疗剂量^{131}I后第3、5、7天分别作前后位全身显像动态观察则更好。全身显像并不增加患者的辐射剂量。

根据全身显像的结果（尤其是对比几次影像的差异），结合体格检查、实验室检查和B超等检查结果，按照病情缓解程度将患者分为完全缓解、部分缓解、没有缓解和病情进展等类别。

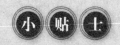

治疗分化型甲状腺癌转移灶过程中，服用^{131}I后作全身显像，可明确转移灶数目、位置、大小和摄^{131}I情况。并有利于对病情严重程度的评估。

十七、关于全身显像：可供选择的全身显像方法和运用时机？

分化型甲状腺癌作前后位全身显像，可以通过观察到异常放射性分布明确有否病灶残留、复发和转移。

提供全身显像的方法很多。但不外归纳为两种方法：使用放射性碘的显像和碘以外的放射性核素显像。

使用放射性碘的显像，在我国多使用^{131}I。根据使用剂量的不同，而分为诊断剂量的^{131}I全身显像和治疗剂量的^{131}I全身显像。后者往往与甲状腺癌的治疗同时进行。

无论是诊断剂量还是治疗剂量的^{131}I全身显像都需要停用甲状腺激素4周以上，并且忌服含碘药物和食物。使用上不够方便，也增加了疾病复发的机会。因此期望能有更为方便的全身显像方法。以往曾经用^{201}Tl和^{99m}Tc-MIBI作肿瘤显像，近来使用PET或PET-CT作全身显像。后面几种显像方法实施中都可以不停用甲状腺激素。

十八、关于全身显像：^{131}I全身显像的准备工作有哪些？

"清甲"后的分化型甲状腺癌患者，无论是作诊断剂量还是治疗剂量的^{131}I全身显像，都需要在显像前停服甲状腺激素4~6周，忌碘4周以上。

十九、关于全身显像：^{131}I全身显像为什么能发现分化型甲状腺癌转移灶？

甲状腺完全清除后，正常^{131}I全身显像放射性^{131}I分布在唾液腺、胃、肝、脾、肠道以及泌尿道等部位。食道部位可见条索状示踪剂浓聚。也可见乳房摄取放射性。

分化型甲状腺癌细胞来源于甲状腺组织，它在功能方面与正常甲状腺组织相似，能选择性摄取和浓聚碘。手术和^{131}I治疗去除了正常甲状腺组织［或用促甲状腺激素（thyroid-stimulating hormone，TSH）刺激］后，约80%的分化型甲状腺癌复发灶、转移灶具有摄取^{131}I的功能。所以^{131}I引入人体内后通过全身显像可显示检出分化型甲状腺癌复发灶和转移灶。在影像上表现为正常分布以外的大小、形态、数量、部位及浓集程度不同的浓聚灶。

图2-1为一例甲状腺癌全身骨转移患者的^{131}I全身影像。图2-2为

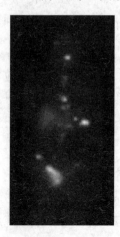

图2-1 甲状腺癌全身骨转移患者的^{131}I全身影像。
全身骨骼多处异常放射性浓聚

一例甲状腺癌肺转移患者的 ^{131}I全身影像。

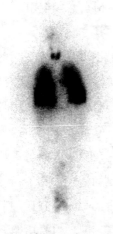

图2-2　甲状腺癌肺转移患者的 ^{131}I全身影像
双肺弥漫性异常放射性浓聚

二十、关于全身显像: 诊断剂量 ^{131}I全身显像有哪些优缺点?

　　^{131}I全身显像对分化型甲状腺癌转移和复发病灶进行评价,诊断转移灶的敏感性42%~62%,特异性99%~100%。如果病灶摄取 ^{131}I明显,是大剂量 ^{131}I治疗的指征。^{131}I剂量74~185 MBq(2~5 mCi)(诊断剂量),给药后48~72小时行全身显像。

　　诊断的敏感性与所用 ^{131}I剂量大小相关,剂量越高敏感性越高。但甲状腺癌病灶或残留甲状腺组织摄取 ^{131}I功能在显像后一段时间受到抑制,这就是产生了"顿抑"(stunning)现象。不利于后续的治疗。

二十一、关于全身显像: 治疗剂量 ^{131}I全身显像有哪些优缺点?

　　治疗剂量 ^{131}I全身显像作为甲状腺癌治疗的步骤之一,无需另外给予放射性药物,不会增加患者的辐射剂量;也没有产生"顿抑"现象给

后续治疗产生不利影响的后顾之忧。治疗剂量全身显像发现的病灶数多于诊断剂量全身显像,治疗剂量的全身显像更倾向于发现小的病灶,诊断敏感性大为提高。给予大剂量^{131}I后5~7天进行治疗剂量^{131}I全身显像,兼顾了治疗和诊断两方面,因此宜提倡为诊疗工作常规。

此外,治疗剂量^{131}I全身显像还可以通过病灶摄取^{131}I的程度预评价本次治疗的效果。如果病灶不浓聚^{131}I,则不适宜用^{131}I治疗。

二十二、关于全身显像: 服用^{131}I后全身显像如何评估分化型甲状腺癌病情的危险程度?

按病情将分化型甲状腺癌分为低危、中危和高危患者。治疗后首次^{131}I全身显像无甲状腺外异常放射性摄取;结合手术过程中没有局部或远处转移灶和肿瘤浸润;肿瘤组织类型为高柱状细胞,岛状,复层细胞等非侵袭型的患者为低危患者。手术中发现甲状腺周围软组织微小肿瘤侵及,肿瘤组织类型为侵袭型或血管浸润为中危患者。^{131}I全身显像甲状腺外组织异常摄取放射性;手术中肿瘤浸润未完全切除;存在远处转移灶为高危患者。

二十三、关于全身显像: 哪些原因可以产生^{131}I全身显像的假阳性?

生理性摄取,病理性浓聚,分泌物的体内潴留以及外部污染,以上四方面的原因有可能引起^{131}I全身显像的假阳性。鼻咽部、唾液腺、汗腺、胃肠道、泌尿道、乳房、肝脏对^{131}I的生理性摄取或分泌;渗出液,漏出液以及炎性病灶的病理性摄取;非甲状腺肿瘤摄取^{131}I;以及各种病理改变所致食道放射性浓聚;是导致假阳性的常见原因。

假阳性造成甲状腺癌转移灶诊断和治疗的干扰,有可能使患者接受不必要的重复治疗。

二十四、关于全身显像: 哪些原因可以产生¹³¹I全身显像的假阴性?

有些情况¹³¹I 全身显像可能出现假阴性,造成诊断上的困难,并耽搁治疗。主要见于:

(1)复发灶或转移灶失分化: 由于基因突变等原因,分化型甲状腺癌肿瘤细胞发生退行性变而失分化,丧失摄碘功能。

(2)灵敏度不够: 复发灶或转移灶体积太小,位置较深或周围组织本底较高;诊断显像剂量过小。

(3)钠碘转运体(sodium/iodine symporter, NIS)或甲状腺过氧化物酶(thyroid peroxydase, TPO)缺陷导致复发灶或转移灶摄碘功能降低或消失。

(4)其他因素: 准备不充分,未严格禁碘;甲状腺组织清除不完全;TSH水平升高不明显等。

二十五、关于全身显像: 怎样防止由于¹³¹I全身显像假阴性而耽搁治疗?

采取多种方法,综合影像学、血清学和病理学检查结果,特别是结合CT、MRI、B超,Tg和TgA等资料,以便作出正确诊断并及时治疗。也可以采用²⁰¹Tl和^{99m}Tc-MIBI作肿瘤显像,或使用¹⁸F-FDG PET或PET-CT作全身显像。

¹³¹I全身显像对高分化、低度恶性的肿瘤诊断阳性率较高,同时提示病灶是否适合¹³¹I治疗。而PET显像对低分化、高度恶性的肿瘤敏感性更高,适合于Tg升高而¹³¹I全身显像阴性的病例。

二十六、关于全身显像: 其他显像方法诊断甲状腺癌转移灶—— ¹⁸F-FDG PET显像何时实施?

血清Tg升高而¹³¹I 全身显像阴性,为应用¹⁸F-FDG PET显像的指

征。检查时患者不必停服甲状腺激素。与^{131}I 显像显示甲状腺癌细胞的碘代谢功能不同,^{18}F-FDG PET显像显示细胞的葡萄糖代谢功能。分化程度低的肿瘤细胞葡萄糖代谢旺盛,^{18}F-FDG显像阳性说明甲状腺癌细胞分化程度低,预后差(图2-3)。反之,^{131}I 显像阳性显示甲状腺癌细胞分化程度较高,预后较好。诊断颈部淋巴结转移的敏感性^{18}F-FDG 显像高于^{131}I 显像,而诊断肺部转移灶的敏感性低于^{131}I 显像。Tg、^{131}I全身显像和^{18}F-FDG显像三者结合诊断甲状腺癌转移灶的敏感性86%~100%,特异性90%~100%。

^{18}F-FDG显像阳性患者如果病灶不摄^{131}I ,肿瘤细胞分化程度低,不能用^{131}I治疗。只能选用手术、外放射、诱导分化或化疗等方法治疗。

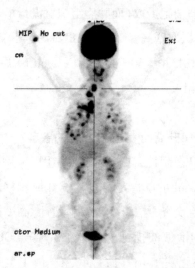

图2-3　^{18}F-FDG 显像示甲状腺癌双肺转移

二十七、关于全身显像: 其他显像方法诊断甲状腺癌转移灶——^{201}Tl 显像如何实施?

亲肿瘤阳性显像剂^{201}Tl是与钾离子生物学特性相似的一价离

子。行^{201}Tl显像不必停用甲状腺激素。静脉注射^{201}Tl 37~74 MBq（1~2 mCi），10分钟行早期显像，反映肿瘤病灶的血流灌注；120分钟行延迟显像，反映肿瘤细胞的生物学特性和功能。如果甲状腺癌转移灶不摄取^{131}I，也不摄取或摄取^{201}Tl较低，则说明患者预后较好；反之，如果^{201}Tl浓聚程度较高，则提示预后较差，需要采取积极治疗措施。

二十八、关于全身显像：其他显像方法诊断甲状腺癌转移灶——^{99m}Tc-MIBI显像如何实施？

^{99m}Tc-MIBI除了用作心肌显像剂，也可用作亲肿瘤阳性显像剂。^{99m}Tc-MIBI能被肿瘤细胞摄取，而肿瘤组织血流量增加和毛细血管通透性增加进一步使其摄取增高。^{99m}Tc-MIBI显像也不需停用甲状腺激素。静脉注射^{99m}Tc-MIBI370~740 MBq（10~20 mCi）后10~30分钟显像。其诊断效率与^{201}Tl相近。

二十九、如何处理Tg升高而^{131}I显像阴性的患者？

Tg升高而^{131}I显像阴性，难决定是否能用^{131}I治疗。"清甲"完善的患者Tg值大于10ng/mL可以肯定存在复发灶或转移灶。如果X射线、B超、PET检查等其他检查方法未发现转移病灶，高度提示体内弥散存在微小病灶，是用^{131}I治疗的指征。可给予3.7~7.4 GBq（100~200 mCi）^{131}I进行诊断性治疗，并在治疗后1周左右行^{131}I全身显像。部分患者治疗剂量^{131}I显像发现转移病灶，或经治疗后Tg水平下降，提示治疗有效。如果X射线、B超、PET检查等其他检查方法发现体内存在较大的病灶而^{131}I显像阴性，提示病灶无摄碘功能或摄碘功能极低，不能用^{131}I治疗，应采取其他积极治疗措施。

三十、如何应对失分化的甲状腺癌患者？维A酸有作用吗？

经过数次^{131}I治疗后，患者转移病灶摄取^{131}I的能力逐渐减低，最后不能摄取^{131}I，这种现象称为失分化。使后续的^{131}I治疗无法进行。有人用维A酸1~1.5 mg/（kg·d），疗程1.5~3个月诱导分化治疗。使部分失分化甲状腺癌病灶再分化，恢复摄碘能力，从而可进行^{131}I治疗，有效率30%~40%。维A酸毒副反应较轻，常见的反应有皮肤、肝脏有关酶升高；白细胞升高和血脂升高等，停药可缓解。

三十一、^{131}I治疗随访：最佳随访时机在何时？

一般在^{131}I治疗后3~6个月之间进行复查。过早则难以对^{131}I疗效作出客观评价，过迟则有可能错过进行再次治疗的最好时机。由于严格意义上的^{131}I治疗后随访要停用甲状腺激素4~6周，因此^{131}I治疗疗效的评价最好是结合下一次的^{131}I治疗进行，即在评价上一次治疗效果的同时，也是准备和实施后一次治疗的过程。

三十二、^{131}I治疗随访：最重要的随访指标是什么？如何判断疗效？

3~6个月后，Tg和TgAb水平降低或消失，^{131}I显像发现转移灶摄取降低或消失、病灶缩小数目减少，为治疗有效。

服用甲状腺激素时Tg大于5 ng/mL，怀疑存在活动性分化型甲状腺癌病灶；如果^{131}I显像发现^{131}I异常浓聚，提示有复发灶或转移灶，需要再次^{131}I治疗。

Tg和TgAb水平增高提示病情发展。^{131}I显像显示新的转移灶，或转移灶变大或摄^{131}I功能增强，提示治疗无效、病情加重。

随访时还应测定血常规、肝肾功能、胸片等检查。对肺部转移的患者应定期进行CT检查，以明确病情变化。颈部淋巴结转移的

患者要定期作B超随访。多次治疗的患者CT和B超检查更为重要，避免由于病灶失分化^{131}I不显影引起的假阴性而提供病情好转的错误信息。

三十三、^{131}I重复治疗：重复治疗的时间间隔多长？如何决定？

重复治疗间隔时间的长短，主要根据病情需要和患者身体情况而定。要让前一次治疗有足够时间达到最大疗效，患者的身体也有足够的恢复时间。一般重复治疗间隔为3~6个月以上。

三十四、^{131}I重复治疗：重复治疗要进行多少次？剂量如何确定？累计剂量有无界限？

必要时，重复治疗到转移灶完全消失，或者病灶不再摄取^{131}I为止。重复治疗的次数没有界定。重复治疗^{131}I剂量与首次治疗相同，如果首次治疗疗效不理想，可考虑适当增加剂量。累积^{131}I总量没有严格的限制，主要视病情的需要和患者身体状况而定。

关于重复治疗的次数，要根据患者的具体情况而决定。有的患者经过3~5次左右的重复治疗后，疾病得到控制，Tg降低而且^{131}I显像不再显示异常病灶，这时可以停止^{131}I治疗而经常随访。有部分患者，由于转移灶较大或较广泛，^{131}I治疗虽然控制了病灶却未能将其全部歼灭，而需要进行多次的^{131}I治疗。只要病灶能摄取^{131}I，就可以每6~12个月重复治疗，可得到最高的缓解率。无论是有摄^{131}I能力的微小肺转移病灶，还是中枢神经系统转移病灶都可以使用^{131}I治疗。笔者有位患者甲状腺癌肺转移，每年从内蒙古到复旦大学附属中山医院进行^{131}I治疗。这位老先生与肺部病灶"长期共存"，一直活到86岁。

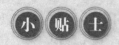

对较大或较广泛的转移灶,需要进行多次^{131}I治疗。只要病灶能摄取^{131}I,每6~12个月重复治疗,以求获得高缓解率。

^{131}I治疗分化型甲状腺癌的放射防护和辐射安全

一、放射防护: 患者在^{131}I治疗分化型甲状腺癌过程中如何注重放射防护?

治疗分化型甲状腺癌所用的^{131}I剂量大(为治疗甲状腺功能亢进剂量的几十倍),要特别注意放射防护。

服用放射性药物后,^{131}I被具有功能的甲状腺组织摄取,对患者来说起到治疗作用。但对周围环境也有辐射。因此,服药治疗后至少3天应该"辐射隔离",患者最好住院,最好有单间病房,并配置有独用卫生间和淋浴设备。患者之间最好不要相互"串门",以减少相互之间的辐射。

在服用^{131}I的最初几天(至少1周)大小便中都有放射性,要注意排放和稀释,并注意不要污染衣裤。衣物被褥应放置待放射性衰变,单独洗涤。

为减轻辐射损伤唾液腺。服^{131}I后,口中含服维生素C片剂,或经常咀嚼口香糖、话梅等酸性物,促进唾液分泌。

服^{131}I后注意休息,多饮水,勤排小便、大便,减少对膀胱、肠道和全身的照射。

^{131}I治疗后半年内采取避孕措施,女性患者至少1年内不要怀孕,

男性患者也应避孕半年。

根据我国的惯例,患者体内滞留放射性量 1.11 GBq（30 mCi）以下可以出院。服 ^{131}I 3 天后体内的滞留量一般就在 1.11 GBq 以下。

二、放射防护: 患者家属在 ^{131}I 治疗分化型甲状腺癌过程中如何注重放射防护?

对于患者家属来说,所受到的是外照射,而且是额外的,要注意放射防护。从时间、距离和屏蔽三方面进行辐射防护。

时间防护: 尽量缩短与患者接触的时间,尤其在其服 ^{131}I 后 3 天内。没有特殊情况不必陪伴。

距离防护: 所受辐射剂量与距离的平方成反比。尽量不要与患者保持紧密接触。探视时保持相互距离在 1~2 m 以上。

屏蔽防护: 尽量利用病房中的防护设施（如铅屏风,水泥墙壁）。

患者服药后 2 周内婴幼儿、孕妇要避免与之密切接触。

关于辐射的防护,在治疗以前应该让患者、家属和医护人员取得共识。让患者明白,给予的放射性对患者是治病救命的,而对周围的其他人是额外增加的放射量,应该尽可能将对周围环境的作用降到最低。这样或许能减少患者心理上的不良影响。

三、辐射安全: ^{131}I 治疗分化型甲状腺癌是否引起白血病发病增加?

^{131}I 治疗分化型甲状腺癌患者白血病发病率与自然人群发病率相似,但不应频繁地给予大剂量 ^{131}I 治疗。

四、辐射安全: ^{131}I 治疗分化型甲状腺癌是否引起生育和遗传障碍?

首先,使用大剂量 ^{131}I 治疗甲状腺癌在一定时期内的确会引起生殖

细胞的损伤,但这个损伤是可以逆转的。25名美国男性患者使用剂量为265±24 mCi的[131]I治疗分化型甲状腺癌。3~6个月后化验发现精子发生一过性功能损伤,18个月后睾丸功能完全恢复正常(因此,著者在日常行医中规劝患者治疗后1.5~2年以后再考虑生育,而不是大多数书上写的1年)。

有人观察[131]I治疗剂量1.11~3.7 GBq的1 877例患者2 133次怀孕,治疗后1年内怀孕流产率较高,但早产、死产、低体重或先天异常发生率与正常人无差异。另外,对接受[131]I平均7.4 GBq的40例患者6~20年的追踪随访,不孕、流产、早产或基因缺陷等的发生率与正常人也无差别。

使用大剂量[131]I治疗分化型甲状腺癌对患者的后代有没有影响呢? 有人观察了111例[131]I治疗后怀孕,出生的134名婴儿,均未发现明显异常。

美国甲状腺学会得出结论:[131]I治疗并没有降低生育能力,无致癌性,妊娠前使用[131]I治疗对后代没有不良影响。

笔者参与医治的分化型甲状腺癌病例中,有多个经[131]I治疗后恋爱、结婚、生子的病例。他们的子女都很健康。其中有个老患者跑来告诉我,她的儿子从大学毕业了,"马上就要和你一样当医生了。"这个例子是否也能说明他们的子女除了身体健康以外,智能也不差。

 ## [131]I治疗分化型甲状腺癌转移灶的营养问题

一、[131]I治疗分化型甲状腺癌转移灶为什么要停止服用含碘食物和药物?

[131]I治疗分化型甲状腺癌患者服用放射性药物前需要做的准备工作中,最重要的两条就是停服含碘药物和含碘食物。限制碘的

摄入量的目的是让机体处于"碘饥饿"的水平，一旦用^{131}I治疗时，残留甲状腺组织或分化型甲状腺癌组织能够大量摄取^{131}I，达到治疗目的。

二、食物中的碘是如何被吸收的？

碘是人体必需的微量元素。身体中的碘80%~90%来源于食物，10%~20%来源于饮水，5%不到来自空气中。胃肠道、呼吸道、皮肤、黏膜都可吸收碘。食物中的碘进入胃肠道后1小时内大部分被吸收，3小时吸收完全。吸收后碘迅速分布到甲状腺等组织中，只有在甲状腺组织中的碘才会参与甲状腺激素的合成。

三、人体内的碘从什么途径排出？

人身体内的碘通过尿液、粪便、乳汁、汗液、呼出气体等途径排出。其中80%以上由肾脏排出，粪便排出约10%。哺乳乳母经乳汁排出一定量的碘，因此给我们两个启示：① 哺乳期妇女容易发生甲状腺肿；② 如果哺乳期妇女使用^{131}I治疗疾病，用放射性药物后至少停止哺乳1天。

在碘供应充足、稳定的情况下，人体吸收的碘与排出的碘达到平衡。如果限制碘的摄入，体内碘的储存量可以维持2~3个月。缺碘时首先受到影响的器官是甲状腺。

四、正常人体对碘的摄入量应该维持在什么水平？

正常人体对碘的需要量受年龄、性别、体重、发育状况、营养状态等的影响。我国居民的推荐碘摄入量为：婴儿50μg/天，儿童50~90μg/天，青少年120~150μg/天，成人150μg/天，孕妇和乳母200μg/天。

五、准备做^{131}I治疗分化型甲状腺癌的患者应该限制碘的摄入量在什么水平?

准备做^{131}I治疗分化型甲状腺癌的患者,在治疗前4周,每天食物中的碘要维持在小于50μg水平,即低碘饮食的水平是< 50μg/天。请注意碘的摄入量甚至低于正常婴儿的推荐摄入量。

六、准备做^{131}I治疗分化型甲状腺癌的患者如何限制碘的摄入量在50μg/天水平?

请牢记几条原则: ① 碘含量最丰富的是海产品。其中海带、紫菜、发菜、淡菜、海参等食品碘含量最高,忌碘时期绝对不能碰; 蛤蜊、蚶等海产品碘含量也很高,尽量不碰; 鲜带鱼、鲜鲳鱼等碘含量中等,为维持正常的蛋白质供给,可以有限量的食用。② 陆地出产的食物碘含量一般都低于海产品。陆地出产的食物中鸡蛋、牛奶含碘量较高,肉类次之,淡水鱼含碘量低于肉类。请注意鸡蛋中碘的含量与鲜带鱼、鲜鲳鱼等相当,购买时要特别注意避免高碘鸡蛋。③ 动物性食物碘含量高于植物性食物。④ 水果和蔬菜的碘含量最低。

为了便于读者计算每日食物中碘的摄入量,将每100g食物中碘的含量从高到低列于表2-1。

表2-1　食物中的碘含量(μg/100 g)

(按碘含量从高到低排列)

食　物	碘含量	食　物	碘含量
海带(干)	24 000	淡菜(干)	1 000
紫菜(干)	1 800	海参(干)	600
发菜(干)	1 180	蛤蜊	240

续 表

食　物	碘含量	食　物	碘含量
蚶（干）	240	枣子	6.3
龙虾（干）	60	鲳鱼（鲜）	6.0
山药	11.6~14	玉米	3.3
柿饼	12.1	牛乳	2.8
大白菜	9.8	甜薯	0.9~2.4
鸡蛋	9.7	大豆	1.5~2.1
菠菜	8.8	稻米	1.4
带鱼（鲜）	8.0	小米	0.8
柿子	6.3	小麦	0.7

七、哪些常用食物中的含碘量高，哪些含碘量低?

按含碘量的高低，将常用的100种食物分为高碘食物、中等碘含量食物，和低碘含量食物，列于表2-2。由于资料来源的不同，具体碘含量的绝对值表2-1和表2-2有所偏差，但总的趋势是一致的，可资参考。

表2-2　常用100种食物碘的含量（μg/100 g）

高碘食物（30 μg/100 g以上）			
1. 裙带菜（干）（15 878）	2. 紫菜（干）（4 323）	3. 海带（鲜）（923）	4. 鸡精（766.5）
5. 海虹（346）	6. 虾皮（264.5）	7. 虾酱（166.6）	8. 虾米（82.5）
9. 可乐（68.4）	10. 叉烧肉（57.4）	11. 豆腐干（46.2）	12. 开心果（37.9）
13. 鹌鹑蛋（37.6）	14. 火鸡腿（33.6）	15. 牛肉辣瓣酱（32.5）	

续 表

碘含量中等食物（10~30μg/100g）			
16. 鸡蛋（27.2）	17. 牛腱子肉（24.5）	18. 菠菜（24.0）	19. 黄酱（19.8）
20. 羊肝（19.1.）	21. 柳松茸（17.1）	22. 雏鸽（16.3）	23. 金枪鱼（14.0）
24. 乌贼（墨鱼）（13.9）	25. 花椒粉（13.7）	26. 鸡肉（12.4）	27. 松子仁（12.3）
28.南瓜子（炒）（11.0）	29. 鱼翅（干）（10.9）	30. 核桃（10.4）	31. 牛肉（瘦）（10.4）
碘含量较低食物（5~10μg/100g）			
32. 小白菜（10）	33. 大豆（9.7）	34. 甜面酱（9.6）	35. 青椒（9.6）
36. 杏仁（8.4）	37. 方便面（8.4）	38. 杏仁（炒）（8.4）	39. 甜杏仁（8.4）
40. 胡椒粉（8.2）	41. 白胡椒（8.2）	42. 赤小豆（7.8）	43. 冻豆腐（7.7）
44. 鲳鱼（7.7）	45. 羊肉（瘦）（7.7）	46. 羊前腿肉（7.7）	47. 松花蛋（鸭蛋）（6.8）
48. 黑鱼（6.5）	49. 青鱼（6.5）	50. 柿子（6.3）	51. 小黄鱼（5.8）
52. 榴莲（5.6）	53. 带鱼（5.5）	54. 午餐肉（5.4）	55. 杏仁露（5.3）
56. 橘子（5.3）			
碘含量最低食物（0~5μg/100g）			
57. 油皮（5）	58. 鸭蛋（5）	59. 芸豆（4.7）	60. 鲤鱼（4.7）
61. 榛子仁（炒）（4.4）	62. 羊肉（后腿）（4.1）	63. 菠萝（4.1）	64. 鸡粉（3.9）
65. 八宝菜（3.8）	66. 糯米（紫）（3.8）	67. 小米（3.7）	68. 火腿（3.6）
69. 野鸡（3.5）	70. 马鲛鱼（鲅鱼）（3.5）	71. 小麦面粉（2.9）	72. 老抽（2.9）
73. 小麦富强粉（2.9）	74.花生仁（生）（2.7）	75. 番茄（2.5）	76. 香蕉（2.5）

77. 白酱油（2.4）	78. 酱油（2.4）	79. 莲藕（2.4）	80. 稻米（2.3）
81. 猪肉（瘦）（1.7）	82. 香菜（1.5）	83. 鹿肉（1.5）	84. 乳黄瓜（1.3）
85. 鸡肝（1.3）	86. 洋葱（白皮）（1.2）	87. 土豆（黄皮）（1.2）	88. 酱牛肉（1.2）
89. 茄子（1.1）	90. 山竹（1.1）	91. 豌豆（0.9）	92. 酸奶（0.9）
93. 橙子（0.9）	94. 平菇（0.8）	95. 四棱豆（0.7）	96. 梨（0.7）
97. 芹菜（0.7）	98. 生抽（0.6）	99. 牛里脊肉（0.5）	100. 西葫芦（0.4）

注：按含碘量的高低从高到低排列和编号

表2-1和表2-2有两方面的作用。需要进食低碘和忌碘的患者可以选用碘含量最低和碘含量较低的食物，而避开高碘食物，必要时还可以按每100 g的含碘量计算摄入量。另一方面，碘缺乏而需要补充碘的患者可以选择碘含量高的食物，迅速纠正碘缺乏状态。

八、^{131}I治疗后还需要这样限制碘的摄入量吗?

分化型甲状腺癌患者^{131}I治疗前需要严格限制碘的摄入量。

笔者建议在服^{131}I后的1周以内，继续限制碘的摄入量。服放射性碘后1周以内限制碘摄入量的目的是尽量延长^{131}I在病灶中的作用时间，让^{131}I充分发挥治疗作用。因为在这个阶段如果有高浓度的没有放射性的碘进入机体，会置换病灶中的放射性碘，减缓^{131}I的治疗作用，使治疗效果下降。

^{131}I治疗分化型甲状腺癌的患者过了这个阶段，就可以基本上恢复常人的生活状态，除了需要服用甲状腺激素制剂外，不必再严格地做什么限定，而可以正常的享受生活，做您想做的正确的事情。

九、分化型甲状腺癌患者长期服用甲状腺激素类药物带来什么营养学方面的问题？

分化型甲状腺癌患者必须长期服用甲状腺激素类药物。服用甲状腺激素有两方面的作用，一是替代，补充机体所需要的甲状腺素，维持正常的新陈代谢；二是压制肿瘤组织和细胞，不让其活动，这个过程是通过压低TSH水平来实现的。服用甲状腺激素是治疗分化型甲状腺癌的重要一环。

但是，长期服用甲状腺激素也会带来一些问题，包括加重骨骼钙的丢失，加速骨质疏松的进程；以及加重钾离子的丢失。这些患者易患骨质疏松症和低血钾。

因此，患者要注意补钙、补钾。

十、如何经常不断地从食物中补充钾？

钾是人体中重要的常量元素，主要来自于食物摄入，成人每天从食物中摄入2 400~4 000 mg钾。摄入的钾主要由小肠吸收。

缺钾引起肌肉、神经、心血管、消化和泌尿系统的功能和病理变化，出现肌无力、瘫痪、心律失常、横纹肌裂解症和肾功能障碍等症状。

大部分食物中都含有钾，其中蔬菜和水果是钾最好的来源。按食物中钾含量的高低，从高到低排列（括号内为每100 g食物中钾的含量）为：豆类（600~800 mg），蔬菜和水果（200~500 mg），鱼类（200~300 mg），肉类（150~300 mg），谷类（100~200 mg）。每100 g食物中钾含量高于800 mg以上的食物有麸皮、赤豆、杏干、蚕豆、扁豆、冬菇、黄豆、竹笋、紫菜等。

十一、为什么服用甲状腺激素制剂的患者要注意补充钙？

答案很简单：因为甲状腺激素使钙的排出增多。

体内钙的吸收、排泄和储存在众多因素的共同作用下保持着平衡。服用甲状腺激素制剂引起排出钙增多,需要补充更多的钙来维持钙的平衡状态和钙的内环境稳定。因此这些患者更要注意钙的补充。

顺便多说一句,摄入大量的钠会降低钙在骨骼的潴留,并使骨密度降低。不妨吃得淡一些,严格控制每日钠盐的摄入量在6 g以内,对钙的吸收利用也有益处。

十二、如何经常不断地从食物中补充钙?

钙的补充要考虑该种食物中含钙的数量和人体能够吸收利用的程度。钙的最好来源是奶和奶制品,含钙丰富,吸收率也高。小鱼、小虾、豆制品、海藻和绿叶蔬菜也是钙的良好来源,其中,小虾皮含钙多,海带、发菜也多,豆和豆制品、瓜子、果仁蔬菜也含较多钙。动物性食物钙的消化吸收率较高,植物性食物钙的消化吸收率较低,这是因为植物中含有较多草酸、植酸和纤维的缘故。中国营养学会推荐成人每日膳食钙的参考摄入量为1 000~1 200 mg。

食物摄入中不足的钙可以服用钙制剂补充。选用含钙元素高、胃肠道刺激性小、无杂质污染、易于机体吸收和价格适中的钙制剂,如碳酸钙、葡萄糖酸钙、枸橼酸钙、乳酸钙等。补充钙剂最好同时补充维生素D。维生素D促进小肠腔内钙和磷的转运;促进骨骼中钙的动员;促进肾脏对钙、磷的重吸收,提高血钙、血磷浓度。

注意还要多晒太阳,促进体内维生素D的合成。

十三、什么时候是补充钙的最佳时刻? 为什么要经常不断地补充钙?

临睡前服用钙制剂,是补充钙的最佳时机。这样可以避免后半夜及清晨的低血钙状态,减少因低钙反馈性刺激甲状旁腺分泌PTH而引

致的骨吸收。可以在临睡前服用钙片，或者喝一杯牛奶。特别推荐饮用牛奶，不但补充了钙质，还能使您的睡眠更高效。

人体不能吸收和储存过量的钙，所以需要长期、不间断的补充钙，并以均衡剂量多次服用的方法效果为好。

十四、骨头汤能起到补钙的作用吗？

有人以为用动物骨头煮汤，可以使骨骼中的钙溶解在汤水中，患者服用了可以起到补钙的作用。但是，实际情况是汤水中钙的成分非常少，并不能起到补钙的作用。相反，骨髓中大量的脂肪进入汤水之中，进食大量脂肪对患者反而不利。所以从补钙出发，并不提倡食用骨头汤。

第三章　^{131}I治疗甲状腺功能亢进症

 ## ^{131}I治疗甲亢的方法和优缺点

一、甲状腺功能亢进症有哪些症状？

甲状腺功能亢进症（hyperthyroidism）简称甲亢，是由于体内甲状腺激素过多而引起机体兴奋性增高和代谢亢进的一组内分泌疾病的总称，病因尚不清楚。其中以毒性弥漫性甲状腺肿（toxic diffuse goiter ）最为常见。可具有高代谢症群、甲状腺肿和眼症三个方面的典型症候群。临床上常表现为甲状腺肿大、心动过速、胃纳亢进、体重减轻，并伴随着神经系统症状。

二、什么原因引起甲状腺功能亢进症的发病？

甲状腺功能亢进症的病因尚未完全清楚。临床上观察到其发病常与促甲状腺激素（TSH）分泌过多有关。近年来的研究提示甲状腺功能亢进症是一种器官特异性自身免疫性疾病。临床上观察到甲状腺疾病的自体免疫有遗传性；其自体抗体与其他自体抗体可并存；常常伴发其他自体免疫疾病。

三、甲状腺功能亢进症患者的甲状腺功能测定有什么特点?

目前评价甲状腺功能状态首选血清TSH、FT$_3$、FT$_4$测定。诊断甲状腺功能亢进最灵敏的指标是超敏促甲状腺激素(TSH),甲状腺功能亢进时TSH降低。而游离T$_3$(FT$_3$),游离T$_4$(FT$_4$),三碘甲状腺原氨酸(T$_3$),甲状腺素(T$_4$)升高。这些指标诊断甲亢灵敏度的顺序为: TSH>FT$_3$>T$_3$>FT$_4$>T$_4$。

四、甲状腺功能亢进症患者的摄碘率测定有什么特点?

甲状腺功能亢进症患者摄碘率测定曲线的特点是: ① 最高摄^{131}I率高于正常值的上限; ② 摄^{131}I率曲线高峰前移,即摄^{131}I率曲线高峰在24小时以前出现; ③ 2小时与24小时摄^{131}I率比值大于0.8,或4小时与24小时比值大于0.85。

但要注意,甲亢患者的摄^{131}I率高低与病情严重程度无关,也不能作为判断病情缓解和痊愈的指标。

目前由于放射免疫方法的运用,尤其是TSH的高灵敏测定,多数患者已不需要进行甲状腺摄碘试验。摄碘试验目前更多地用于: ① 甲状腺功能亢进症的诊断及^{131}I治疗的治疗剂量计算; ② 鉴别诊断急性甲状腺炎、亚急性甲状腺炎及高碘性甲亢; ③ 了解甲状腺激素合成功能、辅助原发性甲状腺功能减退症的病因诊断等。

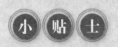

甲状腺功能亢进症患者摄碘曲线的特点:摄^{131}I功能增高,高峰前移。

五、甲状腺激素抑制试验对诊断甲状腺功能亢进有什么作用？

正常情况下，甲状腺摄碘功能受垂体前叶分泌的TSH调节，口服外源性甲状腺激素，血液中甲状腺激素水平升高反馈抑制垂体前叶分泌TSH，使甲状腺摄取碘的功能暂时降低或抑制。甲亢时，由于存在非垂体性甲状腺刺激物质或甲状腺滤泡上皮细胞功能自主性，使甲状腺的摄碘功能不受TSH调节，服外源性甲状腺激素后，甲状腺摄碘功能无明显抑制。这个检查方法诊断甲亢有较好的特异性。

六、甲状腺激素抑制试验是如何进行的？如何判断是否正常？

先进行常规甲状腺摄碘（^{131}I）试验，测定24小时摄^{131}I率。然后嘱患者每天口服干甲状腺片（T_4）120 mg，连服14天，或每天服左旋甲状腺素钠75~150 μg，连续7天，重复做甲状腺摄碘（^{131}I）率试验，测定24小时摄碘（^{131}I）率，计算摄^{131}I抑制率：

$$抑制率(\%)= \frac{第一次24\,h摄^{131}I率-第二次24小时摄^{131}I率}{第一次24小时摄^{131}I} \times 100\%$$

甲状腺功能正常者抑制率大于50%。抑制率小于50%为甲状腺功能亢进或甲状腺激素抵抗综合征。进一步分析，不抑制或抑制率小于25%提示甲状腺功能亢进，抑制率25%~50%为轻度抑制，需要进一步检查和鉴别诊断。

注意高龄患者该试验容易激发甲亢症状的出现，应注意观察；对合并有心脏病的患者，特别是患有心绞痛、心房纤颤和心力衰竭者禁用。

七、甲状腺激素抑制试验有什么临床意义？

首先，甲状腺激素抑制试验提供甲状腺功能亢进和单纯性甲状腺肿的鉴别诊断。单纯性（缺碘性）甲状腺肿虽然摄碘（^{131}I）率也增高，

但甲状腺激素抑制试验受抑制；而甲状腺功能亢进症患者不受抑制。经过甲状腺激素抑制试验，诊断甲状腺功能亢进的诊断准确率达95%。

其次，可用来鉴别内分泌性突眼还是眼眶肿瘤引起的突眼。多数甲亢性突眼患者发病初期甲亢症状不典型，甲状腺吸碘率轻度增高或正常，但甲状腺激素抑制试验的抑制率常小于50%，而眼眶肿瘤所致突眼抑制率大于50%。

再次，使用抗甲状腺药物治疗甲亢的患者，可用甲状腺抑制试验预测停药后是否有复发倾向。如果抑制率大于50%，出现复发的可能性明显较小，可以停药。如果抑制率小于50%，提示停药后有可能复发，应继续治疗。

由于体外免疫分析技术的发展，尤其是高灵敏度TSH测定的应用，进行甲状腺抑制试验的需要逐步减少。但是对一些症状不典型以及有某些特殊情况的患者，还是需要通过甲状腺抑制试验来明确诊断。

八、甲状腺功能亢进症患者的甲状腺影像有什么特点？

甲状腺功能亢进症患者的甲状腺影像可表现为整个甲状腺的弥漫性肿大伴随弥漫性放射性增高（图3-1）。如果进行甲状腺动态显像，

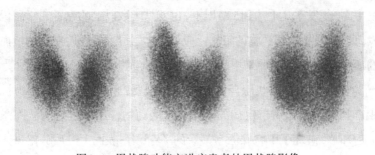

图3-1 甲状腺功能亢进症患者的甲状腺影像
左图：前后位；中图：右侧位；右图：左侧位
整个甲状腺肿大伴随弥漫性放射性增高

可表现为整体甲状腺血流灌注增强。

九、临床上有哪些治疗甲状腺功能亢进症的方法？

由于甲状腺功能亢进症的病因尚未明确，目前以抑制甲状腺激素分泌、减少甲状腺组织来达到治疗目的。外科手术治疗，内科抗甲状腺药物治疗，和放射性核素内放射治疗是目前三大公认可行的治疗方法。其中，放射性^{131}I治疗甲状腺功能亢进症开始于1942年，国内外积累了几十万病例，大量临床经验证实该方法疗效确切、复发率低、并发症少且安全简便、治疗费用低廉，已成为治疗甲亢的主要方法，在欧美等发达国家和地区更成为治疗甲状腺功能亢进症的首选方法。

十、使用抗甲状腺药物治疗甲状腺功能亢进症的优点和缺点是什么？

我国很长一段时间内抗甲状腺药物治疗甲状腺功能亢进症得到广泛应用。使用的药物有甲巯咪唑（他巴唑，赛治）、丙基硫氧嘧啶等。内科治疗的优点是口服给药较为方便，供应无限制；适用的人群广，儿童、青少年、成年人、老年人均可使用；孕妇也可慎用。但是口服抗甲状腺药物治疗的疗程长达2年，要连续服用2年以上药物；而且甲状腺功能亢进症的复发率高，复发率几乎达到50%以上，也就是半数以上的患者二年后仍要复发；此外，抗甲状腺药物的毒副反应多多，尤其是对肝脏、对骨髓造血系统的毒性，往往加重了原来甲状腺功能亢进的症状，而使患者不能耐受。

为什么使用抗甲状腺药物治疗的疗程要2年以上？这是因为抗甲状腺药物并不是作用于疾病的病因。这些药物作用于生成甲状腺激素的最后环节，破坏了甲状腺激素最后的"装配"。表面上最后分泌进入血液中的甲状腺激素减少了（这也是抗甲状腺药物的药理作用，使患者甲状腺功能亢进的症状有所改善），但是甲状腺功能亢进的病理过程在很

长一段时间内仍然在不断继续。就像工厂中的生产流水线仍然在按照高速运转,只是在成品车间将即将装配出厂的产品破坏。出厂成品减少了,但机器仍在高速运转和消耗。要等一个较长的过程,外周血中甲状腺激素的浓度降低通过负反馈引起促甲状腺激素(TSH)分泌增加,甲状腺功能亢进才算有所控制。因此,抗甲状腺药物要使用很长一段时间。

十一、外科用甲状腺切除手术治疗甲状腺功能亢进症的优点和缺点是什么?

甲状腺功能亢进症以往也用外科手术治疗,进行的是甲状腺次全切除手术。它的优点是适合于各种年龄的患者,甚至孕妇也可以接受手术;手术后甲状腺功能迅速恢复正常。外科手术治疗特别适用于甲状腺极度肿大的患者和甲状腺中存在"冷结节"的患者。但是,外科手术有一定危险性,患者要冒一定风险。手术以后的瘢痕也对爱美的人士有一定影响。最重要的缺点是外科手术切除的多少直接影响到以后甲状腺的状态,如果手术切除过多,造成甲状腺机能减退;如果手术切除过少,甲亢仍然没有控制。因此术后复发和术后甲减的概率较高。

十二、核医学科用放射性核素治疗甲状腺功能亢进症的优点和缺点是什么?

放射性核素治疗甲状腺机能亢进症方法简便、安全、治疗过程没有痛苦、适用范围广、医疗费用低,治疗当时没有副反应。大多数患者一次治愈,治愈率90%以上,复发率不到5%。因此在近年得到广泛应用。放射性核素治疗甲状腺功能亢进的缺点是远期发生甲状腺功能减退的发病率高,使有些患者感觉上觉得治疗一个疾病又增加了一个疾病,感情上接受不了。有关发生甲状腺功能减退的观点和看法我们将

在下面讨论。另外,孕妇禁用此方法。

十三、为什么说放射性核素治疗甲状腺功能亢进症既安全又简便?

1942年开始使用^{131}I治疗甲亢。利用适当剂量的^{131}I的辐射生物效应使功能亢进的甲状腺细胞破坏,甲状腺缩小、甲状腺激素的合成减少而达到治疗的目的。^{131}I在甲状腺内有效半衰期为3.5~4.5天,衰变时发射的β射线射程平均为1 mm,几乎全部被甲状腺组织所吸收。^{131}I治疗甲亢疗效肯定,方法简便,安全,副反应少,是目前成本/效益比最好的治疗方法。国内外大量的临床经验证实该方法疗效确切、复发率低、并发症少且治疗费用低,已成为治疗甲亢的主要方法。

十四、为什么一些国家的政界要人都选择放射性核素治疗甲状腺功能亢进症?

一些国家的政界要人,上至总统,下至各级官员,在当政的关头患上了甲状腺功能亢进症。他们都选择了放射性核素^{131}I作为甲状腺功能亢进症的治疗方法。这是因为^{131}I治疗的方法简便,收效快速,疗效肯定,而且安全,副反应少。一些政要人物,在当政时的健康状况可能还是国家机密,选择放射性核素治疗,只需要一次口服放射性药物,就能达到消除病症,确切治愈的效果。因此受到欢迎。

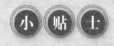

^{131}I治疗甲状腺功能亢进症状方法简便,疗效肯定,毒副反应小,在先进国家被选为首选的治疗方法。

十五、131I治疗甲状腺功能亢进症的原理是什么？

甲状腺高度选择性摄取无机碘以合成甲状腺激素，甲亢时甲状腺摄碘量明显增多。131I也是无机碘，衰变时发射平均射程1 mm的β射线，能全部被甲状腺组织吸收。使用适当剂量的131I，功能亢进的甲状腺细胞在辐射生物效应作用下被破坏，甲状腺缩小、甲状腺激素的合成减少而达到治疗目的。

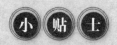

131I治疗甲状腺功能亢进症的原理：
- 甲状腺能够高度选择性摄取碘(131I)。
- 放射性131I在甲状腺内有足够的滞留时间(在甲状腺内的有效半衰期一般为3.5~4.5天)。
- 131I发射的β射线适合于治疗甲亢。

增生的甲状腺组织受到放射线的照射而遭到破坏，甲状腺激素生成减少，甲状腺功能亢进缓解或治愈。

十六、哪些患者适合用131I治疗？

首先，按照欧美国家的标准，几乎所有的甲状腺功能亢进症患者，只要没有绝对的禁忌(妊娠和哺乳；近期急性心肌梗死)，都适合使用131I治疗甲状腺功能亢进症。

而在我国，最常用于：① 抗甲状腺药物过敏的患者；② 抗甲状腺药物疗效差、用抗甲状腺药物治疗后多次复发的患者；③ 甲状腺功能亢进症伴白细胞或血小板减少的患者；④ 甲状腺功能亢进症伴房颤、或伴肝功能损害的患者；⑤ 合并桥本氏病药物治疗效果不佳，摄

^{131}I率增高的患者;⑥ 甲状腺肿大明显的少年儿童甲状腺功能亢进症患者等。

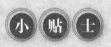

^{131}I治疗甲亢最适合于:
- 甲状腺中度弥漫性肿大,年龄25岁以上的患者。
- 抗甲状腺药物治疗无效、过敏或治疗后复发的患者。
- 禁忌手术、不愿手术或术后复发的患者。
- 甲状腺^{131}I的有效半衰期>3天的患者。

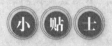

^{131}I治疗甲亢也适合于:
- 年龄<25岁的患者。
- 甲亢合并心脏病或肝病。
- 甲亢伴有白细胞或血小板减少。
- 结节性甲状腺肿合并甲亢患者。
- 有效半衰期<3天者。

十七、^{131}I治疗甲状腺功能亢进症有哪些禁忌证?

妊娠、哺乳和急性心肌梗死是^{131}I治疗甲状腺功能亢进症的绝对禁忌证。甲状腺极度肿大并压迫气管,和肝肾功能严重受损是^{131}I治疗甲状腺功能亢进症的相对禁忌证。

妊娠12周胎儿甲状腺开始发育,^{131}I可经胎盘进入胎儿甲状腺,影

响胎儿甲状腺的正常发育和功能,阻碍胎儿大脑发育和胎儿生长,因此妊娠孕妇禁忌¹³¹I治疗。虽然文献曾报道由于疏忽而在孕12周前应用¹³¹I治疗,未见胎儿不正常,但治疗原则是孕妇禁用¹³¹I治疗。24小时内乳汁可分泌口服¹³¹I量的4.5%,势必影响婴儿甲状腺功能,因此如果哺乳期必须用¹³¹I治疗,应停止哺乳。

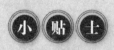

¹³¹I治疗甲亢的禁忌证:
● 甲状腺极度肿大并有压迫症状者。
● 妊娠而不愿终止妊娠的患者。
● 近期心肌梗死的甲亢患者。
● 肝肾功能严重损害者。

十八、¹³¹I治疗甲亢有否年龄限制?

以前临床上对¹³¹I治疗甲亢有否年龄限制存在争议。有人们担心¹³¹I治疗甲亢是否致癌?是否影响生育?是否引起后代的改变?用专业语言来说,就是是否导致躯体效应和遗传效应。然而,经过60余年几十万例的临床治疗和长期随访,发现¹³¹I治疗患者甲状腺癌和白血病等癌症的发病率没有增加,生育能力和遗传缺陷的发生率也没有受到影响。因而限制儿童和青少年甲亢使用¹³¹I治疗是没有必要的。在此基础上,英国和荷兰建议将¹³¹I治疗儿童和青少年甲亢作为首选或第二线的治疗方法,尤其是甲状腺肿大和对抗甲状腺药物治疗依从性差的患者。这一年龄组的患者¹³¹I治疗尽快控制甲亢后更利于生长发育。

十九、能简单概括一下 ^{131}I治疗甲状腺机能亢进症的步骤吗？

可以。在进行了一些必要的准备,如禁止食用含碘的食物、药物一段时间,并且进行了一些必要的检查和化验后,确定了治疗剂量,就可以服药了。在空腹下像喝开水一样服下一杯无色无味透明的 ^{131}I液体,就完成了治疗甲状腺功能亢进症的全部步骤。接下来只要安静休养,静待2~3周以后显示治疗作用吧。

二十、甲状腺功能亢进症 ^{131}I治疗前患者需要作哪些准备？

首先,在治疗前不能使用影响甲状腺摄 ^{131}I功能的药物和食物。尤其是含碘的药物和食物。禁用时间根据药物或食物而定,至少2周以上(见后)。

^{131}I治疗前期先进行常规体检,扪诊甲状腺大小。化验血、尿常规,肝、肾功能和血清甲状腺激素水平,包括TSH、TgA、MCA、TRAb等。必要时进行ECG检查。在血细胞、肝肾功能基本正常情况下才可以用 ^{131}I来治疗。

^{131}I治疗前测定甲状腺摄 ^{131}I率,并通过甲状腺显像推算甲状腺重量,以作为计算 ^{131}I治疗剂量的依据。必要时可用B超检查确定甲状腺大小。有条件时同时测定有效半衰期,如摄 ^{131}I率低或有效半衰期少于3天,可间隔一定时间或暂作抗甲状腺药物治疗一段时间后再检测。

对病情较重的甲状腺功能亢进症患者, ^{131}I治疗前可综合中西医措施对症治疗。给予β受体阻滞剂,补充维生素、钾、镁,镇静剂,以及抗心衰、抗感染、升白细胞等辅助治疗。

在 ^{131}I治疗前有必要向患者和家属讲清 ^{131}I治疗的注意事项、疗效、可能出现的近期反应及远期并发症,在患者理解并合作的基础上

签署知情同意书。

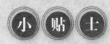

¹³¹I治疗甲状腺功能亢进症的一般准备：
● 禁食影响甲状腺摄¹³¹I功能的药物和食物。
● 测定甲状腺摄¹³¹I率和有效半衰期。
● 常规体检,并作血、尿常规,甲状腺功能,肝、肾功能和ECG检查。
● 估算甲状腺重量,可通过核素显像、B超、触诊等方法进行。

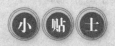

特殊患者¹³¹I治疗甲状腺功能亢进症的准备：
● 心率过速(超过120次/分)、精神紧张者对症处理,可用β-洛克,心得安及安定等药物。
● 甲亢症状严重者可先使用抗甲状腺药物控制高代谢症状。

二十一、确定¹³¹I治疗甲状腺功能亢进症治疗剂量有哪几种方法?

迅速有效地控制甲亢,又尽可能降低甲低的发生率是理想的治疗目标。其关键就是确定¹³¹I的剂量。目前确定¹³¹I治疗剂量的方法大致分为固定剂量法和个体剂量计算法两类。固定剂量法在给药时又可小量多次给药或一次性大剂量给药。推荐使用个体剂量计算法。

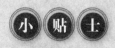

确定 ^{131}I治疗剂量的方法：
● 小量多次法。
● 大剂量一次法。
● 个体剂量计算法。
推荐应用个体剂量计算法。

二十二、什么是固定剂量法？

每个甲状腺功能亢进症患者都给予相同固定的治疗剂量。推荐的 ^{131}I剂量一般为185~370 MBq（5~10 mCi）。可以一次性给予，也可分次给予。这一方法简便易行，疗效高，但缺点是早发甲低率偏高。发生甲减的概率太高而不被国人所接受。

二十三、为什么要计算 ^{131}I治疗甲状腺功能亢进症的个体剂量？

计算个体治疗剂量的目的是，为了尽可能既治疗好甲状腺功能亢进，又不会引起或尽可能减少甲状腺功能减退的发生。尽管由于个体差异大，每个人对于放射线的敏感性又不同，虽然使用个体治疗剂量计算不能绝对防止甲状腺机能减退的发生，但在最大程度上做到了治疗的规范化并防止产生更多的甲状腺机能减退症。

同时，计算个体化治疗剂量的目的也是防止治疗后产生甲亢危象（见后）。

二十四、怎样计算 ^{131}I治疗甲状腺功能亢进症的个体剂量？

为了确保 ^{131}I治疗甲状腺功能亢进症的治疗效果，并且尽可能地追

求减少治疗后引起甲状腺功能降低症的可能,我国推行^{131}I治疗的个体剂量。每个患者给予的治疗剂量根据其甲状腺的大小(重量)和甲状腺摄^{131}I率按下列公式计算:

$$^{131}\text{I治疗量(MBq)} = \frac{\text{计划每克甲状腺吸收放射性活度(MBq)}\times\text{甲状腺重量(g)}\times 100}{\text{甲状腺最高摄碘率(\%)}}$$

计划每克甲状腺吸收放射性活度为2.6~4.44 MBq(70~120 μCi)。该公式假设^{131}I在甲状腺内的有效半衰期为5天左右。有效半衰期小于5天者,乘以 5/有效半衰期校准。

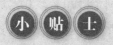

影响个体剂量计算的因素:
● 年龄(老年或青年)。
● 甲状腺大小。
● 有效半减期(是否使用碳酸锂)。
● 甲状腺软硬度、有无结节。
● 病程(长或短)。
● 抗甲状腺药物应用史(长或短)。
● 合并甲亢性心脏病。
● 术后复发。

二十五、哪些因素应考虑增加治疗剂量?

很多因素都可能影响^{131}I治疗甲亢的疗效,所以在计算出^{131}I的剂量后,应根据患者的具体情况对^{131}I剂量进行增或减。上一节所列公

式为一般情况下的剂量计算。在具体的应用中应该考虑到各个患者对辐射的敏感性不同等因素,而对剂量有所加减。例如,病程较长的甲状腺功能亢进症患者;尤其是长期使用抗甲状腺药物治疗而效果不佳的患者,应考虑增加治疗剂量;甲状腺巨大且质地较硬的患者和老年患者也应该增加治疗剂量;^{131}I在甲状腺内的有效半衰期较短的患者,由于^{131}I在甲状腺内停留的时间过短,为保证治疗效果,也应该适当增加剂量。

二十六、哪些因素应考虑减少治疗剂量?

与上一节相应,以下情况应考虑减少治疗剂量: ① 病程短、年龄轻、甲状腺较小和较软的患者; ② 未曾接受任何治疗患者; ③ 术后复发患者; ④ 经过前一次^{131}I治疗但未痊愈的患者和有效半衰期较长的患者。

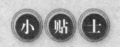

^{131}I剂量的调整:

● 增加剂量:甲状腺较大或质地较硬,结节性甲状腺肿并甲亢者,年老、病程长、抗甲状腺药物治疗效果差者,有效半衰期较短者。

● 减少剂量:年龄小、病程短、未经抗甲状腺药物治疗、有效半衰期长,甲状腺较小、手术后复发或前次^{131}I治疗后明显改善而未痊愈者。

二十七、如何确定甲状腺的大小和重量?

有经验的医生可以通过扪诊和甲状腺显像估计甲状腺肿大的程度和重量。甲状腺肿大程度可以分为 6 个等级。扪诊时甲状腺摸不着、看不见,为0度,估计甲状腺重量小于25 g。吞咽时可以看到和摸到,为Ⅰ度大,重量25~30 g。Ⅱ度大的甲状腺无需做吞咽动作就能看到,左右二叶横径6 cm左右,重量30~40 g。甲状腺可以明显看到,左右二叶横径6~8 cm,厚度2 cm左右为Ⅲ度肿大,重量40~60 g。甲状腺肿大明显,胸锁乳突肌隆起,左右二叶横径8~10 cm,厚度2~3 cm,为Ⅳ度肿大,重量60~100 g。如果甲状腺极度肿大伴颈部明显变形,左右二叶横径10 cm以上,厚度3 cm以上,为Ⅴ度肿大,重量超过100 g。Ⅴ度肿大的甲状腺功能亢进患者常常伴有甲状腺结节,可选用外科手术治疗。

二十八、^{131}I治疗甲状腺功能亢进症是如何给药的?

采用口服给药。一般^{131}I剂量都小于或等于555 MBq（15 mCi）,可一次性口服。^{131}I剂量大于555 MBq（15 mCi）或有并发症的患者,可分次给药。首次服用总剂量的1/2~2/3,隔3~7天后服完剩余剂量。

二十九、^{131}I治疗甲状腺功能亢进症口服给药的注意事项有哪些?

尽量空腹服药,以保证充分吸收。要把全部药水都咽下,用清水漱口几次并咽下。在服药2小时后再进食。这样做的目的是保证摄入足量药物并保证吸收。

服药后注意休息,防止感染和避免精神刺激。不要挤压甲状腺。一般情况下一个月内仍然不进食含碘的药物和食物。

病情重、体弱患者必要时可在^{131}I治疗后2~3天给抗甲状腺药物至症状缓解。

一周内避免与婴幼儿密切接触。

为做到优生优育，建议^{131}I治疗后半年内采取避孕措施，女性患者半年内不要怀孕，男性患者也应避孕半年。

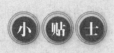

口服给药注意事项：

- 空腹给药。
- 服^{131}I后2小时方能进食。
- 不要挤压甲状腺。
- 1月内不进食含碘的药物和食物。
- 1周内不与婴幼儿密切接触。
- 避孕半年。

三十、^{131}I治疗甲状腺功能亢进症口服给药后有哪些早期反应？

绝大部分甲状腺功能亢进症患者口服治疗剂量^{131}I后没有任何副反应。少部分患者服^{131}I后一周内甲状腺部位出现轻微痒痛，系轻度无菌性放射性甲状腺炎，持续一周左右可自行消退，无需特殊处理。全身可出现乏力、头晕、食欲下降、恶心、皮肤瘙痒等与个体敏感性有关的反应，一般比较轻微。多数可自行消失，无须特殊处理，必要时可对症处理。^{131}I治疗甲亢对血象的影响极小，个别患者发生暂时性的白细胞降低，能恢复正常，必要时可给予升白细胞药物。个别病情严重的患者或服^{131}I后并发感染的患者，应注意防止发生甲亢危象，万一发生，需要内科干预积极治疗。

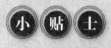

^{131}I治疗甲状腺功能亢进症给药后的早期反应

● 多数人无任何反应。

● 少数患者在服^{131}I后两周内出现乏力、恶心、食欲不佳、皮肤瘙痒及皮疹，甲状腺局部胀痛等轻微反应，一般数天内自行消失，无须特殊处理。

● 极个别患者可能诱发甲亢危象，可能系甲亢病情过重或服^{131}I后并发感染引起，按甲亢危象处理常规治疗。

三十一、什么是甲亢危象？它是如何发生的？有什么临床表现？

早期反应中最严重的是甲亢危象（thyroid storm），多于^{131}I治疗后1~2周发生。发生率极低但病死率（20%~75%）很高。^{131}I治疗发生甲亢危象的原因是贮存在甲状腺内激素大量入血所致。其诱因包括感染，创伤，手术，营养不良，甲亢长期未控制，伴有心血管病等。可能是患者体内组织中儿茶酚胺受体数目增多，心脏和神经系统对血中儿茶酚胺过度敏感；放射线破坏甲状腺滤泡，使血液中甲状腺激素大量增加；甲亢病程进展中，患者已有机体重要器官的功能障碍，如心功不全，肝功损害等；特别是重症甲亢患者^{131}I治疗后合并感染、腹泻、发生较强烈的精神刺激和过度劳累等应激状态引起儿茶酚胺释放增多。主要表现为原甲亢症状加重，高热（39℃以上）、心动过速（160次／分以上）、烦躁和大量出汗等，以及消化系统、神经系统和循环系统的功能障碍。最终死于心衰、休克，病死率可达20%~75%。

三十二、 如何预防甲亢危象的发生?

采取以下措施预防甲亢危象的发生: 重度甲亢患者用抗甲状腺药物进行治疗前准备, ^{131}I治疗后用抗甲状腺药物控制症状,使患者度过危险期; 衰竭的患者加强支持疗法; 注意休息,防止感染、劳累和精神刺激; 如有危象先兆,则应及时处理,密切观察。

另一方面,推荐使用个体剂量计算法,使用个体剂量计算法对每个个体应用的剂量一般不会引起放射性甲状腺炎,不会使甲亢症状加重,更不至于引起甲亢危象。笔者工作的医院50余年用^{131}I治疗万余名甲亢患者,没有发生一例甲亢危象。其原因之一就是一直采用个体剂量计算法。

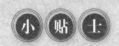

甲亢危象的诱发因素:感染、创伤、手术、营养不良、甲亢长期未控制,伴有心血管病。

三十三、 如果发生甲亢危象应该如何治疗?

甲亢危象的治疗原则是: 使用大剂量的硫脲类药物和无机碘,抑制甲状腺激素的合成和分泌; 使用β受体阻滞剂和抗交感神经药物(如利血平、胍乙啶等),减少体内儿茶酚胺的数量并阻断其作用; 使用糖皮质激素; 可采用降低代谢的疗法,换血疗法,透析疗法等。物理降温,给氧,纠正电解质及调节酸碱平衡,控制感染。

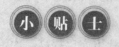

甲亢危象的治疗要点：
- 减少甲状腺激素合成、分泌（PTU，碘剂）。
- 对抗甲状腺激素外周作用（心得安等）。
- 改善全身状况（降温、吸氧、水电解质）。
- 治疗诱发疾病。
- 使用糖皮质激素。

三十四、¹³¹I治疗甲状腺功能亢进症有哪些晚期反应？

晚期反应是指治疗2周后可能出现的反应，主要为早发甲状腺功能低下和迟发甲状腺功能低下。早发甲状腺功能低下是¹³¹I治疗后1年以内发生的甲状腺功能低下，表现为恶寒、浮肿、怠倦、食欲不佳等轻微症状，血清TSH升高，T_3、T_4、FT_3、FT_4降低。早发甲状腺功能低下与个体敏感性有关。迟发甲状腺功能低下是¹³¹I治疗1年以上出现的甲状腺功能低下，症状持续存在。永久性甲状腺功能低下患者需终生服药替代治疗。

约一半甲状腺功能亢进症患者由于自身免疫导致甲状腺的破坏，在20~30年后发生甲状腺功能减退症。外科手术治疗和抗甲状腺药物治疗也会发生甲低。¹³¹I治疗甲亢后发生甲低的机制还未完全阐明，可能与患者对射线的个体敏感性和自身免疫功能紊乱有关，目前还没有有效的预防措施。晚发甲低每年以2%~3%的比例增加，10年后趋于平稳。尽管使用较小¹³¹I治疗剂量，也仅能降低早发甲低发生率（而且降低了治愈率），并不能阻止晚发甲低的发生。因为晚发甲低的发生与¹³¹I剂量无关。早发甲低、晚发甲低和亚临床甲低，都应及时给予甲状

腺激素制剂治疗,部分患者的甲状腺功能可能恢复,部分患者需长期甚至终身甲状腺激素替代治疗。

因此,有学者认为应使用较大剂量的^{131}I治疗甲亢以提高一次治愈率,尽管这可能使早发甲低的发生率增加。

三十五、早发甲状腺功能低下如何治疗?怎样鉴别早发甲状腺功能低下和永久性甲状腺功能低下?

^{131}I治疗后少数患者在一年以内出现甲状腺功能减退,称之为早发甲减。早发甲减是放射线对甲状腺直接作用的后果,它的发生率与所用的^{131}I剂量相关,亦取决于患者的个体敏感性,目前尚无控制方法。多数患者症状轻微、短暂,6~9个月后由于受射线照射的甲状腺细胞有所恢复,或残留的甲状腺组织代偿增生而有可能自行恢复。但也有部分患者转为永久性甲减,或有个别重新出现甲亢症状。

早发甲状腺功能低下可给予甲状腺制剂作替代治疗。并且要及早给予,以有效地保护甲状腺组织。甲状腺制剂的使用剂量因人而异,需要定期随访观察以确定对每一个体合适的治疗剂量,并观察早发甲状腺功能低下病程的进展和演变。如果重新出现甲亢症状,TSH低于正常则停药,否则服药1年。1年后试验性停用甲状腺激素,停药6周后复查甲状腺激素和TSH水平,如在正常水平,排除永久性甲减,可不必再服药。如果TSH仍然高于正常,则可能已发生永久性甲减,需要终生服药。

三十六、永久性甲状腺功能低下如何治疗?

^{131}I治疗1年后发生的甲状腺功能低下称为晚发甲减,其发病率每年以3%~5%递增,原因尚不明确,并且与^{131}I剂量大小无关。晚发甲减有可能是部分甲状腺功能亢进症的自然转归,部分甲状腺功能亢进症

患者未经任何治疗也会发生,同时发生于外科手术和抗甲状腺药物治疗后,以及 ^{131}I治疗后。主要与自身免疫和甲亢病程转归等因素有关。目前尚无阻止或减少晚发甲减发生的方法和措施。对于永久性甲状腺功能低下,应给予甲状腺激素替代治疗。甲低通过补充甲状腺激素可获得理想的控制,使患者维持高质量的生活,这对患者可能是最简单有效和经济实用的方法。

^{131}I治疗后一定要长期随访定期检查,一旦出现甲减,要及时进行替代治疗,可确保健康和正常生活质量。

三十七、^{131}I治疗甲亢后甲减的发病率有多高?

第一年甲减(早期甲减)的发病率为10%~20%,第二年,晚期甲减以3%~5%递增,到10年后达到平衡。早期甲减与使用的 ^{131}I剂量、机体的辐射敏感性有关,而晚期甲减主要取决于机体的自身免疫状态。

三十八、甲状腺功能亢进症 ^{131}I治疗后什么时间再就诊最适宜?

一般比较轻症的甲状腺功能亢进症患者,口服 ^{131}I后就可以安静休养,如果没有什么不适,可以在 ^{131}I治疗后3个月复查,向医生陈述症状有否改善,医生检查患者体征,并化验血清甲状腺激素、TSH、血常规等。根据检查结果安排其后的随访。如果甲亢已经治愈,过3个月和治疗后1年再次复查,并定期长期随访。

但是对于症状较重的患者,口服 ^{131}I后需要密切随访。尤其是重症甲状腺功能亢进症患者,为防止和预防甲状腺危象的发生,在服药后的1~2周内要加强观察。其后可每月随访一次。6个月后随访间隔时间可适当延长。治疗前突眼患者,每月随访一次,血中甲状腺激素降至正常水平就给予外源性甲状腺制剂,防止突眼加重。

任何患者,只要病情有反复或出现不适症状,都应该随时就诊。

三十九、为什么 ^{131}I 治疗甲状腺功能亢进症的疗效要在 3 个月后才能评价?

一般病例,服 ^{131}I 2~3 周后才逐渐显示治疗作用,甲亢症状逐渐慢慢减轻,甲状腺开始缩小,患者体重逐步增加。2~3 个月后症状和体征基本消失。部分病例 ^{131}I 的治疗作用持续半年以上。也有患者直到 5~6 个月后症状才改善。

应告诉患者 ^{131}I 治疗发生疗效的时间及治疗作用可能持续的时间,以及可能出现的副反应及出现时间,嘱患者及时复查,一般情况下 ^{131}I 治疗后 2~3 个月复查,如病情需要则可每月随访一次。

四十、如何评价 ^{131}I 治疗甲状腺功能亢进症的疗效?

服 ^{131}I 半年以后,根据甲状腺功能亢进症状改善程度、体征消除程度,以及血清甲状腺激素(包括 TSH)水平来评价疗效。将治疗效果评价为痊愈、痊愈及甲状腺功能减退、好转、复发和无效。

甲状腺功能亢进症症状、体征完全消失,血清甲状腺激素水平完全恢复正常达半年以上,为痊愈。

^{131}I 治疗后患者血清甲状腺激素水平达到正常后继续下降并低于正常,TSH 高于正常,出现甲低症状和体征,为甲状腺功能减退。一般将 ^{131}I 治疗后甲减也作为甲亢痊愈。

治疗后甲状腺功能亢进症状减轻,体征部分消失,血清甲状腺激素水平未降至正常或降至正常后又回升为好转。

^{131}I 治疗达到痊愈标准后,再次出现甲亢症状和体征,血清甲状腺激素水平再次升高为复发。

临床症状没有改善或反而加重，血清甲状腺激素水平始终未能降至正常为无效。

评价疗效时治愈、甲减和不完全缓解视为有效，复发和症状未改善为无效。

四十一、¹³¹I治疗甲状腺功能亢进症的有效率有多高？

虽然各家的报道不一，但总的来说，¹³¹I治疗甲状腺功能亢进症的有效率和治愈率都非常高。一次服药总有效率95%以上，治愈率52.6%~77%，无效率2%~4%，复发率1%~4%。一般性甲状腺功能亢进症疗效较好，治愈率较高。结节性甲状腺肿或甲状腺过大过硬的患者，可能需要几个疗程的治疗才能治愈。一般¹³¹I剂量越大，一次治愈率越高，但早发甲减率也增高。

四十二、哪些指标可以观察¹³¹I治疗甲状腺功能亢进症的疗效？

症状、体重、体力、甲状腺肿大程度、突眼程度、甲状腺功能等都可以作为观察疗效的指标。

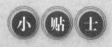

观察¹³¹I治疗甲状腺功能亢进症疗效的指标：
- 症状。
- 体重。
- 体力。
- 甲状腺肿大程度。
- 突眼程度。
- 甲状腺功能。

四十三、影响¹³¹I治疗甲亢疗效的因素有哪些?

甲状腺肿大程度、¹³¹I治疗前有否使用抗甲状腺药物（尤其丙基硫氧嘧啶PTU）、¹³¹I在甲状腺中的有效半减期和甲状腺激素受体抗体滴度水平均影响¹³¹I治疗甲亢的疗效。甲状腺极度肿大、使用过抗甲状腺药物丙硫氧嘧啶、¹³¹I在甲状腺中转换快（有效半减期短）和甲状腺激素受体抗体滴度过高均可能使¹³¹I治疗甲亢的疗效下降。在采集病史和计算治疗剂量时要充分考虑这些因素。

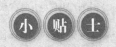

影响¹³¹I治疗甲亢疗效的主要因素:
- 甲状腺大小。
- 甲状腺¹³¹I转换率。
- ¹³¹I治疗前使用抗甲状腺药物。
- 甲状腺激素受体抗体滴度。

四十四、抗甲状腺药物对¹³¹I治疗的疗效有什么影响?

¹³¹I治疗前使用抗甲状腺药物,特别是丙基硫氧嘧啶（PTU）,有可能降低¹³¹I的疗效。有人观察到67例甲状腺功能亢进患者中,¹³¹I治疗6个月后未用抗甲状腺药物组、甲巯咪唑组、PTU组的治愈率分别为75%、72%和35%。另有报道未用抗甲状腺药物治疗组、甲巯咪唑治疗组和PTU治疗组¹³¹I的治愈率分别为66%、61%和24%。

来做¹³¹I治疗的甲亢患者,多数已经进行过抗甲状腺药物的治疗。病情较重的甲亢患者也常用抗甲状腺药物控制症状和体征,作¹³¹I治疗

准备,最好选用甲巯咪唑。使用过甲巯咪唑的患者,至少停药3~5天再作¹³¹I治疗。使用过PTU的患者,至少应停药2周再作¹³¹I治疗,并适当增加¹³¹I剂量。

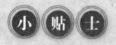

　　抗甲状腺药物降低¹³¹I的疗效,特别是丙基硫氧嘧啶(PTU)影响更大,至少应停药2周,并增加¹³¹I剂量。甲巯咪唑患者至少停药3~5天。

　　作¹³¹I治疗准备,最好选用甲巯咪唑。

四十五、哪些患者需要再次使用¹³¹I作重复治疗?什么时候才可以考虑重复治疗?

　　¹³¹I治疗后无明显疗效或症状加重(无效)的患者,以及有好转而未痊愈的患者,根据病情需要可考虑再次进行¹³¹I治疗。但必须在首次¹³¹I治疗后3~6个月。

　　首次治疗无效(症状无改善、甲功无好转、甲状腺未缩小)或症状加重的患者,3个月后即可行第二次治疗,治疗时仍需依据病情和甲状腺大小、摄¹³¹I率计算和确定治疗剂量,可以适当增加¹³¹I剂量。症状好转(症状改善、甲功好转、甲状腺缩小)而未完全痊愈的患者进行第二次¹³¹I治疗要特别慎重。① 尽量多观察一段时间(超过6个月),因为部分患者的疗效出现比较迟。② ¹³¹I剂量在测算基础上适当降低。有极少数患者需经多次¹³¹I治疗后症状才缓解。在观察期间可适当使用抗甲状腺药物。

四十六、甲状腺功能亢进症最常见的并发症有哪些？这些并发症都适合 ^{131}I治疗吗？

甲状腺功能亢进症的心脏毒性引起甲亢性心脏病；免疫功能的失调引起甲亢性眼病；对肝脏的毒性作用造成甲亢合并肝损；对代谢平衡的破坏造成甲亢合并糖尿病；对骨髓造血系统的损害引起甲亢合并血细胞减少；对外周神经肌节点的麻痹作用引起甲亢合并周围性瘫痪。

以上都是甲状腺功能亢进症最常见的并发症，而且这些并发症都适合用 ^{131}I治疗。

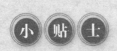

甲状腺功能亢进症最常见的并发症：
- 甲亢性心脏病。
- 甲亢性眼病。
- 甲亢合并肝损。
- 甲亢合并糖尿病。
- 甲亢合并血细胞减少。
- 甲亢合并周围性瘫痪。

这些并发症都适合用 ^{131}I治疗。

四十七、我由于心房颤动就诊，被诊断为甲亢性心脏病，可以用 ^{131}I治疗吗？

许多患者以心脏症状为甲状腺功能亢进症的首发症状。因此出现心动过速、心律不齐，甚至心房颤动等症状时，应该进行必要的检查排除或确定是否存在甲状腺功能亢进症合并心脏疾病。

一旦甲亢性心脏病的诊断成立,首选的治疗方法是放射性核素^{131}I治疗,而且应该尽早使用,越早越好。甲亢引起的心脏异常(功能/结构)多数是可逆的,早期用^{131}I治疗,不仅可以治愈甲状腺功能亢进,也可以消除心脏症状,使房颤复率。对于这些患者,不一定先用抗甲状腺药物预治疗。

及早就诊,及早用^{131}I治疗是取得良好效果的关键。著者的经验绝大多数甲亢性心脏病患者用^{131}I治疗后心脏症状都能消失,房颤患者恢复为窦性心律。只有极个别的病例,由于病程太长,甲亢引起的心脏功能/结构异常已经变得不可逆,治疗后虽然甲状腺功能亢进的其他症状都得到了控制,但心房颤动未能复率。

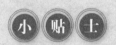

甲亢性心脏病治疗原则:
● 首选^{131}I治疗。
● 尽早治疗。
● 不一定先用抗甲状腺药物预治疗。

四十八、我患的甲状腺功能亢进症伴有突眼症状,可以用^{131}I治疗吗?

有些甲状腺功能亢进症患者伴有突眼症状,从而有"甲亢性眼病"的名称。甲亢性眼病可以发生在甲亢病程中的各个时期,约20% 先于其他甲亢症状,40%与甲亢同时,40%迟于其他甲亢症状。甲亢性眼病是甲状腺功能亢进症的明显症状之一,许多患者就是由于突眼而就诊才得到确诊。目前认为甲亢性眼病是一种器官特异性自身免疫性疾

病,是甲亢患者产生针对球后细胞或眼外肌细胞的自身抗体,而引起的自身免疫反应。患者体内TSH受体抗体(TRAb)和甲状腺刺激抗体(TSAb)升高是加重突眼的因素。甲状腺功能长期异常,甲亢症状反复发作,是导致甲亢性眼病的原因。

其中的绝大部分用[131]I治疗后随着甲亢控制突眼症状消失。但是,也有一小部分患者[131]I治疗后突眼反而加重,或者原本没有突眼症状的患者出现突眼症状(概率较小)。目前认为,突眼发生率增加和突眼加重与治疗方法无关。无论[131]I,抗甲状腺药物,还是外科手术均可导致部分患者突眼加重。最好能在着手治疗前区分是非浸润性突眼还是浸润性突眼。非浸润性突眼用[131]I治疗的效果非常好,服药后非但甲状腺功能亢进得到控制,而且突眼症状明显改善并有望逐渐消失,虽然这个过程相对较长。

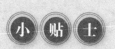

甲亢合并恶性突眼是[131]I治疗适应证:
● 轻度,稳定期——单用[131]I。
● 进展期 ——[131]I+肾上腺皮质激素。

突眼严重的患者[131]I治疗后有可能突眼症状加重,要密切随访。约40%患者突眼症状经[131]I治疗后改善,25%加重。合并使用肾上腺皮质激素,及早用甲状腺激素制剂预防和纠正甲低,是[131]I治疗甲亢伴突眼的有效措施。[131]I治疗后一旦血清甲状腺激素水平降至正常就马上应用甲状腺制剂(左旋甲状腺片或甲状腺片)。甲状腺制剂不但抑制促甲状腺激素(TSH)升高,还抑制抗甲状腺抗体的产生。比起发

生甲低后才用甲状腺制剂的患者,甲亢性眼病恶化的概率明显降低。浸润性突眼属于恶性突眼,¹³¹I治疗前应充分准备,可用大剂量糖皮质激素控制软组织炎症水肿,治疗后继续应用皮质激素维持,并采用脱水剂、控制感染等多种措施综合治疗,同时劝告患者戒烟。必要时可用外放疗治疗。

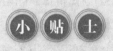

甲亢性眼病治疗原则:
● 控制甲亢。
● 戒烟。
● 保护眼球。
● 外放射治疗。
● 肾上腺皮质激素。
● 免疫治疗。
● 云克治疗。
● 手术治疗。
● ¹³¹I剂量个体化。
● 及早使用甲状腺激素制剂。

四十九、如何判断甲状腺功能亢进症伴有突眼症状的程度?

　　甲状腺功能亢进症突眼的程度分为7级。正常者无眼征病状,为0级。非浸润性突眼者仅有眼睑挛缩,突眼程度小于19 mm,为1级突眼。轻度浸润性突眼伴有眼睑挛缩,球结膜水肿充血等球后软组织损伤症状,为2级突眼。眼球突出超过19 mm者,介于轻度浸润性突眼和中度浸润性突眼之间,为3级突眼。如果出现复视等眼外肌受损的症状,已

属于4级突眼,其严重程度介于中度浸润性突眼和重度浸润性突眼之间。进一步,如果出现角膜溃疡、角膜炎等角膜损伤,则肯定属于重度浸润性突眼,为5级。如果累及视神经引起失明,则为最严重的重度浸润性突眼,6级。

五十、云克在治疗甲亢性眼病中有什么作用?

云克(^{99}Tc–MDP)可降低甲亢性眼病患者抗TSH受体抗体(TRAb)、抗甲状腺微粒体抗体(MCA)、抗甲状腺球蛋白抗体(TgA)的水平,云克治疗甲亢性眼病的疗效与免疫抑制治疗相近,毒副反应低。尤其对软组织炎症明显的眼病患者疗效好。治疗方案:云克每次5 mg静脉注射,每日1次,20天1个疗程。可适当延长疗程或加大剂量。有关云克的详细介绍,请参阅本书有关章节(第十二章225~232页)。

五十一、甲状腺功能亢进症患者为什么往往合并有肝脏损害?

据统计,甲亢患者中1/3合并有肝脏损害。甲亢患者肝脏损害比例这么高的病因是:① 甲亢过程中分泌的过量甲状腺素对肝脏有直接毒性作用;② 过量甲状腺素、以及其他药物使用不当加重了原有肝脏病变。尤其是抗甲状腺药物可能会进一步加重肝脏损害。

五十二、甲亢合并肝脏损害的治疗原则是什么?

甲亢所致机体代谢障碍是导致肝脏损害的主要原因,只有及时控制甲亢才能防止肝功能恶化、促进修复。所以治疗甲亢合并肝脏损害必须尽早控制甲亢,并注意保护肝脏,注意治疗肝损。最适宜的治疗方法是^{131}I治疗结合保肝和治疗肝损的内科药物。

笔者治疗的患者中,多在^{131}I治疗后肝功能得到改善。

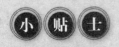

甲亢合并肝脏损害的治疗原则：
● 尽早控制甲亢。
● 保肝。
● 治疗肝损。
推荐首选¹³¹I治疗，辅以保肝药物。

五十三、为什么¹³¹I治疗甲亢合并肝脏损害既有效又安全？

¹³¹I治疗甲亢的有效性和安全性前面已经有许多叙述，本节重点讨论¹³¹I治疗会不会引起肝脏损害的加重。

首先，我们讨论肝脏的辐射敏感性。人体中对辐射最敏感的组织器官依次为骨髓、淋巴组织、生发组织、肾。肝脏对辐射的敏感性远低于这些组织，照射剂量达到3 000 cGy以上可引起放射性肝炎。治疗甲亢的¹³¹I剂量致肝脏吸收剂量为4.8 cGy，远低于引起放射性损伤的量，一般不会引起肝脏损害。

其次，放射性核素治疗所使用的药物，其化学量非常少，少到微乎其微。避免了一般药物对肝脏的损害。而一般的抗甲状腺药物都可能对肝脏具有毒副反应，会加重肝脏损害。

因此，¹³¹I辅以保肝药物是治疗甲亢合并肝脏损害的有效方法。

五十四、为什么甲状腺功能亢进往往合并有糖尿病？

甲状腺功能亢进症患者中3%~6%合并有糖尿病。这样高的发生率明显高于自然人群。甲状腺功能亢进合并糖尿病的病因是因为甲亢患者的糖耐量降低。

五十五、甲状腺功能亢进合并糖尿病的治疗原则是什么？

甲状腺功能亢进合并糖尿病的治疗原则是同时治疗甲亢和糖尿病。对于甲亢，建议首选^{131}I治疗。

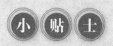

甲亢合并糖尿病的治疗原则：
- 同时治疗甲亢和糖尿病。
- 建议首选^{131}I治疗甲亢。

五十六、甲亢合并血细胞减少的病因是什么？最佳的治疗方法是什么？为什么^{131}I治疗安全？

甲亢患者往往合并有白细胞或血小板降低。① 甲亢本身对骨髓造血系统的抑制是合并血细胞减少的主要原因；② 甲亢患者使用抗甲状腺药物又往往加重了对骨髓造血系统的抑制；③ 也有部分甲亢患者合并有血液系统疾病。前二类患者甲亢控制后血细胞减少会有所改善。因此控制甲亢是当务之急。

甲亢合并血细胞减少的患者，抗甲状腺药物无法继续使用，手术治疗也不适宜。只有^{131}I治疗是最佳的选择。

^{131}I治疗甲亢全身吸收剂量7.1 cGy，其中红骨髓吸收剂量2.6 cGy。根据辐射防护的标准，全身照射剂量小于50 cGy时，没有临床效应和症状。因此^{131}I治疗甲亢对全身、对骨髓的辐射剂量都在安全范围内。长期、大宗病例的临床观察也证明^{131}I治疗甲亢不会导致白细胞或血小板降低。

甲亢合并血细胞减少患者宜在积极准备（适当使用升血细胞药

物）和严密观察下，选择¹³¹I治疗。

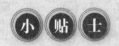

¹³¹I治疗是甲亢合并血细胞减少患者的最佳选择。

五十七、¹³¹I治疗甲亢合并周期性麻痹何时症状改善？

甲亢合并周期性麻痹的发生率3%~6%，好发于亚洲人群，以男性为多。¹³¹I治疗周期性麻痹效果满意，一般在甲亢控制后3~6个月周期性麻痹消失。低血钾伴严重心律失常高危者可用较大剂量¹³¹I治疗。

五十八、桥本病是否适合¹³¹I治疗？

传统的观点并不主张桥本病用¹³¹I治疗，这是由于顾虑发生甲低。但由于桥本病和甲状腺功能亢进症都是甲状腺自身免疫性疾病，有时难以区分。这两种疾病也有可能相互转化。而桥本病病程长，最终的转归仍然是发生甲状腺功能减退。因此内科药物治疗效差、持续反复表现为甲亢症状，和甲状腺摄¹³¹I率增高的桥本病患者，可以考虑¹³¹I治疗。¹³¹I治疗治愈甲亢能避免对身体的损害。

 ## ¹³¹I治疗甲亢的安全性

一、¹³¹I治疗甲亢是否会引起癌症发病率的增加？

¹³¹I治疗是否会引起癌症发病率的增加是受众最为关心的问题，其中有两个肿瘤的发病最受到关注，它们是甲状腺癌和白血病。半个世

纪以来，国外学者仔细观察了¹³¹I治疗甲亢后癌症的发病率。其中最著名的研究有：Cttfsg 23 000病例，Saenger 22 000病例，Dobyns 22 714病例，Hall 46 988病例，Ron 35 953病例，Franklyn 8 468病例。他们研究的结果惊人地相似，甲亢¹³¹I治疗患者甲状腺癌和白血病的发病率均小于自然人群癌症发病率。以Dobyns报道的多中心临床实验研究结果为例，11 732例甲亢患者接受外科治疗，甲状腺癌发病率0.5%；22 714例甲亢患者接受¹³¹I治疗，甲状腺癌发病率0.1%。另有资料显示，未用¹³¹I治疗的甲亢患者甲癌发生率为0.15%~2.5%。这几十万病例的资料雄辩地说明，¹³¹I治疗甲亢不会引起癌症发病率的增加。

二、¹³¹I治疗甲亢降低甲状腺癌发病率的原因是什么？

外放射治疗，尤其是儿童期头颈部受照是甲状腺癌发病的重要因素，故¹³¹I治疗甲亢是否会诱发甲状腺癌引起高度重视。但经过几十年来广泛深入的研究，观察了足够多的病例，得到的数据表明¹³¹I治疗甲亢非但不会增加甲状腺癌的发生，反而降低了发生甲状腺癌的危险性。① ¹³¹I损害甲状腺滤泡使之不能重新分裂；② ¹³¹I破坏甲亢合并微小甲状腺癌病灶；可能是¹³¹I治疗甲亢降低甲状腺癌发病率的两个主要原因。这也说明¹³¹I治疗甲亢引起癌症的风险很小。

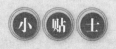

¹³¹I治疗甲亢降低甲状腺癌发病率的原因：
● ¹³¹I伤害甲状腺滤泡使之不能重新分裂。
● ¹³¹I破坏甲亢合并微小甲状腺癌病灶。

三、^{131}I治疗甲亢会不会引起白血病发病率增高?

还是用国外学者研究^{131}I治疗甲亢后癌症发病的结果来分析。Saenger等报道外科手术和^{131}I治疗甲亢的对照结果,外科手术治疗甲亢患者10 731例,白血病年发病率为16/10 000;^{131}I治疗甲亢患者16 379例,白血病年发病率为13/10 000。这组数据表明二者没有明显差异,或者说^{131}I治疗甲亢引起的白血病并不比外科手术引起的高。此外,Maxon等长期随访81 000例^{131}I治疗甲亢患者多年,仅34例患者发生白血病。这组患者如果不使用^{131}I治疗,其中预期28~44例发生白血病,也证明^{131}I治疗没有增加白血病的风险。美国、英国和瑞典长期、大样本的研究都显示^{131}I治疗甲亢并不会增高白血病的发病率。

四、^{131}I治疗甲亢对生育和遗传有没有影响?

^{131}I治疗甲亢时,假设^{131}I用量370 MBq(10 mCi),摄碘率大于30%,性腺(卵巢)接受的辐射剂量小于3.2 cGy,相当于X线钡剂灌肠或子宫造影所受到的性腺辐射剂量。

性腺受3.2 cGy照射后遗传损害危险度为:4.8/100 000活胎,而自发性畸形危险度为0.8%(即在十万个活胎中有4.8例发生遗传损害,而自发产生畸形的发生率为十万个个体中有800例)。因此,性腺受3.2 cGy照射后的遗传损害远低于自发性畸形危险度。何况^{131}I治疗甲亢多数患者使用的^{131}I剂量不到10 mCi,摄碘率也远远超过30%,性腺吸收剂量远远不到3.2 cGy。因此,美国甲状腺学会的宣传册中写道:^{131}I治疗甲亢不会降低生育能力,无致癌性,妊娠前使用^{131}I治疗对后代无不良影响。

相反,一些因为甲亢导致不育、不孕、性功能障碍的患者,^{131}I治疗后随着甲亢的控制,性功能得到明显改善,生育能力也有可能恢复。

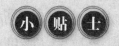

131I治疗甲亢无致癌性，不降低生育能力，对后代没有不良影响。相反，甲亢控制，能改善生育能力。

 特殊人群甲状腺功能亢进症的治疗

一、儿童甲亢和青少年甲亢能用¹³¹I治疗吗？

目前有两种不同的观点。比较普遍接受的观点是¹³¹I作为儿童甲亢和青少年甲亢第二线的治疗方法。抗甲状腺药物过敏、疗效差或毒副反应明显，治疗后复发，或甲状腺肿大较明显的儿童和青少年患者可采用¹³¹I治疗。仅能作为甲亢第二线治疗方法的理由是，尽管目前观察到¹³¹I治疗甲亢不增加癌症和遗传损害的发生率，但儿童、青少年的生存期长，¹³¹I治疗后长达60~70年的随访还在继续研究和进一步评价中。另一种观点则认为国内外大量临床实践已证明¹³¹I治疗青少年及儿童甲亢安全、简便、经济、有效，可以将¹³¹I治疗作为儿童甲亢和青少年甲亢的首选方法。

重点是，不论持哪种观点的医生，都主张¹³¹I治疗儿童甲亢和青少年甲亢要适当降低治疗剂量。一般选用的治疗剂量是70~90μCi/g甲状腺组织。

二、老年甲亢的特点是什么？老年甲亢能用¹³¹I治疗吗？

老年甲亢的症状与一般概念上表现为高代谢综合征的甲亢不

同,而有"淡漠型甲亢"的称谓。可缺乏纳亢、怕热、多汗等症状,而以冷漠、焦虑、痴呆等神经系统症状为主,伴有心速、房颤、心衰、心绞痛心血管病症状,以及无力、消瘦、骨质疏松等。临床上容易漏诊。

老年甲亢首选核素¹³¹I治疗。治疗剂量可适当增加,每克甲状腺组织90~120μCi。

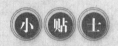

老年甲亢又称淡漠型甲亢,首选核素¹³¹I治疗,治疗剂量可适当增加。

三、巨大甲状腺肿能用¹³¹I治疗吗?

伴有或不伴有甲状腺功能亢进的巨大甲状腺肿,如果甲状腺摄碘率在30%以上,可以用¹³¹I治疗。治疗后甲状腺明显缩小,既治疗,又美容。巨大甲状腺肿能否用¹³¹I治疗的焦点是服用¹³¹I后是否会加重对气管的压迫症状,造成呼吸困难。近年来未见用¹³¹I治疗导致压迫和阻塞症状加重的报道,认为还是安全有效的方法。但处理甲状腺明显肿大、向胸骨后扩展,或胸骨后甲状腺异位的患者要慎重。另外,2%的巨大甲状腺肿患者可能恶变,怀疑恶变患者应手术治疗。

四、¹³¹I治疗甲亢有哪些综合治疗措施?

为获得良好疗效、降低¹³¹I并发症,应按各患者的个体情况采用相应的辅助手段,使¹³¹I治疗成为以¹³¹I治疗为主的综合治疗手段。重症甲

亢患者,应先用抗甲状腺药物(甲巯咪唑)作¹³¹I治疗准备,症状改善后再行¹³¹I治疗。重症甲亢患者口服¹³¹I后2~3天也可继续用抗甲状腺药物治疗,直到¹³¹I发生明显疗效。用β受体阻滞剂控制心率、肌肉震颤。明显突眼患者应同时应用糖皮质激素、及早给予甲状腺制剂防止突眼加重。

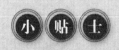

¹³¹I治疗甲亢的基本要求:
● 治疗前一定时间内(1个月)禁用含碘的药物或食物。
● 对甲状腺重量的估算和甲状腺摄碘率的测定至关重要。
● 治疗后要注意休息,避免劳累和精神刺激。
● 治疗后3个月要复查,治愈后要长期随访。

 ¹³¹I治疗甲状腺功能亢进症的摄食和营养问题

一、甲状腺功能亢进症¹³¹I治疗前为什么要停用甲状腺激素? 停用多长时间?

甲状腺功能亢进症¹³¹I治疗前准备的一个重要方面就是停用甲状腺激素类药物。由于甲状腺摄取¹³¹I是治疗能够收效的基本前提,而服用甲状腺激素类药物会造成甲状腺摄取¹³¹I的功能降低。只有停用甲状腺激素足够的时间,才能保证甲状腺能够摄取足够的¹³¹I,达到治疗甲状腺功能亢进症的目的。

各种甲状腺激素停药时间的长短各不相同。甲状腺素(T_4)、左旋

甲状腺素钠（L–T$_4$）需要停用4~6周,而三碘甲状原氨酸（T$_3$）由于代谢较快,停药2周即可。

二、还有哪些药物会引起甲状腺摄碘的功能降低？在^{131}I治疗甲亢前这些药物也需要停用吗？

结构成分中含有碘的一些药物,以及一些虽然不含碘但与代谢有关的药物,服用以后也会引起甲状腺摄取碘的功能下降。含碘的药物中,西药有复方碘溶液、碘化钾溶液和碘化钾片、碘含片、含碘的镇咳药、胺碘酮、碘油造影剂等;中药有海藻、贝母、连翘、丹参、昆布、香附、黄药子、夏枯草等。不含碘而会引起甲状腺摄取碘功能下降的药物有促肾上腺皮质激素、肾上腺类固醇、过氯酸盐、青霉素、抗甲状腺药物、溴化物等。这些药物在^{131}I治疗甲亢前也应该停用。一般需要停用4~6周。有些药物,尤其是含有有机碘的药物,影响甲状腺摄取碘的时间更长,例如胺碘酮片,可能需要停用1年以上。

请注意,一些外用制剂,如碘甘油、碘酊等也含有碘,在这个阶段尽可能不要使用。有些复合维生素制剂,如善存片中含有一定量的碘,金施尔康中也含有碘150 μg。所以,在准备应用^{131}I治疗甲亢前请将自己经常服用的滋补品等药物作一个清理,仔细看看说明书,清楚明白地全面控制碘的摄入。

三、哪些食物会引起甲状腺摄碘的功能降低,而在^{131}I治疗甲亢前要停止服用？

^{131}I治疗甲亢需要停止服用的食物都是一些含碘比较高的食物,大部分为海产品。包括海带、紫菜、海鱼虾、海蜇、海藻、柳树嫩芽等。在本书第二章有各种食物中碘含量的详细阐述,读者可以参考有关章节。

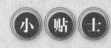

^{131}I治疗甲亢前2~6周需要停用：

● 海带、虾皮、紫菜等海产品。
● 甲状腺激素（甲状腺片、左甲状腺素钠片、三碘甲状腺原氨酸）。
● 抗甲状腺药物。
● 碘制剂（碘造影剂、乙胺碘呋酮、碘含片、碘化钾、复方碘溶液）。
● 含碘中药（海藻、昆布、丹参、贝母、香附、连翘）。

四、甲状腺功能亢进症^{131}I治疗需要停用的药物食物和需要停用的时间（表3–1）

表3–1　需要停用的食物药物和停用时间

需要停用的食物药物	停用时间
甲状腺激素	
甲状腺素（T_4）、左甲状腺素钠（L–T_4）	4~6周
三碘甲状腺原氨酸（T_3）	2~3周
含碘的药物	
复方碘溶液、碘化钾溶液、含碘片、镇咳药、	2~4周
胺碘酮、碘油造影剂	1年以上
中草药：海藻、贝母、连翘、丹参、昆布、香附等	2~4周
不含碘但影响甲状腺代谢的药物	
促肾上腺皮质激素、肾上腺类固醇、过氯酸盐、青霉素、	2~4周
抗甲状腺药物、溴化物等	2~4周
含碘量高的食物：	
海带、紫菜、海鱼虾、海蜇等	2~4周

五、碘有哪些生理功能？碘的生理功能是怎样实现的？

碘是人体合成甲状腺素的原料，碘通过合成甲状腺素来发挥重要生理作用。碘在甲状腺内合成甲状腺激素——甲状腺素（T_4）和三碘甲状腺原氨酸（T_3），发挥生理功能。主要作用是：

（1）增加基础代谢率、氧消耗和产热，促进蛋白质合成。这是少年儿童生长发育的保证。儿童缺碘可引起甲状腺功能减低，生长发育停滞，智力发育落后。

（2）促进营养的吸收和利用，促进脂肪、糖原以及维生素的代谢和利用。同时，甲状腺激素有利尿作用，并促进破骨和成骨。甲状腺激素过多神经肌肉应激性增强，而过少时肌肉收缩缓慢。

（3）胎儿期、婴儿期对大脑生长发育和完善功能有决定性的影响，碘缺乏影响脑发育，可引致耳聋、痴呆等症状。

六、人体长期摄入碘不足会引起什么疾病？

人体长期摄入碘不足引起碘缺乏。缺碘地区碘缺乏发病率高。碘缺乏引起的疾病统称缺碘性疾病，包括地方性甲状腺功能减退症（克汀病）、地方性甲状腺肿和其他缺碘疾病。

引起缺碘原因有：① 膳食中碘摄入不足；② 富含硫氰酸盐、高氯酸盐和锄盐的食物如包菜、油菜等干扰甲状腺摄碘功能；③ 硫脲、磺胺及咪唑等阻碍酪氨酸碘化药物。

胎儿期缺碘严重影响生长发育，尤其是中枢神经系统发育。表现为智力低下、共济失调、痉挛性瘫痪、聋哑、语言障碍等，或以"黏液水肿性"为特征，伴身材矮小、性发育、骨骼发育、智力发育落后。儿童和成人缺碘引起地方性甲状腺肿，甲状腺激素合成与释放减少。此外，碘缺乏还危害女性生殖。临床上血清TSH升高，T_4降低；甲状腺^{131}I摄取

率增高；尿碘低于正常。

七、如何防治缺碘性疾病？

缺碘性疾病的防治主要依靠饮食摄入足量的碘。多进食含碘丰富的食品，尤其是海产品如海带、紫菜、海藻等；另外，采用加碘食盐也是增加碘摄入的重要途径。

病情较重的可以使用药物治疗。可用碘化钾 10~15 mg/天或复方碘溶液 1~2滴/天，1个疗程连服2周，隔2~3个月重复服药，直至1年。但要密切随访，警惕大剂量碘引起甲状腺功能亢进症。

甲状腺功能减退者可服甲状腺制剂，从小剂量开始，逐渐至血清 T_4 和 TSH 正常。

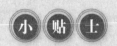

防治缺碘性疾病以膳食补充碘为最主要途径。

八、 什么是正常人体对碘的可耐受最高摄入量？

关于碘的食物来源在第二章中已经有所叙述，不再重复。人体中的碘主要来源于海产品和海盐。中国营养学会提出了碘的参考摄入量（见第二章），这是针对碘缺乏地区制定的。另一方面，碘摄入过多也会引起包括甲状腺功能亢进症在内的一系列疾病，因此，中国营养学会又提出了可耐受最高摄入量的概念。18岁以下碘的可耐受最高摄入量为 800 μg/天，18岁以上成人和孕妇、乳母的可耐受最高摄入量为 1 000 μg/天。

九、人体摄入碘长期超过可耐受最高摄入量会引起什么疾病?

长期摄入大量高碘食物及饮用水,服大剂量碘剂和采用含碘造影剂等均可引起碘过量。碘过量可以引起: ① 甲状腺功能亢进,尤其是毒性弥漫性甲状腺肿; ② 甲状腺功能减退及自身免疫性甲状腺疾病,其机制尚不清楚; ③ 甲状腺肿瘤; ④ 对脑功能可能有负面影响,智力低下。

尿碘测定可以诊断是否碘过量。停吃高碘食物、高碘饮水、高碘药物等措施,加上积极治疗疾病和促进排出,可纠正高碘状态。

十、什么是"高碘甲亢"?

高碘甲亢的正式名称是碘源性甲状腺功能亢进症。进食过高的碘是其发生的原因。通常发生于大量摄入含碘量高的食物,和使用过量含碘药物以后。曾经有碘缺乏地区因为补充碘而引起高碘甲亢发生的报道。这组患者按甲亢治疗,并控制碘的摄入量,机体内碘的含量正常后可以逐步痊愈。

由此可见,饮食中既不能缺少碘,也不能超量进食和在短期内大量补充。

十一、为什么治疗甲亢的同时要控制患者碘摄入量?

碘是合成甲状腺素的原料。大剂量的碘有可能刺激甲状腺滤泡合成和分泌甲状腺素,在甲亢时有可能引起症状加重。而且有一部分甲亢是由于高碘引起的,这部分患者如果给予碘制剂会使病情恶化。因此,在甲亢治疗期间,要控制碘的摄入量。

十二、甲亢病程中对碘摄入量各有什么要求? 甲亢治愈后还要忌碘吗?

甲亢病程的不同阶段,对碘摄入量的要求是不相同的,对其掌控

的严重程度也有松紧之分。

在甲亢的发病阶段,应该进食低碘饮食,因为碘是制造甲状腺激素的原料,高浓度的碘容易引发甲亢或加重甲亢病情。

在准备进行[131]I治疗前和治疗初期,或做甲状腺摄取[131]I试验过程中,要严格地忌碘,以获得最好的治疗效果和最准确的测定结果。这是为了让放射性的[131]I尽可能多的达到其靶器官——甲状腺,发挥治疗作用和避免非放射性的碘对放射性[131]I的竞争抑制。

甲状腺功能亢进症的治疗阶段,对碘的摄入量仍然应该有所控制,尽可能把食物中的碘含量控制在较低水平。

甲状腺功能亢进症治愈以后,对碘摄入的控制可以适当放宽。著者的观点是,在这个阶段可以食用正常人的饮食,不必刻意追求降低食物中碘的水平。只要不在短时间内进食大量高碘食物即可。这个阶段,应该注重追求的是人生的生活质量。放心去品味,放心去享受吧。

 ## 甲状腺功能亢进症的饮食

一、我被诊断患有甲亢,还能像以前"胃口好"时那样吃吗?

胃纳亢进是甲状腺功能亢进症的一个重要症状。许多患者在没有诊断为甲亢前常误认为这是身体健康的表现,而在诊断出甲亢知道这是疾病的症状后又不敢进食了,甚至希望通过少吃点东西来减缓甲亢的病情。其实,即使您已经被诊断为甲亢,您不必太在意胃纳亢进的症状,需要吃的时候还是照样吃,而且一定要有丰富的营养。随着治疗的过程,胃纳亢进的症状也会逐渐好转。

患甲亢时胃纳亢进,是因为甲状腺功能亢进时人体的代谢加速,对营养物质的需要量增加,消耗也猛增。吃进去的营养大部分都转化

为热能散发了,所以甲亢患者怕热,而且光吃饭不长肉,构成了甲状腺功能亢进中最主要的症状:高代谢症群——怕热出汗、胃纳亢进、体重减轻。

一旦甲亢被诊断,患者仍然应该与以前一样,该吃的时候还是应该吃,不要刻意缩减进食量。因为甲亢疾病过程中要消耗大量的能量,如果没有足够的能量补充,就会转而消耗人体的组织结构,引起更多的病症。而且,与有些患者的做法相反,诊断患了甲亢以后,患者更应该注重营养状况,要进食充足的蛋白质,要供给足够的能量,还要补充充分的维生素。

二、甲状腺功能亢进症患者在治疗过程中对营养和生活有什么要求?

在上一节中我们已经提到,甲状腺功能亢进症患者要注重营养,要给予充足的蛋白质,供给足够的能量,补充大量的各种维生素,同时要注意适当的休息,思想上要放松,精神上要愉快,要能够睡得好,吃得好,过得好,疾病就会好起来。

甲状腺功能亢进患者的新陈代谢率增高,疾病所消耗的热能也增多,所以要供给患者足够能量的碳水化合物,如中等度的甲亢患者需要增加正常所需热能的15%~25%。同时,甲状腺功能亢进症患者的氨基酸代谢增强,分解代谢为主,也加剧了组织蛋白的分解反应,需要饮食中供给足够的蛋白质和热能,不然的话,体重会加速减轻。每天供给100 g以上的蛋白质是必需的。另外,由于代谢旺盛和加速,对维生素的需要量也大大增加,所以要充分供给维生素以及钙、磷等。维生素中,以维生素B、维生素C和维生素A为最重要。如果能做到不吃一些刺激性的食物,如咖啡、可可、浓茶,特别是能戒酒的话,对疾病的恢复更为有利。注意休息,尤其是保证充足的睡眠。

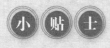

甲状腺功能亢进症患者的饮食：
- 高热量。
- 高蛋白。
- 补充维生素。
- 补充钙、磷等。

三、甲状腺功能亢进症患者为什么要补充维生素B_1？

甲状腺功能亢进症也是一种慢性消耗性疾病，消耗性患病使机体对维生素B_1的需要量增加，如没有及时适当补充，有可能引起主要累及消化系统、神经系统和循环系统的全身性疾病——维生素B_1缺乏症。尤其我国以谷类为主食的地区更要重视。

四、如何通过症状和体重的变化了解甲亢有没有缓解？

根据著者的经验，体重是反映甲亢有无缓解的一个指标。如果治疗后体重比治疗前增加10斤以上，一般可以认为甲亢已经控制。这时也可以观察到一些其他症状的减轻。这个方法对初发病例更为有用，也可作为老患者的参考。当然，血清学化验的结果是最重要的。

第四章 ^{131}I治疗自主功能性甲状腺结节（AFTN）

一、什么是自主功能性甲状腺结节？

单发或多发性结节的甲状腺结节（autonomous function thyroid nodule，AFTN），是不受TSH调节和控制的甲状腺结节，因而称为"自主功能结节"。结节外的甲状腺组织仍受TSH控制，具有正常的反馈调节机制。自主功能性结节分泌过量甲状腺激素，抑制垂体TSH的分泌，TSH处于低水平。引起正常甲状腺组织摄^{131}I功能下降，而不受TSH调节的"自主功能结节"仍然处于高度亢进状态。

二、自主功能性甲状腺结节有什么症状？

自主功能性甲状腺结节在临床上可以没有任何症状。但当结节功能增强，分泌大量甲状腺激素，可出现甲亢的症状和体征。

三、如何诊断自主功能性甲状腺结节？自主功能性甲状腺结节的甲状腺显像有什么特点？

甲状腺结节可以通过B超发现，但是，该结节是否具有"自主功能"，最简洁而明确的检查方法是甲状腺显像。自主功能性结节甲状腺

显像表现为"热结节"，结节部位浓聚明显放射性而周围被抑制的甲状腺组织显影很淡或完全不显影。但是，这时还不能直接诊断为自主功能性甲状腺结节。只有在给予外源性甲状腺激素后，即进行甲状腺激素抑制试验后，才能进行判断。如果结节部位的放射性未被抑制，仍然为放射性的高度浓聚；而结节外的甲状腺组织进一步被抑制，甲状腺显像仍然表现"热结节"，就可以明确诊断为自主功能性甲状腺结节。

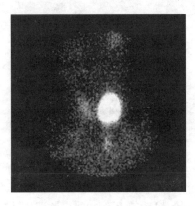

图4-1 甲状腺显像

表现为"热结节"，甲状腺左叶结节部位放射性明显浓聚，而右叶甲状腺显影很淡。经甲状腺激素抑制试验，左叶结节部位放射性未被抑制，而右叶甲状腺组织更淡，明确自主功能性甲状腺结节诊断

四、自主功能性甲状腺结节是肿瘤吗？

自主功能性甲状腺结节不是肿瘤病变。这是一个良性病变，预后良好。

五、自主功能性甲状腺结节的治疗方法有哪几种？

外科手术和放射性核素[131]I治疗是自主功能性甲状腺结节的两种主要治疗方法。

六、哪些自主功能性甲状腺结节患者适合于外科手术治疗？

甲状腺结节瘤体过大，尤其是单个大腺瘤；或者怀疑并存恶性病变者，首选外科手术切除。如果甲状腺显像显示"热结节"与放射性减

低区或缺损区并存；结节部位^{131}I摄取率过低，有效半衰期小于3天，也应该考虑选择外科手术切除。

七、哪些自主功能性甲状腺结节患者适合于放射性核素^{131}I治疗?

年龄40岁以上，腺瘤体积不是太大，结节部位^{131}I摄取率30%以上，有效半衰期3天以上的自主功能性甲状腺结节患者，适合做放射性核素^{131}I治疗。尤其是伴发心律不齐、心房纤颤和心力衰竭，有手术禁忌证或不愿手术的患者。

八、为什么能用放射性核素^{131}I治疗自主功能性甲状腺结节? 治疗原理是什么?

自主功能结节不受TSH调节和控制，而结节外的甲状腺组织具有正常的TSH反馈调节机制。自主功能性结节分泌过量甲状腺激素，抑制垂体TSH的分泌，TSH处于低水平。引起正常甲状腺组织摄^{131}I功能下降，而不受TSH调节的"自主功能结节"摄^{131}I功能处于高水平。^{131}I治疗时，大量^{131}I被自主功能性结节摄取，^{131}I的β射线发挥治疗作用；而正常甲状腺组织处于被抑制状态，不摄取或极少量摄取^{131}I，不受损伤。

九、放射性核素^{131}I治疗自主功能性甲状腺结节要做哪些治疗前准备?

治疗前患者的准备基本上与^{131}I治疗甲状腺功能亢进症相同。

首先，在治疗前不能使用影响甲状腺摄^{131}I功能的药物和食物。尤其是含碘的药物和食物。禁用时间根据药物或食物而定，至少2周以上。读者可以参考前几章有关含碘药物和食物的停用时间。

^{131}I治疗前期先进行常规体检，扪诊甲状腺大小。化验血、尿常规，肝、肾功能和血清甲状腺激素水平，包括TSH、TgA、MCA、TRAb等。血

细胞、肝、肾功能基本正常可用^{131}I治疗。

在^{131}I治疗前有必要向患者和家属讲清^{131}I治疗的注意事项、疗效、可能出现的近期反应及远期并发症,在患者理解并合作的基础上签署知情同意书。

除了上述的一般准备,自主功能性甲状腺结节的放射性核素^{131}I治疗还要采取保护甲状腺结节以外正常甲状腺组织的措施。如果甲状腺显像显示结节外甲状腺组织未被完全抑制,可用外源性甲状腺激素来抑制正常甲状腺组织。也即先要进行甲状腺激素抑制试验:每日3次口服T_3 25μg,连续7天;或每日3次口服L–T_4 50μg,连续7天;也可每日3次口服甲状腺片40 mg连续14天,再次做甲状腺显像证实甲状腺结节仍然显示为"热结节",而结节以外的甲状腺组织完全不摄取^{131}I才能用^{131}I进行治疗。在这个过程中甲状腺激素抑制试验起到两方面的作用:一是证实了自主功能性甲状腺结节的存在;二是保护了具有正常功能的结节外甲状腺组织,以便在后续的放射性^{131}I治疗过程中正常甲状腺组织不被破坏。

如果已经使用了抗甲状腺药物,治疗前需停药,以免TSH升高刺激正常甲状腺摄取^{131}I。

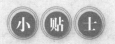

^{131}I治疗自主功能性甲状腺结节的一般准备
- 禁食影响甲状腺摄^{131}I功能的药物和食物。
- 测定甲状腺摄^{131}I率和有效半衰期。并作甲状腺显像证实自主功能性甲状腺结节的存在。
- 进行甲状腺激素抑制试验,保护正常甲状腺组织。
- 常规体检,并作血、尿常规,甲状腺功能,肝、肾功能测定。

十、放射性核素治疗自主功能性甲状腺结节^{131}I剂量如何确定？

自主功能性甲状腺结节对放射线的敏感性不高，而且其摄^{131}I率也不是很高，所以使用^{131}I的剂量也相对较高。由于在治疗自主功能性甲状腺结节前已经用甲状腺激素对正常的甲状腺组织进行了保护，一般不会引起甲状腺机能低下的后遗症，可以放心使用较大剂量^{131}I。一般多为全量一次性口服。

多数学者主张自主功能性甲状腺结节的^{131}I治疗给予555~1 110 MBq（15~30 mCi）的标准剂量，可参考有效半衰期、摄^{131}I率及患者情况酌情增减。

也有学者根据结节重量、摄^{131}I率和有效半衰期计算^{131}I剂量，计算中每克结节组织的吸收剂量比治疗甲状腺机能亢进症要高得多，达200~300 Gy：

$$^{131}\text{I剂量(kBq)} = \frac{\text{Gy/g} \times \text{结节重量（g）} \times 247}{\text{Teff（天）} \times ^{131}\text{I摄取率（\%）}}$$

但问题是结节重量不易精确估算。经验估算方法：

$$\text{结节重量（g）} = 4/3\,\pi \cdot X \cdot Y^2$$

$$X = 1/2\text{结节长径}; \quad Y = 1/2\text{结节短径}$$

十一、放射性核素^{131}I治疗自主功能性甲状腺结节后要注意什么？

自主功能性甲状腺结节患者用^{131}I治疗后，要继续服用甲状腺激素1个月，其作用是防止^{131}I被自主功能性甲状腺结节以外的正常甲状腺组织摄取，保护正常甲状腺组织，避免发生甲状腺机能减退。

十二、如何评价放射性核素^{131}I治疗自主功能性甲状腺结节的治疗效果？

症状有否改善，结节是否缩小，甲状腺显像中"热结节"是否消

失,自主功能性甲状腺结节以外的甲状腺组织功能是否恢复,是判断治疗效果的主要指标。

治疗后2~3个月结节逐渐缩小,如果原有甲亢症状也会逐渐改善。治疗后3~4个月甲状腺影像上"热结节"消失,被抑制甲状腺组织功能恢复,为痊愈。甲状腺显像示结节变小,结节以外的甲状腺组织功能没能完全恢复,为有效。继续严密观察,如果治疗后6个月后还未完全痊愈,可考虑再次进行[131]I治疗。

[131]I治疗自主功能性甲状腺结节的治愈率67%,好转率32%,无效率仅1%。极少发生甲状腺功能减退。

第五章　^{131}I治疗非毒性甲状腺肿

一、什么是非毒性甲状腺肿？

不伴有甲状腺功能亢进症的单纯性甲状腺肿大被定义为非毒性甲状腺肿（nontoxic goiter, NTG）。临床常见，患病率男性1%，女性5%。主要包括弥漫性非毒性甲状腺肿；多结节非毒性甲状腺肿；孤立性结节非毒性甲状腺肿三种类型。

二、非毒性甲状腺肿有什么症状？如何诊断非毒性甲状腺肿？

非毒性甲状腺肿的主要表现是甲状腺肿大，可以没有其他症状。往往因为"脖子增粗"而就诊，经化验排除甲状腺功能亢进症而得到确诊。可以在青春期就发生，以后有可能继续加重。如果未经治疗甲状腺继续肿大并加剧，病情严重的可以因压迫气管等组织产生相应症状。病程继续进展有可能转变为甲状腺功能减退或亢进。

三、非毒性甲状腺肿的治疗方法有哪几种？

非毒性甲状腺肿的治疗方法有内科药物治疗、外科手术治疗和放射性^{131}I治疗三种。

四、内科药物治疗非毒性甲状腺肿有哪些优点？有哪些缺点？

内科治疗非毒性甲状腺肿使用的药物是甲状腺激素，应用普遍，也方便。它通过提高血清中甲状腺激素的浓度，反馈抑制TSH等水平，阻止甲状腺进一步肿大，能在一定程度上缩小甲状腺。缺点是服用时间长，停药复发率高。

五、哪些非毒性甲状腺肿患者适合于外科手术治疗？

非常巨大，伴有压迫症状的非毒性甲状腺肿适合于手术治疗。但术后瘢痕使部分患者心存顾虑。而且外科手术治疗非毒性甲状腺肿的复发率较高，手术后10年复发率10%~20%，手术后30年45%，第二次手术的并发症也比第一次多。

六、哪些非毒性甲状腺肿患者适合于放射性核素[131]I治疗？放射性核素[131]I治疗非毒性甲状腺肿有什么优点？

由于放射性核素[131]I治疗非毒性甲状腺肿方法简单，安全，有效，甲状腺缩小明显，复发率低，可重复给药，可适用于几乎所有患者，近年日渐普及。然而，部分患者有可能发生甲状腺功能减退是限制其广泛应用的"命门"。

放射性核素[131]I治疗非毒性甲状腺肿相当安全，还没有见到由于放射性核素[131]I治疗非毒性甲状腺肿造成气管压迫或梗阻加重的报道。

七、为什么能用放射性核素[131]I治疗非毒性甲状腺肿？治疗原理是什么？

甲状腺细胞具有摄取[131]I的功能，甲状腺内[131]I发射的β射线使肿大的甲状腺缩小。这个治疗原理与[131]I治疗甲亢相仿，都是通过放射线

的内照射产生生物效应而达到治疗目的。

八、放射性核素^{131}I治疗非毒性甲状腺肿要做哪些治疗前准备？

患者准备与^{131}I治疗甲亢相同。

九、放射性核素^{131}I治疗非毒性甲状腺肿剂量如何确定？

放射性核素^{131}I治疗非毒性甲状腺肿的剂量计算公式与治疗甲亢相仿，但原则上低于^{131}I治疗甲亢的剂量。每克甲状腺组织计划给予^{131}I剂量为2.96~4.44 MBq（80~120μCi），可根据患者的具体情况增减。若病情需要6个月后可考虑重复^{131}I治疗。

十、放射性核素^{131}I治疗非毒性甲状腺肿可能产生哪些并发症？

治疗早期的并发症：放射性甲状腺炎。仅发生于少数患者，症状轻微，一般不需处理可自行消退。必要时对症处理。

治疗后的并发症：① 甲状腺功能减退。这是主要并发症。治疗后2~5年甲状腺功能减退发病率为10%~30%。② 甲状腺功能亢进。可能与产生甲状腺自身抗体有关。发病率4%~5%。

十一、如何评价放射性核素^{131}I治疗非毒性甲状腺肿的治疗效果？

用甲状腺缩小程度评价放射性核素^{131}I治疗非毒性甲状腺肿的治疗效果。多数病例1年后甲状腺缩小30%~60%。缩小程度与^{131}I用量高低有关。

第六章 放射性核素治疗肿瘤骨转移疼痛

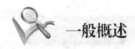 一般概述

一、患了肿瘤会感到疼痛吗?

大多数肿瘤在疾病发生的一定阶段都不会引起疼痛,许多肿瘤也正是因为缺乏疼痛症状而在疾病初期难以确诊。但是当肿瘤发展到特定阶段,无论是发生了肿瘤骨转移还是浸润了感觉神经,都会引起疼痛。到了疾病的这一阶段,疼痛成了病变的一个重要症状,需要特别重视。有部分患者就是产生疼痛以后才就诊,才发现患了肿瘤。

二、肿瘤骨转移为什么会引起疼痛?

肿瘤骨转移侵犯骨膜、神经组织,以及癌细胞释放的化学致痛物质(肿瘤坏死因子、5-羟色胺、前列腺素、缓激肽、组胺等)作用于神经组织,或合并感染均可引起疼痛。

骨干没有神经分布,即使骨折了骨干也不会感到疼痛。骨膜上有

丰富的神经支配,任何物理的(压力)、化学的(炎症等)刺激都会引起痛觉的改变。肿瘤骨转移引起疼痛的原因之一就可能是肿瘤细胞浸润产生的化学物质刺激并蔓延到了骨膜。

另外,如果肿瘤扩散累及周围神经组织,包括脊髓、神经根、臂丛和腰骶丛等神经,也会引起疼痛。肿瘤体积增大引起对骨组织的机械性压迫也是引起骨痛的一个原因。

三、哪些肿瘤最常发生骨转移?

骨骼是恶性肿瘤远处转移的常见部位,仅次于肺和肝。原发于骨外器官组织的恶性肿瘤通过血液循环或淋巴系统转移到骨骼而形成肿瘤骨转移。恶性肿瘤晚期均可发生骨转移。80%以上的肺癌、前列腺癌和乳腺癌发生骨转移,其中70%以上具有骨疼痛症状。

目前,治疗肿瘤骨转移常用的方法,包括外科手术、外照射治疗、放射性核素治疗、激素疗法、化学药物治疗及中药治疗。

四、肿瘤骨转移疼痛有哪些危害?

骨转移的过程常常没有明显的临床表现,但到癌症晚期骨痛可十分剧烈,常使人痛不欲生,严重影响患者生活质量和预后。首先,疼痛是一种非常不愉快的、痛苦的感受。严重疼痛影响患者睡眠和食欲,进一步加剧了体内免疫系统功能的下降。也可能导致精神症状,产生忧郁、焦虑、恐惧、孤独感,加重病情。骨痛使患者活动受限,甚至全身衰竭、长期卧床,易于引起血栓病、肺炎等而致命。有些肿瘤骨转移疼痛的患者真有"生不如死"的感受,患者家属思想上也是沉重负担。

五、为什么要重视肿瘤骨转移的治疗？肿瘤骨转移会引起哪些骨相关事件？

肿瘤骨转移会引起一系列的骨相关事件。50%~90%的骨转移患者发生剧烈的骨痛并反反复复受到疼痛的折磨，影响生活质量；10%~52%患者发生病理性骨折，引起日常生活不便；10%左右患者发展到压迫脊髓，有可能卧床不起；10%~20%存在高钙血症，骨钙、骨磷代谢紊乱。因此，及时和有效地治疗对减少并发症，降低骨相关事件的发生，提高生存质量，延长生命具有重要意义。

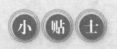

肿瘤骨转移容易引起的骨相关事件及其发病率：
- 剧烈、反复的骨痛（50%~90%）。
- 病理性骨折（10%~52%）。
- 脊髓压迫（10%）。
- 高钙血症（10%~20%）。

六、肿瘤骨转移疼痛有哪些治疗方法？

目前治疗肿瘤骨转移疼痛常用的治疗方法有药物、外放射治疗、放射性核素治疗、神经阻断治疗等。近年来放射性核素治疗发展较快，使用方便、方法简单、副反应小，且疗效较好，得到推广和普及。与其他治疗方法相比，放射性核素治疗具有靶向性强、显著缓解疼痛、副反应少等优点，已成为治疗恶性肿瘤骨转移疼痛的一种有效手段。

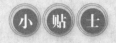

治疗肿瘤骨转移疼痛的手段：
● 肿瘤治疗［化疗、放疗（包括内照射和外照射）、激素等］。
● 缓解疼痛（止痛药物、放射性药物止痛治疗）。
● 病损骨修复（二膦酸盐、手术等）。

 ## 放射性核素治疗肿瘤骨转移疼痛的方法、特点和注意事项

一、放射性核素治疗肿瘤骨转移疼痛的原理是什么？

治疗肿瘤骨转移疼痛的放射性药物都有很好的趋骨性，骨转移病灶组织被破坏，成骨细胞修复作用活跃，可以集聚大量的趋骨性放射性药物。放射性药物进入体内后大部分浓聚在骨转移病灶内，放射性核素衰变产生的 β 射线射程为 3~8 mm，作用于肿瘤组织，产生辐射生物效应，缓解疼痛和提高生活质量。因此可以使用放射性药物来治疗肿瘤骨转移疼痛。

放射性核素治疗肿瘤骨转移疼痛的确切机制还不十分清楚，目前认为是综合性、多因素的。可能与下列因素有关：① 肿瘤体积缩小，骨膜压力减轻；② 神经末梢去极化速度改变，影响疼痛的传导；③ 抑制缓激肽和前列腺素等化学物质产生。由于部分治疗肿瘤骨转移的放射性药物的载体是膦酸盐类化合物，膦酸盐集聚于成骨细胞也起到缓解疼痛作用。

二、对治疗肿瘤骨转移疼痛的放射性药物有哪些要求?

理想的治疗肿瘤骨转移疼痛的放射性药物,一是治疗效果好,止痛作用明显;二是安全性高。也就是能达到肿瘤吸收剂量高而骨髓毒性反应低的要求。具体说来,达到以下要求者为优:① 选择性被转移灶摄取,与正常骨有较高的摄取比(病灶中浓度高);② 迅速自软组织和正常骨组织清除(正常组织中很少);③ 物理半衰期与药物在肿瘤中的生物半衰期接近(作用时间长);④ 放射性核素为低 γ 丰度(便于示踪)或无 γ 射线;⑤ 制造简便,运输方便(容易获得)。

三、放射性核素的半衰期对肿瘤骨转移止痛治疗有什么影响?

放射性核素的物理半衰期是该核素在自然状态下减少一半所需要的时间。放射性核素半衰期的长短影响治疗的有效剂量和辐射量。使用较高剂量可以提高有效率,但辐射剂量也增高。半衰期短的核素可以增加每次使用的放射量,但太短的半衰期使有效的作用时间缩短,需要增加重复治疗的次数。半衰期长有利于延长有效治疗的时间,但太长的半衰期增加辐射剂量和患者排泄物处理的麻烦。

除了物理半衰期外,该放射性药物在体内保持的时间也是一个重要的参数。该放射性药物在体内经过生物学分布和排泌,以及物理衰变的共同作用而减少一半的时间称为有效半衰期。合理的有效半衰期确保放射性药物持续有效地发挥作用。

四、放射性药物的射线种类和能量对治疗肿瘤骨转移疼痛有什么影响?

肿瘤骨转移疼痛的治疗目前主要使用 β 射线。β 射线的射程和能量参数都对治疗的疗效和患者所受的辐射剂量有影响。合适的 β 射线能量和射程有利于取得良好的治疗效果,但一些射程较长、能量过高的

β射线可能影响骨髓腔,造成骨髓及周围正常组织损伤。

寻找组织中射程短、靶细胞吸收剂量大、骨髓毒性小的放射性核素及药物成为近年来的研究热点。关注到发射内转换电子、俄歇电子和α粒子核素的应用。最佳能量范围0.8~2.0 MeV,组织内射程小于1 cm的核素最为理想。目前临床上用于治疗肿瘤骨转移疼痛放射性核素的物理特性见表6-1。

表6-1 治疗肿瘤骨转移疼痛放射性核素的物理特性

核素名称	半衰期	最大能量MeV	平均能量MeV	最大射程	γ能量keV
^{32}磷(^{32}P)	14.3天	1.7(β)	0.695(β)	8.5 mm	无
^{89}锶(^{89}Sr)	50.5天	1.4(β)	0.583(β)	7 mm	无
^{186}铼(^{186}Re)	3.7天	1.07(β)	0.362(β)	5 mm	137
^{188}铼(^{188}Re)	16.9天	2.1(β)	0.764(β)	10 mm	155
^{153}钐(^{153}Sm)	1.9天	0.81(β)	0.229(β)	4 mm	159
^{117m}锡(^{117m}Sn)	13.6天	0.13和0.1内转换电子		<1 μm	103
^{223}镭(^{223}Ra)	11.4天	5.78(α)	(平均能量)	<10 μm	154

五、治疗肿瘤骨转移疼痛的放射性药物如果同时发射γ射线,有什么影响? 要注意什么?

有些放射性药物除了发射β射线起治疗作用外,还发射一定能量的γ射线。这种额外的γ射线对治疗没有直接的作用,它所带来的好处是可以利用患者体内的这部分γ射线,通过放射性核素显像监测体内药物分布和估测吸收剂量。但是,另一方面增加了患者的辐射剂量,与此同时也可能给周围环境、家属和医护人员造成电离辐射。所以更要注重辐射防护。

六、肿瘤骨转移疼痛放射性核素治疗前患者要做哪些准备？

治疗前患者准备主要在以下几方面：

（1）了解放射性药物在患者体内的分布：进行^{99m}Tc-MDP骨显像。只有在^{99m}Tc-MDP骨显像表现为异常放射性浓聚、成骨细胞活跃的患者才适合应用放射性核素治疗肿瘤骨转移疼痛。

（2）对疼痛进行评估：世界卫生组织（WHO）将疼痛程度划分为五级：0度为不痛；Ⅰ度为轻度、间歇的疼痛，能忍受，睡眠不受干扰，不需服用止痛剂；Ⅱ度为中度疼痛，为持续痛，影响休息，正常生活和睡眠受干扰，需要服用止痛剂；Ⅲ度为重度持续的疼痛，正常生活和睡眠受严重干扰，不用药不能缓解，需要服用较大剂量止痛剂；最严重的Ⅳ度疼痛为持续剧痛伴有血压、脉搏等变化。Ⅱ~Ⅲ度以上疼痛才可考虑应用放射性核素治疗。

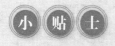

世界卫生组织（WHO）疼痛分级：
- 0度：不痛。
- Ⅰ度：轻度疼痛。
- Ⅱ度：中度疼痛。
- Ⅲ度：重度持续疼痛。
- Ⅳ度：最严重持续剧痛伴血压、脉搏变化。

（3）对患者身体状况进行评估：对患者身体状况的评估要进行两方面的工作。

一是生活质量和体力状况的评估。二是治疗前应做的体格检查。

本章后面列出常用来评估身体状况的一些方法和指标,供患者在止痛治疗前后判断和参考。为了治疗的安全,在使用放射性核素治疗时,最好停用化疗或放疗至少2~4周。

七、哪些患者可以用放射性核素治疗肿瘤骨转移疼痛?

骨痛患者,经过放射性核素骨显像显示放射性异常浓聚,提示肿瘤骨转移,肝肾功能、血常规基本正常(白细胞不低于$3.5 \times 10^9/L$,血小板不低于$80 \times 10^9/L$),可以考虑用放射性核素治疗肿瘤骨转移疼痛。

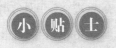

适合使用放射性核素治疗肿瘤骨转移疼痛的患者:

● 肿瘤骨转移癌伴剧烈骨痛。

● 骨显像示病变部位异常放射性浓聚。

● 体格检查肝、肾功能,血常规在许可范围内(白细胞＞$3.5 \times 10^9/L$,血小板＞$80 \times 10^9/L$,尿素氮＜ 12 mmol/L,肌酐＜ 200 mmol/L,肝功能基本正常)。

八、哪些患者不适合使用放射性核素治疗肿瘤骨转移疼痛?

凡是在6个星期以内做过细胞毒素治疗的患者;近期化疗、放疗引起严重骨髓功能障碍的患者;严重肝、肾功能障碍患者和骨显像上病灶没有放射性浓聚的患者不适合使用放射性核素治疗。病灶位于中轴骨的患者要预见到病变有可能侵犯神经引起截瘫的可能,如果要用放射性核素治疗也需要预先与患者家属说明。

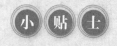

不适合于使用放射性核素治疗肿瘤骨转移疼痛的情况:
- 骨显像影像仅为溶骨性改变。
- 严重骨髓功能障碍,尤其是化疗、放疗、细胞毒素治疗后。
- 肝肾功能严重障碍。
- 脊柱破坏伴病理性骨折或截瘫。

九、放射性核素治疗肿瘤骨转移疼痛前需要进行哪些必要的检查?

最基本的检查是肝、肾功能,血常规检查等。必要的肿瘤标志物检查、X线检查,生化电解质和酶学检查也需要在此进行。肝肾功能、血常规基本正常的患者才能进行放射性核素治疗。此外,骨显像也是必需的检查项目。

十、如何评估患者的食欲状况?

患者的食欲分为四级。Ⅰ级为正常;食量减少1/3为Ⅱ级;食量减少1/2为Ⅲ级;食量减少2/3或无食欲为Ⅳ级。

十一、如何评估患者的睡眠状况?

睡眠状况也分为四级。Ⅰ级为正常;睡眠略差,不需用安眠药物为Ⅱ级;服安眠药后方能入睡为Ⅲ级;服药也难入睡为Ⅳ级。

十二、如何评估患者的生活质量和体力状况?

生活质量和体力状况分为五级。Ⅰ级:活动能力正常,与发病前没有差异;Ⅱ级:能自由走动,能从事轻度体力劳动(包括一般家务

或办公室工作），但不能从事较重的体力劳动；Ⅲ级：能走动，生活能自理，但已丧失工作能力，日间一半时间可以起床活动；Ⅳ级：生活仅能部分自理，日间一半时间卧床或坐轮椅；Ⅴ级：卧床难起，生活完全不能自理。

十三、肿瘤骨转移疼痛放射性核素治疗是如何进行的？

实施肿瘤骨转移疼痛的放射性核素治疗非常简单。在做好上述治疗前准备后，将规定剂量的某种放射性药物通过静脉注射注入患者体内即可。要求一次性全部注射进入血管，不宜漏出。

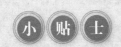

放射性核素治疗肿瘤骨转移疼痛的给药方法：静脉注射。

十四、放射性核素治疗肿瘤骨转移疼痛用药后患者有哪些反应？

大多数患者在用药后没有副反应。但仍应注意疼痛程度的评分、外周血细胞的状态、肝肾功能损伤和全身（发烧或寒战），消化道（恶心、呕吐，腹泻或便秘），泌尿道（蛋白尿、血尿），皮肤（红斑或皮疹、脱发）的症状和体征，必要时对症处理。副反应的程度各种药物不一，下面将会具体介绍。

十五、什么是"反跳痛"？

5%~10%肿瘤骨转移疼痛患者接受放射性核素治疗后2~10天（平均1周左右）可出现骨痛加剧现象，持续2~4天，称为"闪烁"骨痛（flare of pain）或"反跳痛"。

十六、为什么会出现"反跳痛"？

发生"反跳痛"的机制还不清楚，可能与放射性药物浓聚，通过辐射作用引起病变部位充血、水肿、炎细胞浸润、炎性物质释放增加和局部的压力变化等有关。如果在发生"反跳痛"的时候给患者作放射性核素$^{99m}Tc-MDP$骨显像，可以观察到全身骨皮质的放射性摄取增强——闪烁现象。

十七、"反跳痛"的出现对治疗有什么意义？

肿瘤骨转移患者注射放射性药物后出现反跳痛常预示将会有较好的止痛疗效。一般在出现反跳痛后1周左右，就会感到疼痛逐渐减轻或消失，达到较好的疗效。

十八、发生了"反跳痛"如何处理？

这种疼痛加重只是一过性的，不必特殊处理，或提醒患者不要过早抽减其他止痛药。

十九、为什么治疗以前要让患者和家属了解"反跳痛"？

治疗前要向患者和家属讲清有可能发生反跳痛，并让大家了解反跳痛的病因和对止痛治疗效果的预示作用。患者和家属具有必要的认识和思想准备，可以消除疑虑，并正确处理。

二十、肿瘤骨转移疼痛放射性核素治疗后如何进行疗效评价？

从疼痛评估和身体状况评估两个方面评价治疗效果。

（1）疼痛的评估：注意和记录骨痛开始缓解、消失，缓解维持和复发的时间。评价标准：所有部位骨痛消失为Ⅰ级；Ⅱ级：骨痛明显减轻

或消失大半,服用止痛剂减少;骨痛无改善及加重为Ⅲ级。

(2)身体状况评估:观察和记录并和治疗前比较食欲、睡眠、生活质量和体力状况的变化。

读者可以参考前面列出的疼痛、食欲、睡眠、生活质量和体力状况评价方法,对病情进展和治疗效果做出自我评价。

二十一、有哪些因素影响骨痛的治疗效果?

(1)原发肿瘤类型:乳腺癌、前列腺癌疗效最好,肺癌、鼻咽癌次之。

(2)骨转移灶类型:中轴骨的散发性局灶型小病灶疗效较好。位于四肢或骨盆等部位的巨块型骨转移疗效较差。

(3)肿瘤多脏器转移(骨转移外还有其他转移)止痛效果差。

(4)已形成病理性骨折者治疗效果差。

(5)止痛药物成瘾患者,如果单独使用放射性药物治疗效果差。

10%~20%肿瘤骨转移患者放射性药物治疗疗效不理想。

二十二、 肿瘤骨转移疼痛放射性核素治疗后如何进行随访观察?

肿瘤骨转移疼痛放射性核素治疗后随访观察的项目主要是① 常规定期进行外周血象检查,特别是用药后1~2个月内。② 肝、肾功能等生化检查,治疗后每月1次。其他尚有肿瘤标志物检查、X线检查,包括骨显像等,可根据需要定期复查。

二十三、^{99m}Tc-MDP骨显像在评价肿瘤骨转移治疗疗效中有什么价值?

常用^{99m}Tc-MDP骨显像观察疗效。治疗后病灶减少、摄取放射性降低或消失,提示治疗有效或病情好转。相反,病灶增加、出现新的放射性浓聚、摄取放射性增高,提示治疗效果不佳或病情恶化。

部分患者在注射放射性药物后数天内可出现"闪烁"（flare）现象，骨显像可发现全身骨骼以及病灶摄取放射性药物均增强，这是成骨作用增强所致。出现"闪烁"现象预示止痛治疗效果良好。

因此，定期有计划地复查^{99m}Tc-MDP骨显像具有随访价值。

二十四、放射性核素治疗肿瘤骨转移疼痛能否重复治疗？

使用放射性核素治疗肿瘤骨转移疼痛后，在相应制剂规定的时间间隔外，如果患者骨痛没有完全消失或又复发，而外周血细胞条件许可（白细胞>3.0×10^9/ L，血小板>80×10^9/ L），可考虑重复治疗。但要注意每种药物规定的时间间隔，具体时间间隔后面讨论。简要列出：^{89}Sr-SrCl$_2$间隔3个月以上，^{153}Sm-EDTMP间隔4周以上，^{188}Re-HEDP宜间隔4~6周以上。

各种治疗肿瘤骨转移疼痛的放射性药物的特点和使用方法

临床上有哪些经常使用的治疗肿瘤骨转移疼痛放射性药物？

常用的治疗肿瘤骨转移疼痛的放射性药物包括氯化^{89}锶（^{89}Sr，^{89}SrCl$_2$），^{153}钐-乙二胺四甲撑膦酸（^{153}Sm-EDTMP）。早期曾经用过^{32}磷酸盐（^{32}P），而近期新的药物有^{188}铼-羟乙二磷酸盐（^{188}Re-HEDP），^{186}铼-羟乙二磷酸盐（^{186}Re-HEDP），^{117m}锡-二乙三氨五乙酸（^{117m}Sn- DTPA）等。有关这些药物的特性将在后文逐一介绍。

使用前仔细核对并记载药名、放射性活度、放射性比度、药液体积及生产日期与批号。并仔细观察药液颜色有无改变、包装有无破损，有无混浊或沉淀。

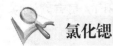

氯化锶

一、临床上最常用的治疗肿瘤骨转移疼痛的放射性药物——氯化锶有哪些特性？

氯化锶(^{89}Sr，^{89}SrCl$_2$）由加速器生产，半衰期50.6天，发射纯β射线，β射线最大能量1.46 MeV。元素周期表中锶与钙同族，^{89}Sr的化学性质类似于钙，体内分布、代谢与钙相似，静脉注射后主要集中于骨骼系统，其他部位很少。10%通过肾脏排泄，其余通过胆道排泄，静脉注射后48小时尿中排泄量不到10%。在骨转移灶中的量是正常骨的2~25倍，对骨转移疼痛止痛效果好，是目前临床上使用最多的治疗骨转移疼痛放射性药物。

^{89}Sr的半衰期比较长，进入转移灶后，不再代谢更新，可滞留在转移灶内100天左右，长期而持久地维持药效。肿瘤骨转移病灶接受每MBq^{89}Sr 21~231cGy的辐射剂量，肿瘤与骨髓的吸收剂量之比10:1。

我国生产的氯化锶注射液已获得国家食品药品监督管理局批准，在临床使用。

二、使用氯化锶治疗肿瘤骨转移疼痛临床要做哪些准备？

使用氯化锶治疗肿瘤骨转移疼痛的患者准备与前面叙述的治疗前准备相同。主要是骨显像、疼痛评估、患者生活质量体力状况评估和必要的体格检查，包括肝、肾功能，血常规检查等。并且需要签署知情同意书。只有骨显像异常放射性浓聚、成骨性改变为主，肝肾功能、血常规基本正常的患者才能进行放射性核素治疗。

三、使用氯化锶治疗肿瘤骨转移疼痛对患者家属和周围人员有额外的辐射剂量吗?

由于^{89}锶只发射纯 β 射线,静脉注射后主要集中于骨骼系统, β 射线的射程非常短,不会穿透患者的皮肤,因此与患者接触并不增加辐射剂量。

但是,要注意避免患者排泄物中的放射性污染周围环境。处理的方法包括排泄物的合理处置,患者内衣裤的换洗等。

四、如何确定氯化锶的治疗剂量?

按体重确定,一般1.48~2.22 MBq/kg。成人每次111~185 MBq,最常用111~148 MBq(3~4 mCi),小于1.11 MBq/kg(30 μCi/kg)不足以缓解疼痛,而剂量再增大并不提高疗效,反而增加毒副反应和经济负担。

五、使用氯化锶后有哪些治疗反应?

氯化锶治疗后不发生或很少发生治疗反应,因为^{89}Sr发射纯 β 射线,射程很短,对患者全身辐射影响很小。

注射后4周20%~30%患者可出现白细胞、血小板轻度降低,12周左右恢复治疗前水平。

5%~10%患者给药后一周左右出现反跳痛(闪烁现象),即短暂的疼痛加重,持续2~4天。通常出现反跳痛预示该患者效果好,反跳痛消失后止痛效果显现。

六、氯化锶治疗效果如何?

氯化锶对多种肿瘤骨转移疼痛具有止痛作用,临床效果良好。其中前列腺癌和乳腺癌疗效最好,有效率分别为80%和89%;肺癌的疗效

也好。疼痛缓解平均维持6个月（3~12个月），疼痛程度改善，止痛药用量减少，身体状况评估改善。无效率仅7.6%。

用药后2~14天疼痛缓解，1~2.5个月止痛作用达高峰，维持3~6个月。部分患者肿瘤标志物如PSA和酸性磷酸酶等降低。

对于伴有软组织疼痛和脊柱受累而导致的疼痛，疗效较差。

七、重复使用氯化锶治疗肿瘤骨转移疼痛要间隔多长时间？

^{89}锶（^{89}Sr）半衰期50.6天，一次注射后作用维持时间长达3~12个月，因此氯化锶重复治疗的时间间隔较长。如果需要重复治疗，应该在前次治疗3个月后。重复治疗的效果可能比第一次治疗效果更好。重复治疗前也需要进行肝肾功能、血常规检查。

^{153}钐–乙二胺四甲撑膦酸（^{153}Sm–EDTMP）

一、临床上常用的治疗肿瘤骨转移疼痛的放射性药物——^{153}钐–乙二胺四甲撑膦酸（^{153}Sm–EDTMP）有哪些特性？

^{153}钐（^{153}Sm）半衰期46.3小时，发射能量为0.810 MeV（20%），0.710 MeV（50%）和0.640 MeV（30%）的 β 射线，组织中射程约3.4 mm，同时发射能量103 keV的 γ 射线，因此在用于治疗的同时还可以通过显像了解药物在体内的分布。^{153}Sm与乙二胺四甲撑膦酸（EDTMP）结合形成稳定的二磷酸盐络合物^{153}Sm–EDTMP，标记率95%以上。

药代动力学研究证明静脉注射^{153}Sm–EDTMP后1小时已基本从血液清除，8小时后尿液中几乎没有放射性。注射后3小时骨组织吸收剂量达到最高，肿瘤骨转移病灶与正常骨组织摄取比值可达16∶1。骨转移灶接受的辐射剂量约是正常骨的17倍。^{153}Sm–EDTMP通过肾脏排泄，

生物学分布与^{99m}Tc-MDP相仿,也是目前临床上广泛应用的治疗肿瘤骨转移疼痛的放射性药物之一。

二、使用^{153}钐-乙二胺四甲撑膦酸(^{153}Sm-EDTMP)治疗肿瘤骨转移疼痛临床要做哪些准备?

使用^{153}钐-乙二胺四甲撑膦酸(^{153}Sm-EDTMP)治疗肿瘤骨转移疼痛的患者准备与前面叙述的治疗前准备相同,基本与氯化锶一样,作骨显像、疼痛评估、患者生活质量体力状况评估和必要的体格检查,包括肝、肾功能,血常规检查等。并且需要签署知情同意书。只有骨显像异常放射性浓聚、成骨性改变为主,肝肾功能、血常规基本正常的患者才能进行放射性核素治疗。特别要注意患者的血细胞状况。

三、使用^{153}钐-乙二胺四甲撑膦酸(^{153}Sm-EDTMP)治疗肿瘤骨转移疼痛对患者家属和周围人员有额外的辐射剂量吗?

^{153}钐(^{153}Sm)除了发射β射线外,同时发射能量103 keV的γ射线。好处是在治疗的同时还可以进行显像了解药物分布和治疗效果,但γ射线也给周围环境和陪伴在近旁的家属带来了额外的辐射剂量。尽管这个辐射剂量是小的,照顾一两个患者周围人群接受的辐射剂量仍在容许范围,但也应该从时间防护、距离防护和屏蔽防护等方面对这种辐射进行预防。如果患者需要陪伴,适当控制贴身近距离接触的时间,增加间隔距离(辐射剂量与距离的平方成反比),利用水泥墙等隔断可以有效地降低辐射剂量。

四、如何确定^{153}钐-乙二胺四甲撑膦酸(^{153}Sm-EDTMP)的治疗剂量?

确定^{153}钐-乙二胺四甲撑膦酸(^{153}Sm-EDTMP)治疗剂量有多种

方法。

（1）根据体重确定剂量：18.5~37 MBq/kg体重（0.5~1 mCi/kg），总剂量不超过2 405 MBq（65 mCi）。这是国内外临床最常用的方法。

（2）固定剂量法：每次1 110~2 220 MBq（30~60 mCi）。

（3）卫生部"核医学诊断与治疗规范"推荐方法：一次性静脉注射740~1 110 MBq（20~30 mCi）。该剂量适合于病情较重，仅以止痛和改善生活质量为治疗目的的患者。

（4）剂量计算法：以患者^{153}Sm-EDTMP骨摄取率和控制红骨髓的吸收剂量（100~150 cGy之间）计算治疗剂量。该剂量计算方法以缩小、消失骨转移病灶为目的，兼顾止痛。实际应用中较为繁琐并有较多不确定因素限制该方法的应用。

五、使用^{153}钐-乙二胺四甲撑膦酸（^{153}Sm-EDTMP）后有哪些治疗反应？

（1）治疗后急性毒副反应：较少个别患者有轻微恶心、呕吐、蛋白尿或血尿、皮疹、发热寒战，对症处理很快缓解。

（2）治疗后肝肾功能的变化：要定期检测。

（3）治疗后外周血象的变化：白细胞、血小板计数下降，3~4周降到最低，6~8周后恢复到基线（治疗前）水平。与使用剂量相关，血小板减少与使用剂量的关系更明显。临床上观察到治疗前仅作放疗患者外周血的变化较小，而化疗或化疗加放疗患者、接受过细胞毒素治疗患者、多次治疗（2次或以上）患者，白细胞和血小板下降非常明显。红细胞一般影响不大。

（4）对骨髓的影响：^{153}Sm-EDTMP骨髓毒性作用轻微和短暂，目前还未有骨髓抑制不可逆的报道。

六、¹⁵³钐-乙二胺四甲撑膦酸(¹⁵³Sm-EDTMP)治疗效果如何?

¹⁵³Sm-EDTMP治疗前列腺癌、乳腺癌和肺癌骨转移效果较好,止痛有效率85%～90%,疼痛缓解持续4~40周,平均8周。国内外的研究结果基本一致,¹⁵³Sm-EDTMP对缓解肿瘤骨转移疼痛的疗效明显,能改善患者生活质量。

七、重复使用¹⁵³钐-乙二胺四甲撑膦酸(¹⁵³Sm-EDTMP)治疗肿瘤骨转移疼痛要间隔多长时间?

¹⁵³钐(¹⁵³Sm)半衰期46.3小时,¹⁵³Sm-EDTMP维持疼痛缓解时间4~40周,平均8周。

其核素的物理半衰期和药物持续作用时间都比⁸⁹Sr短。在比较短的周期内就需要进行重复治疗。一般间隔1个月后就可以考虑进行重复治疗。进行重复治疗的条件是¹⁵³Sm-EDTMP治疗后疼痛未完全消失或复发,而血象无明显变化(WBC>3.0×10^9/L,血小板>80×10^9/L),肝肾功能基本正常的肿瘤骨转移患者。

 ¹⁸⁸铼-羟乙二磷酸盐(¹⁸⁸Re-HEDP,商品名¹⁸⁸铼(¹⁸⁸Re)依替磷酸盐注射液)

一、为什么说放射性核素¹⁸⁸铼(¹⁸⁸Re)适合用于治疗?

¹⁸⁸铼(¹⁸⁸Re)具有适合于治疗应用的优良核物理特性和化学特性。发射能量2.12 MeV的β射线,组织中最大射程12 mm,骨组织中的平均射程为3~5 mm。伴能量155 keV的γ射线,适于显像,便于临床上估算吸收剂量、评价疗效和进行药代动力学研究。半衰期16.9小时,长短适中,有利于减少骨髓抑制等副反应,也使放射性污物处理简单。¹⁸⁸Re

可以通过钨-铼发生器（^{188}W-^{188}Re发生器）淋洗产生获得，也可以通过反应堆生产（^{153}Sm和^{186}Re等都只能通过反应堆生产）。钨-铼发生器（^{188}W-^{188}Re发生器）中母体核素^{188}W的半衰期69天，钨-铼发生器有效期长达半年以上，可以在较长的时期内反复淋洗获得^{188}Re。所以其来源方便，使用便捷，随时可供标记和使用，价格也有可能较低。目前该药物由铼泰医药生物技术有限公司主持进行临床试验。一旦获得临床使用许可，有可能成为最为适合临床应用的治疗肿瘤骨转移疼痛的放射性药物。

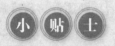

小 贴 士

^{188}铼用于放射性核素治疗的优点：
① β射线能量、射程适中。
② 同时发射γ射线，可提供显像。
③ 半衰期适中。
④ 可由钨-铼发生器生产，来源方便。

二、临床上新研制的治疗肿瘤骨转移疼痛的放射性药物——^{188}铼-羟乙二磷酸盐（^{188}Re-HEDP，商品名^{188}铼（^{188}Re）依替磷酸盐注射液）有哪些特性？

^{188}铼-羟乙二磷酸盐（^{188}Re-HEDP）是一种稳定的络合物，可以使用从钨-铼发生器新鲜淋洗的^{188}铼（^{188}Re）标记制备。程爱萍在一组前列腺癌、乳腺癌、肺癌、肝癌、结直肠癌等肿瘤组成的临床研究结果显示，^{188}Re-HEDP静脉注射以后迅速被骨组织摄取，在骨组织的分布与骨显像剂^{99m}Tc-MDP相仿。药代动力学研究发现注射量的50%左右24

小时滞留在骨及骨转移灶内。骨组织以外的放射性主要通过泌尿系统排泄。24小时累积排泄率达到注射剂量的50%以上,其中给药后5小时内排泄率为40%左右。

^{188}Re-HEDP既可用于治疗,也可进行显像,是一种比较理想的治疗骨转移癌的放射性药物。由于半衰期短,外辐射影响少,使用时可适当增大剂量,也有利于与其他治疗方法联合应用。使用^{188}W-^{188}Re发生器再加上配套的药盒,可随时、方便地获得,非常适合临床应用。

三、使用^{188}铼-羟乙二磷酸盐(^{188}Re-HEDP)治疗肿瘤骨转移疼痛时进行全身显像有什么意义?

使用^{188}铼-羟乙二磷酸盐(^{188}Re-HEDP)治疗肿瘤骨转移疼痛可以同时进行全身显像。它的意义有两个方面,一是可以了解病情,了解病损骨的情况,相当于进行了一次^{99m}Tc-MDP骨显像,而不需要另外注射放射性药物;二是可以了解治疗的效果,病损骨浓聚放射性的量也预示治疗的成败。图6-1是一例肿瘤全身骨转移患者的^{188}铼-羟乙二磷酸盐(^{188}Re-HEDP)显像影像。静脉注射以后,药物在血液中清除非常迅速,正常骨骼摄取放射性的量也比较少,而肿瘤转移的病损骨摄取大量放射性。

通过全身显像了解放射性分布的状况,而且可以通过计算得出:骨转移病灶的辐射剂量最高,正常骨皮质、肾和膀胱的辐射剂量也较高(^{188}Re-HEDP主要通过泌尿系统排泄),全身其他脏器包括生殖腺辐射剂量都较低。骨髓受到的辐射剂量也明显低于引起骨髓造血机能严重障碍的阈值。这些计算,既揭示了^{188}Re-HEDP治疗的有效性,也显示了^{188}Re-HEDP治疗的安全性。

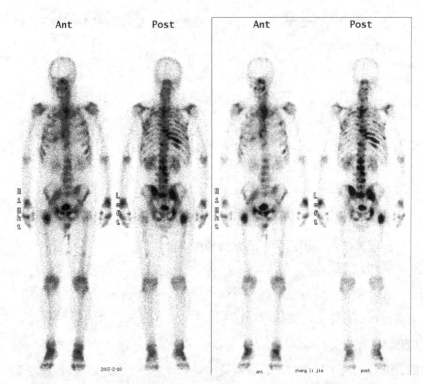

图6-1 肿瘤全身骨转移患者的 ^{188} 铼-羟乙二磷酸盐（^{188}Re-HEDP）影像。
肿瘤骨转移病灶摄取大量放射性

四、使用 ^{188} 铼-羟乙二磷酸盐（^{188}Re-HEDP）治疗肿瘤骨转移疼痛临床要做哪些准备？

使用 ^{188} 铼-羟乙二磷酸盐（^{188}Re-HEDP）治疗肿瘤骨转移疼痛的患者准备与前面叙述的氯化锶、^{153} 钐-乙二胺四甲撑膦酸（^{153}Sm-EDTMP）治疗前准备相同。作骨显像、疼痛评估、患者生活质量体力状况评估和必要的体格检查，包括肝、肾功能，血常规检查等。并且需要签署知情同意书。只有骨显像异常放射性浓聚、成骨性改变为主，肝肾功能、血常规基本正常的患者才能进行放射性核素治疗。

五、哪些患者适合使用¹⁸⁸铼-羟乙二磷酸盐（¹⁸⁸Re-HEDP）治疗肿瘤骨转移疼痛？

有明确病史，骨扫描显示有明显异常放射性浓聚（热区）的肿瘤骨转移疼痛患者，肝、肾功能、血常规均在正常范围（肝功能基本正常范围：各项指标在1.25倍标准值范围内，白细胞总数 $\geq 3.5 \times 10^9/L$，血小板 $\geq 80 \times 10^9/L$）。都可以使用¹⁸⁸铼-羟乙二磷酸盐（¹⁸⁸Re-HEDP）治疗。治疗前要签署知情同意书

六、使用¹⁸⁸铼-羟乙二磷酸盐（¹⁸⁸Re-HEDP）治疗肿瘤骨转移疼痛对患者家属和周围人员有额外的辐射剂量吗？

和¹⁵³钐-乙二胺四甲撑膦酸（¹⁵³Sm-EDTMP）相仿，¹⁸⁸铼（¹⁸⁸Re）除了发射β射线外也同时发射能量155 keV的γ射线。同样具有治疗的同时还可以进行显像了解药物分布和治疗效果的好处，但γ射线也给周围环境和陪伴在近旁的家属带来了额外的辐射剂量。尽管这个辐射剂量是小的，照顾一、两个患者周围人群接受的辐射剂量仍在容许范围，但也应该从时间防护、距离防护和屏蔽防护等方面对这种辐射进行预防。如果患者需要陪伴，适当控制贴身近距离接触的时间，增加间隔距离（辐射剂量与距离的平方成反比），利用水泥墙等隔断可以有效地降低辐射剂量。

七、如何确定¹⁸⁸铼-羟乙二磷酸盐（¹⁸⁸Re-HEDP）的治疗剂量？

推荐剂量为40 MBq/kg。使用这个剂量，治疗效果较好，而毒副反应也能控制在较低和可逆范围。

八、使用¹⁸⁸铼-羟乙二磷酸盐（¹⁸⁸Re-HEDP）后有哪些治疗反应？

从生命体征、副反应、心脏、肝脏、肾脏毒性和骨髓毒性等方面对

^{188}铼-羟乙二磷酸盐（^{188}Re-HEDP）的治疗反应进行评估,结果所有用药病例生命体征平稳,没有发生严重不良事件,在受试期中也无死亡病例。肾功能、心脏功能在用药前后都无明显变化,仅1例肝功能发生异常变化（ALT升高）。在20~50 MBq/kg范围内没有观察到^{188}Re-HEDP对患者生命体征的明显不良影响和对心脏、肝肾功能等的明显不良影响,^{188}Re-HEDP对肿瘤骨转移患者的骨髓抑制是温和、短暂的,给药8周后基本上均可恢复到基线水平。个体体质状况、敏感性、入组时的基线值、病史长短及是否经常使用外照射治疗或长期应用化疗药物等多种因素都可能对骨髓毒性有影响。随着剂量增加^{188}Re-HEDP对骨髓的毒性有可能增加。

九、^{188}铼-羟乙二磷酸盐（^{188}Re-HEDP）治疗效果如何?

以用药前后疼痛和体力的变化情况作为观察指标,将^{188}铼-羟乙二磷酸盐（^{188}Re-HEDP）治疗的效果分为无效、好转、显效、疼痛完全解除四个等级。程爱萍的研究结果初步观察到^{188}Re-HEDP治疗可以改善肿瘤骨转移疼痛患者的疼痛状况、提高生活质量。注射^{188}铼-羟乙二磷酸盐（^{188}Re-HEDP）后止痛起效时间平均4.05天,止痛效果平均持续时间6.85周。总的疼痛缓解率74.1%。其中40 MBq/kg剂量组缓解率87.5%,50 MBq/kg组87.5%。患者生活质量提高而没有产生严重的骨髓抑制,而且^{188}Re可以从发生器获得为应用提供了方便。

十、重复使用^{188}铼-羟乙二磷酸盐（^{188}Re-HEDP）治疗肿瘤骨转移疼痛要间隔多长时间?

^{188}Re发射高能β射线（最大β粒子能量2.1 MeV）和155 KeV的γ射线（15%）,具有相对短的物理半衰期（16.9小时）。短半衰期意味着骨髓毒性较小、短期内可重复利用。

毒副反应分析发现血小板在治疗后3~4周,白细胞在治疗后2~6周、血红蛋白在治疗后2~6周下降。血小板4周最低,白细胞6周最低,多数患者8周恢复。所以以重复给药的周期以6~8周为宜。这时患者白细胞等都应该已经回到基线值。

重复给药还有可能提高治疗的疗效。2003年Palmedo H进行重复给药研究,他们单次给药的有效率为64%,8周后重复给药一次有效率可提高到92%。

 ## ^{186}铼–羟乙二磷酸盐(^{186}Re–HEDP)

一、临床上另一种新研制的治疗肿瘤骨转移疼痛的放射性药物——^{186}铼–羟乙二磷酸盐(^{186}Re–HEDP)有哪些特性?

^{186}铼(^{186}Re)与^{188}铼(^{188}Re)具有相同的化学性质,但核物理性质不同。^{186}铼(^{186}Re)物理半衰期91.2小时,发射1.07 MeV(70.6%)和0.934 MeV(23%)的β射线,组织中射程约4.7 mm,骨中平均射程0.5 mm,同时发射137 keV的γ射线。在进行骨痛治疗的同时,适合进行骨显像。

病损骨与正常骨^{186}铼–羟乙二磷酸盐(^{186}Re–HEDP)摄取比为5.4:1。^{186}Re–HEDP也是近年来新研制的又一骨痛治疗放射性药物。

使用^{186}铼–羟乙二磷酸盐(^{186}Re–HEDP)治疗肿瘤骨转移疼痛临床所要进行的准备、使用^{186}铼–羟乙二磷酸盐(^{186}Re–HEDP)治疗肿瘤骨转移疼痛对患者家属和周围人员有无额外的辐射剂量等问题,与^{188}铼–羟乙二磷酸盐(^{188}Re–HEDP)完全相同,请参考有关章节,这里不再赘述。只是强调一下^{186}铼–羟乙二磷酸盐(^{186}Re–HEDP)除了发射β射线外,同时还发射137 keV的γ射线,也需要重视和做好对家属和周围人群的辐射防护。

二、如何确定^{186}铼-羟乙二磷酸盐（^{186}Re-HEDP）的治疗剂量？

^{186}铼-羟乙二磷酸盐（^{186}Re-HEDP）用于治疗骨转移癌的推荐使用剂量为925~1 295 MBq（25~35 mCi）。

三、使用^{186}铼-羟乙二磷酸盐（^{186}Re-HEDP）后有哪些治疗反应？

使用^{186}铼-羟乙二磷酸盐（^{186}Re-HEDP）后常发生白细胞和血小板降低，可能与其血液清除较慢，骨髓辐射剂量较高有关。

四、^{186}铼-羟乙二磷酸盐（^{186}Re-HEDP）治疗效果如何？

^{186}铼-羟乙二磷酸盐（^{186}Re-HEDP）止痛有效率为70%~90%。用药1周后疼痛改善，止痛作用维持7~8周。文献报道，^{186}Re-HEDP 1.2~1.8 GBq（32.4~48.6 mCi）治疗前列腺癌及乳腺癌骨转移灶疼痛患者，有效率80% ~90%。与^{89}Sr相比，症状缓解更为迅速。与^{153}Sm-EDTMP相比，^{186}Re发射137 keV的γ射线同样可用于治疗后显像。

五、重复使用^{186}铼-羟乙二磷酸盐（^{186}Re-HEDP）治疗肿瘤骨转移疼痛要间隔多长时间？

也以8周以上为宜。

锝（^{99}Tc）亚甲基二磷酸盐注射液（^{99}Tc-MDP，商品名云克）

一、临床上另一种新研制的治疗肿瘤骨转移疼痛的放射性药物——云克（^{99}Tc-MDP）有哪些特性？

云克（^{99}Tc-MDP）是^{99}锝（^{99}Tc）与亚甲基二磷酸盐（methylene

diphosphonate, MDP）结合形成的二磷酸盐，可用于缓解肿瘤骨转移疼痛。它与目前临床上最常用的放射性核素骨显像剂^{99m}Tc-MDP的差别仅仅在于^{99m}Tc-MDP中的^{99m}Tc被^{99}Tc所取代（请读者注意^{99m}Tc和^{99}Tc的差别）。

二、云克（^{99}Tc-MDP）的止痛作用是怎么发现的？

说到云克（^{99}Tc-MDP）止痛作用的发现，让我们追溯到20世纪80年代。当时就用^{99m}Tc标记的亚甲基二磷酸（^{99m}Tc-MDP）作骨显像，^{99m}Tc-MDP是^{99m}锝（^{99m}Tc）标记的含有P-C-P键的磷酸盐化合物，使用^{99m}Tc-MDP作骨显像后有一个现象引起了注意：许多肿瘤骨转移的患者进行了^{99m}Tc-MDP骨显像后都感到身上的疼痛减轻，甚至有患者再次找到核医学科希望再打一针骨显像剂。

当然，从辐射防护和使用放射性诊治的准则，笔者不能给患者做这样的治疗。但是，有一位聪明的放射化学药物专家李茂良先生想到了一个方法，把^{99m}Tc衰变后形成的^{99}Tc取代^{99m}Tc-MDP中的^{99m}Tc，形成的^{99}Tc-MDP既保持了亚甲基二磷酸络合物的特性，在机体内吸收、分布、排泄的动力学特性与^{99m}Tc-MDP一致，又避免了无谓增加的放射性。该药物已由中国核动力研究设计院成都同位素应用研究所研制成功。

三、^{99m}Tc中的"m"有什么意义？ ^{99}Tc-MDP与^{99m}Tc-MDP有什么不同？

在原子结构上，$^{99m}_{43}$Tc和$^{99}_{43}$Tc具有相同质量数和原子序数，二者质子数和中子数完全相同，但所处的核能态不同。前者为激发态（"m"表示激发态），后者为基态，它们互称为同质异能素（isomer）。处于激发态的核素要向基态（稳定态）发展，^{99m}Tc发射140 keV的γ光子，转变为^{99}Tc。

^{99m}Tc衰变后产物^{99}Tc保持了化学性质活泼的特性，与二磷酸盐

MDP络合形成的^{99}Tc-MDP（云克）抑制破骨细胞活性和抑制骨吸收，减少骨质的破坏，修复骨组织，缓解肿瘤骨转移所致疼痛。对治疗肿瘤骨转移疼痛有很好的疗效。

四、使用云克（^{99}Tc-MDP）治疗肿瘤骨转移疼痛临床要做哪些准备？

使用云克（^{99}Tc-MDP）治疗肿瘤骨转移疼痛的患者准备与前面几种放射性药物相比，要简单多了。由于^{99}Tc基本没有放射性，云克（^{99}Tc-MDP）对肝肾功能、血细胞也没有毒副反应，因此可以使用的范围更广。

五、使用云克（^{99}Tc-MDP）治疗肿瘤骨转移疼痛对患者家属和周围人员有额外的辐射剂量吗？

云克（^{99}Tc-MDP）基本没有放射性，不会增加对患者、家属和周围人群的辐射剂量。

六、云克（^{99}Tc-MDP）治疗效果如何？

233例经全身骨扫描证实的肿瘤骨转移患者进行了临床试验，其中肺癌66例，乳腺癌64例，前列腺癌20例，鼻咽癌等其他肿瘤83例。结果总有效率77.98%。显示云克对于肿瘤骨转移所致骨痛有良好的止痛效果。

七、使用云克（^{99}Tc-MDP）后有哪些治疗反应？

所有受试者未出现严重副反应，也未观察到明显的血液学、心、肝、肾毒性。仅偶发轻微恶心、呕吐、下肢水肿、乏力、皮疹等症状，程度多轻微而不严重，停药后自行恢复，无须特殊处理。

静脉血管很细的患者用静脉点滴方法治疗，一定要减慢点滴速度（云克加入0.9%注射用生理盐水250 mL中，静脉点滴，1小时以上滴完）。

另外,存在过敏体质的患者,冬天在治疗前,最好将0.9%注射用生理盐水放在室温下温和一些时间,基本达到室温的温度后再静脉注射,这样可以减少不适反应或避免副反应产生。

云克经临床十余年的使用,证明是其安全、几乎没有较严重的副反应,对造血系统、心脏、肾脏和肝脏没有明显毒副反应。

八、如何使用云克(^{99}Tc–MDP)治疗肿瘤骨转移疼痛?重复使用要间隔多长时间?

云克(^{99}Tc–MDP)通过静脉推注或静脉滴注给药。根据病情需要可以将药物置于250 mL氯化钠溶液中缓慢滴注,连续5天,1月后重复治疗。或者药物配置后静脉推注,每日或隔日一次,1个疗程可长达1月。

 治疗骨转移疼痛的其他放射性药物

一、其他用于治疗骨转移疼痛的放射性药物——^{32}磷(^{32}P)有什么特点?

^{32}磷(^{32}P)物理半衰期14.3天,发射能量为1.7 MeV的纯β射线,平均能量0.695 MeV,组织内平均射程2~3 mm,最大达8 mm。早年曾经以^{32}P(^{32}磷酸钠和正^{32}磷酸钠)治疗肿瘤骨转移,但因为^{32}磷物理半衰期较长,骨髓毒性高,目前临床已很少用。

二、其他用于治疗骨转移疼痛的放射性药物——^{117m}锡–二乙三氨五醋酸(^{117m}Sn–DTPA)有什么特点?

近年开发了正四价^{117m}锡(^{117m}Sn)标记的二乙三氨五醋酸(^{117m}Sn–DTPA)治疗肿瘤骨转移疼痛。^{117m}Sn半衰期为13.6天,以内转换电子的形式发射能量为127 keV和156 keV的β射线,软组织中射程0.3 mm,并

伴有158.61 keV的γ射线。^{117m}Sn–DTPA发射能量相对较低的内转换电子，对骨髓的辐射剂量小，很少引起骨髓抑制。骨表面与骨髓放射性摄取比值也比较高（骨表面/红骨髓：男8.98，女10.9）。因此能取得好的治疗效果而毒副反应低。但是，^{117m}Sn需要反应堆照射富集靶^{116}Sn生产，来源困难。我国目前还无法供应。

三、其他用于治疗骨转移疼痛的放射性药物——氯化^{223}镭（^{223}RaCl$_2$）有什么特点？

^{223}镭（^{223}Ra）像钙一样对代谢活跃的骨有亲和力，半衰期11.4天，发射α射线，同时伴有81 keV和84 keV的X射线及269 keV和154 keV的γ射线，有利于观察体内分布。α射线能量高、射程短（<100μm），产生巨大的生物学效应。但是目前还在研究阶段。

用于治疗骨转移疼痛的放射性药物的横向比较

一、患者和家属如何选择合适的治疗骨转移疼痛放射性药物？

其实，患者和家属选择骨转移疼痛放射性治疗药物的余地非常小，目前市场上仅^{89}SrCl$_2$和^{153}Sm–EDTMP时有供应，云克（^{99}Tc–MDP）也能得到。此外^{188}铼–羟乙二磷酸盐（^{188}Re–HEDP）正在进行临床试验。从经济、作用时间长短、疗效、毒副反应副反应、用药目的等多方面考虑选择最合适的放射性药物制剂。下面我们分节讨论。

二、^{89}SrCl$_2$和^{153}Sm–EDTMP相比较，各有什么优缺点？

^{89}SrCl$_2$和^{153}Sm–EDTMP都是目前最常用的治疗骨转移疼痛的放射性药物。^{89}Sr发射纯β射线、辐射剂量小、半衰期长，药物在体内的有效作

用时间也长。一次注射止痛有效期3~12个月，重复治疗的时间间隔长，至少间隔3个月。但价格高，不发射γ射线不能同时进行骨显像。^{153}Sm价格相对便宜，发射β射线和γ射线，半衰期短，一次可给较大剂量，疗效快但维持短，1个月后即需重复治疗。治疗同时可作骨显像，便于疗效监测。但由于存在γ射线对环境和家人都增加辐射量，要注意防护措施。多次重复治疗后骨髓抑制的发生率^{153}Sm-EDTMP明显高于^{89}SrCl$_2$。

三、治疗骨转移疼痛的各种放射性药物在副反应方面有什么差异？如何比较？

2007年Liepe K对^{188}Re-HEDP与^{186}Re-HEDP、^{153}Sm-EDTMP和^{89}Sr等四种药物治疗骨转移疼痛的安全性、疗效和对生活质量的影响方面进行了比较研究。

骨髓毒性是^{153}Sm-EDTMP的主要副反应，治疗后3~4周血小板和白细胞一过性减少，5~8周恢复到治疗前水平。少数患者可出现轻微恶心、呕吐、蛋白尿或血尿、皮疹、发热、寒战等症状。反复多次治疗后，骨髓抑制毒性反应明显增加。

^{89}Sr毒性反应较小，极个别用药后4周左右白细胞和血小板轻度减少，2周内即可恢复。

^{188}Re-HEDP的副反应是一过性白细胞和血小板下降，未发生骨髓抑制，治疗是安全的。

^{186}Re-HEDP也仅产生白细胞和血小板一过性轻度下降，8周恢复正常，不发生骨髓抑制。

四、治疗骨转移疼痛的放射性药物的治疗效果有什么差异？

有人比较^{188}Re-HEDP、^{186}Re-HEDP和^{89}Sr治疗骨转移疼痛的效

果,经过^{188}Re-HEDP、^{186}Re-HEDP 和^{89}Sr治疗后,骨痛分别减轻77%、67%和72%;停用止痛药的患者分别有16%、13%和17%。

五、治疗骨转移疼痛的各种放射性药物在重复治疗的应用上有什么差异?

治疗骨转移癌疼痛的放射性药物不同,维持止痛疗效时间长短差异显著,重复治疗时间间隔也相差甚远。^{153}Sm-EDTMP重复治疗间隔2~4周,^{89}SrCl$_2$重复治疗时间间隔3个月以上。^{188}铼-羟乙二磷酸盐(^{188}Re-HEDP)重复治疗间隔4~6周。

重复治疗时,必须满足:白细胞$> 3.0 \times 10^9$/L,血小板$> 80 \times 10^9$/L的条件。

六、治疗骨转移疼痛的放射性药物能否联合应用?

^{188}Re-HEDP、^{186}Re-HEDP、^{153}Sm-EDTMP和^{89}Sr等放射性药物的止痛作用偏重于对肿瘤转移组织的抑制破坏;而云克(^{99}Tc-MDP)等二磷酸盐的作用偏重于对病损骨组织的修复。这两类药物的协同作用使止痛效果达到更好。应用中可以在注射^{188}Re-HEDP、^{186}Re-HEDP、^{153}Sm-EDTMP和^{89}Sr等放射性药物前一周先用云克治疗,或注射^{188}Re-HEDP、^{186}Re-HEDP、^{153}Sm-EDTMP和^{89}Sr等放射性药物后一周也可以应用云克。而且每四周左右可以重复使用云克。

肿瘤骨转移疼痛患者的营养和生活问题

一、疼痛患者为什么对营养供给有特殊需求?

疼痛是一种不愉快的感受。疼痛患者在生理上受折磨,精神上不

痛快,身体上处于应激状态,因此能量的消耗增加,加上严重疼痛可能引起进食量锐减,睡眠状况极差,有可能迅速衰竭,以致造成不可逆的严重后果。因此,肿瘤骨转移疼痛的患者除了运用多种方法减轻疼痛的感觉外,及时、充分地补充营养,注意休息和日常生活的安排,也是和疾病作斗争的重要方面。应该提供疼痛患者高热量、高蛋白、高维生素的饮食。

二、疼痛患者每日需要供给的能量为什么要高于一般人?

疼痛患者每日能量的供应除了满足机体基础代谢的需要外,还要顾及活动和应激因素等的消耗。所以从需要量来说,患病者的能量需要比正常人还要高。因此,对这些患者来说,保持正常的食欲是生存和战胜疾病的关键。供给的能量,最好能达到平时的1.2~1.3倍(前者为卧床者,后者为轻度活动者),或者比日常生活增加1 000 kcal能量。

三、疼痛患者每日要供给多少蛋白质?

蛋白质的供给量要适当提高,目的是促进合成代谢,避免负氮平衡。最好能达到每日每公斤体重供给蛋白质1.5~2.0 g。供给足量蛋白质的同时也需要提高能量的供应,以促进蛋白质的利用完全。最佳的能量和蛋白质的比值在150(kcal):1(g)。

四、维生素和矿物质对疼痛患者重要吗?

同样,疼痛过程中维生素的消耗和丢失也较多,而且维生素在体内储存很少,需要不断从饮食中补充。每日供给充足的维生素,尤其是维生素B族、维生素C和维生素D非常必要。矿物质中特别要注意钾、锌的补充。

五、营养的供应有哪些方式?

最理想的是经口进食。可以安排一日多餐,供给色香味俱佳,容易消化的饮食,并照顾患者的爱好与口味。无法经口进食或食量不足时,可以考虑插胃管灌注食物。这时食物应该精细、流质、容易消化。而经口和插管都无法得到足够的营养时,可以通过静脉管道增加营养,也可以用肠道内营养给予营养支持。

第七章 肿瘤放射免疫治疗

一、什么是放射免疫治疗？

　　20世纪80年代初期产生的杂交瘤技术获得了大量高度特异性、高度专一性的单克隆抗体。单克隆抗体作为放射性核素的载体起到"导向"作用。遵循免疫学原理，抗体与相应的抗原发生抗原抗体反应，形成抗原抗体复合物，抗体所携带的放射性核素就这样被运送到该抗体相应抗原的肿瘤组织中，从而发挥放射治疗作用。Order使用^{131}I–抗CEA抗体和^{131}I–抗铁蛋白抗体治疗原发性肝癌，开创了放射免疫治疗的新时代。

二、哪些患者适合放射免疫治疗？

　　放射免疫治疗主要适用于非实体肿瘤（如白血病）、术后残留较小病灶、复发或转移的亚临床微小病灶、全身较广泛转移不能手术、放疗和化疗效果差的患者。

　　体积大的肿瘤摄取单克隆抗体很低；毫米级的肿瘤摄取率稍升高；直径小于1 mm的肿瘤摄取率明显升高。这是因为小肿瘤的倍增速度、放射敏感性、细胞同源性和抗原表达的一致性都明显高于体积大的

肿瘤。此外，血供丰富与均匀也有利于小病灶摄取单克隆抗体；大病灶中心缺血与缺氧，使摄取单克隆抗体降低和在瘤内分布不均匀，并且乏氧造成对射线敏感性下降。这就是小病灶摄取率比大病灶高出几个数量级的原因，从中也不难解释治疗效果的差异。

从放射免疫治疗的作用原理来看，这是理想的治疗方法，理论上它对正常组织细胞的损伤是最小的，长期以来成为研究的热点。期望被用于恶性淋巴瘤、肝肿瘤、肺癌、肾癌、膀胱癌、胰腺癌、胃癌和头颈部肿瘤的治疗。但由于存在一系列尚未解决的问题（见后），实际应用还需静待时日。

三、目前放射免疫治疗最成功的例子是什么？

目前放射免疫治疗最成功的例子是美国食品及药品监督管理局批准的放射性核素标记单克隆抗体Zevalin，用于治疗低分化非霍奇金淋巴瘤。非霍奇金淋巴瘤是 B 细胞恶性肿瘤，生长缓慢但对化疗进展性耐药而难以治愈。

近年我国也有多个放射性核素标记的单克隆抗体处于临床研究阶段。

四、放射免疫治疗是如何进行的？

通过静脉给药、动脉给药、瘤内局部给药、腔内注射给药等各种给药方法将放射性核素标记的单克隆抗体引入靶组织（肿瘤）。选择适当给药途径以提高靶/非靶比值，和尽可能减少产生人抗鼠抗体（HAMA）。

五、进行放射免疫治疗患者需要做哪些准备？

首先，需要测定血清中的抗抗体（HAMA）。由于使用的单克隆抗

体大部分是鼠原性的,进入人体有可能产生人抗鼠抗体反应(HAMA反应),引起过敏甚至休克。HAMA反应阳性绝对禁用。

其次,要封闭甲状腺。放射免疫治疗使用的"弹头"如果是放射性碘,一定要封闭甲状腺。目的是保护甲状腺,防止脱落的放射性碘浓集于甲状腺,造成甲状腺放射性损伤。可在治疗前3~7天开始连续口服复方碘溶液,每日3次,每次3滴左右,直到治疗后10~30天。

必要时可做碘过敏试验。

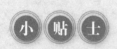

放射免疫治疗前准备:
● 测定血清中的抗抗体(HAMA)。
● 封闭甲状腺。
● 必要时做碘过敏试验。

六、放射免疫治疗计算吸收剂量为什么重要?

每一例接受放射免疫治疗的病例,都应该运用MIRD提供的方法,根据药物的体内动力学参数、放射性核素的核物理特性等计算靶器官(肿瘤)和脏器的吸收剂量。至少应该提供靶/非靶的比值。希望肿瘤受到最大辐射而肝、肾、性腺等受照剂量尽可能小。

七、使用^{131}I标记的药物做放射免疫治疗的患者为什么要封闭甲状腺?

碘是合成甲状腺素的原料,碘进入人体后,绝大部分被甲状腺吸收,经过碘的有机化等步骤,生成四碘甲腺原氨酸。由于绝大部分碘都富集在甲状腺组织,如果进入体内的是放射性碘,超过一定量就会对甲

状腺组织造成伤害,引起甲状腺功能低下,甚至丧失甲状腺功能。为了保护甲状腺,在各种原因造成的放射性碘进入体内的情况下都要补充碘以"封闭"甲状腺。

补充碘保护甲状腺的机制是"竞争原理"。如果在放射性碘进入身体以前预先服用碘制剂,这些"没有放射性"的碘被甲状腺大量摄取,使甲状腺中碘含量达到基本饱和,这时放射性的^{131}I就不会大量进入甲状腺中,起到一定的保护作用。但是,仍会有一部分的放射性碘被甲状腺摄取,这时仍然应该继续服用碘。另一种情况,如果没有预先服用碘制剂,甲状腺已经大量摄取了放射性的碘。这时更应该服用碘制剂,来保护甲状腺。这时服用碘制剂的目的是用血液中大量的没有放射性的碘来置换已经在甲状腺中的放射性碘。置换出来的放射性碘可以通过尿液排出体外。同时,血液中大量没有放射性的碘还可以与放射性的碘竞争,不让放射性碘继续大量进入甲状腺,以便使放射性的影响达到最小。

使用放射性^{131}I标记的放射性药物治疗疾病时,需要在使用前先用碘制剂让甲状腺处于碘饱和状态,并在整个用药的过程中都要补充碘制剂。

八、怎样使用碘制剂才能使甲状腺"碘饱和",达到"封闭"甲状腺的目的?

临床上使用的碘制剂,有碘化钾的片剂,而使用最方便和有效的,是复方碘溶液(卢戈氏液)。在放射性碘药物制剂使用前一星期开始服用,每日3次,每次3~10滴。称之为"封闭甲状腺"。

复方碘溶液服用后胃肠道反应比较厉害,可在餐后或用餐中间服用。有时因为复方碘溶液的浓度和剂量过大,胃肠道反应使患者不能耐受,而自行停止服用。所以以每天10滴左右为妥。有人将复方碘溶

液滴在苏打饼干上吞服,可减轻其对胃肠道的刺激。

九、哪些因素限制了放射免疫治疗的应用?

目前限制放射免疫治疗在临床应用的"瓶颈"主要在于鼠源单抗的免疫原性和生物大分子的药理学特性两个方面。

免疫学方面最主要的问题是产生人抗鼠抗体(HAMA)反应。进入体内的鼠源性单抗对人体具有免疫原性,可激发人体产生对抗鼠抗体的抗体(抗抗体)——HAMA。再次有鼠抗体进入人体时,产生皮疹、发热等变态反应,可引起休克和器官衰竭,甚至致死。因此鼠源性单抗不能多次、长期、大剂量使用。

药理学方面的致命伤是单克隆抗体是大分子蛋白,能运送到达靶组织的量太少,靶/非靶比值不高,达不到有效的辐射剂量。

影响放射免疫治疗效果的因素还包括肿瘤血供状况、肿瘤自身特性,毛细血管通透性、药物的稳定性等。肿瘤抗原调变、抗原封锁,肿瘤抗原的异质性等更增加其复杂性。

尽管使用了许多方法来克服这些困难,如使用抗体片段实现抗体分子小型化,使用人源化单克隆抗体、嵌合抗体等,但还没有能够真正解决临床治疗的诸多问题。

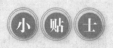

限制放射免疫治疗临床应用的主要问题:
- T/NT比值过低。
- HAMA反应。
- 肿瘤抗原调变、封锁,异质性等。

第八章 放射性近距离治疗

 ## 放射性近距离治疗概况

一、什么是放射性近距离治疗？

自从1898年居里夫人发现了镭的放射性，1903年就有人提出将放射性活性源直接植入肿瘤来治疗，从战略性的高度设想了放射性近距离治疗方法。由于技术的进步，近年来放射性近距离治疗才得到广泛应用，主要有放射性粒子植入和组织间插植等方法。

二、什么是放射性粒子植入近距离治疗？

放射性粒子植入治疗（radioactive seeds implantation therapy）又称籽源植入治疗，属于近距离治疗范畴，将放射性粒子永久性植入到肿瘤或病变组织中，利用放射性粒子释放的射线对肿瘤进行治疗的一种方法。在抑制肿瘤生长、缓解肿瘤引起的疼痛、改善患者的生活质量、提高患者的生存率等方面的作用，已受到国内外学者的普遍重视和认可。与其他外照射和高剂量率后装治疗不同，由于被植入的放射性粒子具有特殊的物理特性，使治疗靶点局部剂量高，周围正常组织受照射剂量低，且治疗

靶点内部剂量分布均匀，无需考虑靶器官的运动、仪器设施的变化及摆位时的误差等，对于那些手术难以切除的以及术后或放疗后复发的肿瘤病灶，放射性粒子植入治疗无疑是更合理、更有效的治疗途径。

以前列腺癌的治疗为例。治疗前列腺癌的经典方法是去势手术，即将患者的睾丸割除。这是因为前列腺癌属于激素依赖肿瘤，去势（切除睾丸）降低了患者体内的雄激素水平，使病变的发展延缓。但是去势手术必然造成患者"性"福指数下降，而且去势手术也并没有从根本上去除前列腺内的肿瘤。于是，有人用在前列腺内植入放射性粒子的方法，利用近距离的内放射来杀伤肿瘤，既起到了控制肿瘤的目的，又保留了正常的功能。

三、放射性粒子的构造是怎样的？怎样植入放射性粒子？

将一定活度的放射性核素标记在胶体、微球或金属丝上，然后密封在钛合金外壳中制成体积很小的微型针或颗粒状放射源，即放射性粒子。将放射性粒子经手术或在影像学技术的引导下种植入肿瘤病灶内或受肿瘤侵犯的组织中，利用放射性核素持续发射的射线（β 或 γ 射线）产生的电离辐射生物效应，杀死肿瘤细胞或抑制肿瘤细胞生长，以消除、控制肿瘤的发展，达到治疗或缓解症状的目的，而正常组织不受损伤或仅有轻微的损伤。

需要借助外科、影像（如超声）等手段植入放射性粒子。放射性粒子植入前必须进行严格消毒，并检查确认粒子有无放射性泄漏。临床使用中应注意放射性粒子的丢失和迁移，避免造成放射性污染和对正常组织的损伤。

适用于治疗多种原发性恶性肿瘤，如前列腺癌、乳腺癌、肺癌、甲状腺癌、胃癌等，尤其是无法用其他方法治疗，已经广泛转移而又不能手术或暂不能手术者；以及肿瘤范围广泛且入侵周围组织不能完全切除；局部

或区域性癌延伸扩散部分,特别是侵入重要组织难以手术切除的病灶。

放射性粒子植入治疗能使肿瘤体积缩小或消失,改善患者症状,降低肿瘤转移或复发的概率,明显提高患者的生存率等,在前列腺癌、胰腺癌、脑胶质瘤、肝癌、乳腺癌、肺癌及头颈部肿瘤等治疗中,疗效肯定。

四、目前临床使用的放射性粒子有什么特征?

目前临床常用的放射性粒子有^{125}I,^{103}Pd,^{192}Ir等(表8-1)。

表8-1　临床常用放射性粒子的特性

	^{125}碘(^{125}I)	^{103}Pd	^{192}铱(^{192}Ir)
半衰期	60天	17天	74天
平均能量	27.4 kev(X及γ射线)	21 kev（γ射线）	380 kev
源长	4.5 mm	4.5 mm	
直径	0.8 mm	0.8 mm	
标记物长度	3 mmAg	1 mmPb	
初始剂量率	7.7 cGy/h	18 cGy/h	40 cGy/h
剂量率	8~10 vGy/h	20~24 cGy/h	
半价层	0.025 mmPb	0.008 mmPb	6.3 cm组织
释放94%剂量	240天	68天	

五、^{125}I粒子有什么特点?

^{125}I 粒子产生于1965年,用^{125}I代替了^{222}Ra或^{198}Ag。^{125}I比Ra或Ag治疗效果更好,机制不明。

^{125}I粒子发射γ射线,平均能量27.0 kev,物理半衰期60天。粒子长4.5~5 mm,直径为0.8 mm,呈小圆柱体。^{125}I粒子具有低剂量率、放射活性维持持久、发射低能γ射线而可能获得高的放射生物效应的特点,适

合于永久性植入。^{125}I粒子具有较长的作用时间,能更有效地杀灭肿瘤;但也增加发生并发症的可能。

六、^{103}Pd粒子有什么特点?

^{103}Pd物理半衰期为17天,EC衰变伴能量为21~23 kev的特征X射线和内转换电子,射线类型分别为0.357、0.040、0.497 MeV。粒子长为4.5 mm,直径为0.8 mm。^{103}Pd粒子较低的能量使之具有较高的穿透性和较强的放射生物效应。对肿瘤的有效作用时间较短,仅为6天。短期的照射可能降低靶器官以外组织如直肠并发症的发病率。

七、新近近距离治疗用到哪些核素?

新的一些用于放射性近距离治疗的核素示于下表(表8-2)

表8-2　用于近距离治疗的放射性核素

放射源	平均能量	半衰期	HVL
^{137}铯(^{137}Cs)	0.66 MeV	30.0年	铅6.0 mm
^{60}钴(^{60}Co)	1.33 MeV	5.24年	铅12 mm
^{198}金(^{198}Au)	0.41 MeV	2.7天	铅3.3 mm
^{192}铱(^{192}Ir)	0.36 MeV	74.2天	铅3.0 mm
^{125}碘(^{125}I)	0.028 MeV	59.6天	铅0.025 mm

八、现代高剂量近距离治疗的特征是什么?

近来高剂量率的^{192}铱(^{192}Ir)源取代其他放射性核素;并且高度依赖计算机治疗计划系统获得个体化、优化处理的最佳效果;使用高度计算机控制的步进马达驱动放射源,使放射源精确到位;以高度适应临床腔内、管内、术中以及组织间治疗和模板法治疗。

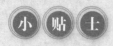

现代高剂量近距离治疗的特征
● 高剂量率^{192}Ir源取代其他放射性核素。
● 高度依赖计算机治疗计划系统获得个体化、优化处理的最佳效果。
● 高度计算机控制的步进马达驱动放射源,使放射源精确到位。
● 高度适应临床的腔内、管内、术中以及组织间治疗和模板法治疗。

九、放射性粒子植入有哪几种方式?

放射性粒子植入有模板种植;X射线(CT和数字减影机)、B超引导下种植、术中种植等三种方式。

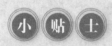

粒子植入方法:
● 模板指引下植入
● X线(CT、数字减影)、B超指引下植入
● 术中直接种植

十、放射性粒子植入治疗肿瘤有什么优点?

放射性粒子植入治疗肿瘤有许多优点:

(1)粒子永久性植入,释放射线时间长,使肿瘤细胞增殖减少,提高局部控制率。

（2）粒子的分布符合局部适形放疗的特点,肿瘤高辐射剂量而周围正常组织接受很小剂量,肿瘤与正常组织剂量比值高（靶/本比高）,并发症减少,疗效更好。

（3）剂量率较低,对氧的依赖性小,避免了肿瘤细胞在缺氧情况下对射线的抗拒性,射线作用增强。

（4）核素半衰期较短,易于防护。治疗操作简单、损伤小,防护安全。

十一、放射性粒子的剂量分布有什么特点?

放射性粒子源表面的剂量最高,随着距离增加剂量将迅速减小,离开放射源越远辐射剂量越小,落差梯度也逐步减缓。如:距粒子源1 cm和2 cm,或距离3 cm和4 cm之间,剂量分别跌落4倍和1.8倍。正常组织如果避开放射源2~4 cm,辐射剂量可以减小80%~93%。

十二、采用低剂量率的放射性粒子植入有什么优点?

植入低剂量率的放射性粒子,具有以下优点:① 放射性粒子具非常低的剂量率,使照射时间延长。② 延长照射时间和低剂量率使正常组织损伤明显减少,对肿瘤细胞杀伤没有影响。③ 延长照射时间,使乏氧肿瘤细胞有再氧合的时间,提高对辐射的敏感性,提高放射效果。④ 延长照射时间可使亚致死损伤修复。⑤ 再氧合与亚致死损伤修复是对立的统一,在相当宽的剂量率范围内,没有剂量率效应,也不降低肿瘤的放射效应。

十三、如何通过放射性粒子的半衰期计算剂量?

一般按放射性粒子的3个半衰期计算剂量。半衰期直接影响粒子的剂量率,如^{125}I的初始剂量率为7.7 cGy/h,剂量率为8~10 Gy/h,而

^{103}Pd的初始剂量率18 cGy/h，剂量率为20~24 cGy/h。

十四、如何计算植入肿瘤的放射性总活度？

放射性粒子的放射性强度用放射性活度衡量，活度单位已经在第一章介绍，国际单位MBq，1 mCi=37 MBq，用于植入到肿瘤中的粒子活度一般为0.4~0.7 mCi，1 mCi产生182 Gy，1 MBq=4.92 cGy。

计算肿瘤所需放射总活度（mCi）=期望组织吸收剂量（cGy）×肿瘤器官重量（g）/182。肿瘤重量可用CT推算。

上述计算公式可改为：肿瘤所需放射总活度（MBq）=期望组织吸收量（cGy）×肿瘤器官重量（g）/4.92。

十五、植入治疗肿瘤放射性粒子如何选择合适的半衰期？

^{125}I半衰期60天；^{103}Pd半衰期17天。Ling根据实验数据提出数学模型，认为^{125}I用于增殖慢的肿瘤，如前列腺癌；^{103}Pd用于增殖快的肿瘤。这是根据^{103}Pd对快速增殖的肿瘤，即倍增期小于10天的肿瘤效果较好的实验结果作出的推理。可是临床并未证实上述推论。临床使用两种核素疗效并无差别。也有人认为临床应用中^{125}I用于分化中-高的肿瘤，^{103}Pd用于分化差的肿瘤。

十六、为什么放射性粒子治疗需要计划系统？

由于放射性粒子治疗是在三维空间上进行的，每种放射性粒子的物理特征不同，因此每种核素均需要特殊的三维治疗计划系统，根据获取的医疗影像进行新的靶区三维数字化影像重建，由计算机模拟出种植粒子的空间分布，同时决定种植粒子的个数及靶区周围危险器官的剂量分布，指导临床粒子种植治疗。

十七、为什么说计划系统是近距离治疗的质量保证?

治疗计划的设计是以理想的剂量分布和时间–剂量–分次模型为标准,划分出"临床计划"和"物理计划"两个基本阶段。前者是计划设计的基本出发点和治疗达到的目标,后者是实现前者的途径。

^{192}Ir, ^{125}I 放射源在使用前均应做单个校测,在使用前和使用中还必须进行源衰变修正。

十八、如何施行粒子植入的治疗计划?

（1）根据CT、MRI或B超的融合影像,勾画出靶区轮廓。

（2）制定肿瘤区（GTV）,临床靶区（CTV）,计划靶区（PTV）区域。

（3）画出重要器官位置,并画出与靶区关系。

（4）计算机制出粒子植入计划,并绘图剂量分布。

（5）绘出剂量–容积曲线（DVH）,观察重要器官的受量。

十九、术中制定治疗计划如何实施?

（1）用于术中粒子植入,适时（real time）制定治疗计划。

（2）植入前制定的治疗计划,手术植入时可能有所改变,适时纠正治疗计划。

（3）根据治疗计划,决定使用的粒子种类、数量。

（4）粒子植入后补充与修改治疗计划。

二十、如何优化治疗方案?

主张治疗方案的个体化,它贯穿于整个放射治疗的计划设计和执行过程,包括靶区和重要组织及器官的确定,治疗目标的选择和物理方案的设计与实施。以达到高精度的肿瘤定位、高精度设计剂量分布、高

精度实施照射计划。

二十一、如何确定永久植入粒子的处方剂量?

因为 ^{125}I 与 ^{103}Pd 的剂量率不同,处方剂量也不同,但二者的处方剂量生物效应相等。处方剂量需折合为放射生物效应(RBE)。例如前列腺癌放疗剂量, ^{125}I 为 145 Gy, ^{103}Pd 为 115 Gy,折合为外照射为 120 Gy。

表8-3　前列腺癌不同治疗方法的生物等效剂量

方　　法	剂量(Gy)	RBE(Gy)
常规外照射	60~70	66~70
3-DCRT	75~80	75~80
IMRT	72~78	72~78
质子	74~75	74~75
短暂粒子	60~64	71~72
永久粒子	145	120

二十二、放射性粒子治疗的布源原则是什么?

放射性粒子治疗的布源与剂量分布有关,有周缘布源和均匀布源两种方法。由于粒子植入时靶区中心剂量可能较高,而周缘剂量相对较低,因此粒子植入应采用周缘密集、中心稀疏的方法,防止靶区中心的导管梗阻。另外,粒子应距边界0.5 cm。

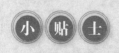

合理的布源方法是周缘布源,粒子应距周边0.5 cm。

二十三、如何计算近距离治疗的剂量？

由于源周围剂量梯度变化很大，近距离治疗通常采用绝对吸收剂量值来定义。

吸收剂量既可以反映射线的质，也反映与物质的相互作用，与吸收介质有关。吸收剂量的单位是J·kg^{-1}，专用名称是"戈瑞"（Gy）。过去曾用拉德（rad）。

$$1 \text{ Gy} = 1 \text{ J} \cdot \text{kg}^{-1} = 100 \text{ cGy}（\text{Rad}）$$

二十四、放射性粒子植入治疗的适应证是什么？

局部生长的肿瘤，生长率较为缓慢，大小不超过7~8 cm，放射敏感性中度以上的肿瘤，适合应用放射性粒子植入治疗。

常用于：① 肿瘤未切除、不广泛、生长快、放射敏感，可用外照射或化疗。② 与手术联合，对术后残余肿瘤进行插植，或预防性插植。③ 与外照射（中等剂量）放疗联合，再行插植，瘤床广泛补量。④ 腔内注入，用于腹腔、胸腔肿瘤。

二十五、粒子植入后怎样验证与评估？

即时评估：X射线拍照正、侧位像，观察粒子种植部位、数目。

粒子植入肿瘤后因创伤水肿，体积增大15%~25%。粒子植入的体积及剂量分布不准确。3~4周后水肿消退，做CT可较准确得到剂量分布。再往后肿瘤萎缩；粒子聚集。

放射性核素显像可以获得放射性粒子的分布状况。SPECT与同机CT的图像融合兼顾粒子的放射性分布和周围组织结构的显示，较有价值。

MRI并不理想，难以观察粒子正确位置。

二十六、在放射性近距离治疗中如何体现放射防护的基本原则？

仍然从放射实践的正当化，放射防护的最优化，和个人剂量限值等三个方面突出放射防护的重要性。放射性近距离治疗的得益必须大于其风险，对重要器官的防护必须做到最好，并且要符合 ICRP 1991年60号出版物《1990年国际放射防护委员会建议书》规定放射职业人员年剂量当量限值20 mSv × a^{-1}。

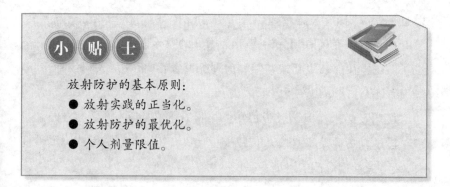

小 贴 士

放射防护的基本原则：
- 放射实践的正当化。
- 放射防护的最优化。
- 个人剂量限值。

二十七、什么是组织间插植治疗？它和放射性粒子植入治疗有什么不同？

组织间插植是近距离照射中应用较广泛和灵活的一种治疗方式，基本做法是将一定规格的多个放射源直接插植入人体组织，对肿瘤组织进行高剂量照射。为了使治疗部位获得满意的剂量，必须根据放射源周围的剂量分布特点，按一定规则排列这些放射源。

组织间插植治疗和放射性粒子植入治疗都是近距离治疗的实施方法。它们之间最大的不同就是组织间插植治疗进行的是暂时的放射性

照射,而放射性粒子植入治疗是永久性的照射。

 放射性粒子治疗前列腺癌

一、如何诊断前列腺癌?

前列腺癌的发病呈现上升趋势。绝大部分前列腺癌是腺泡分泌上皮的肿瘤,即腺癌,具有生长较慢的特点,因而生长数年而不被发现。

目前前列腺癌的诊断方法主要是前列腺特异抗原(PSA)检测,肛门直肠指检(DRE),超声和经直肠超声(TRUS)。

前列腺特异抗原(PSA)是非常敏感的特异性标志物。但PSA升高也可以发生在前列腺肥大增生和前列腺炎患者,而相反,30%的前列腺癌患者PSA水平可以在正常范围内。

肛门直肠指检应该成为每年体格检查的必检项目,最为方便和直观。通过直肠触摸前列腺,如果发现硬结节、组织非对称性或弥漫性变硬,要考虑前列腺癌的可能。

前列腺特异抗原(PSA)或肛门直肠指检阳性的患者需要进行经直肠超声检查。经直肠超声可以发现直径仅5 mm的肿瘤。它的主要作用是指导活检和精确评估前列腺体积。

二、目前治疗前列腺癌的手段有哪些?

前列腺癌的治疗手段包括根治性手术、内分泌治疗(去势术)、外放疗(external beam radiation therapy,EBRT)、近距离放射治疗(内放射治疗)、激素治疗和化疗。几种治疗方法互为补充,相辅相成。在不同的病期,不同的阶段应该选择最合适的治疗方法。

三、前列腺癌根治手术有哪些优缺点？

前列腺癌根治术包括经尿道前列腺切除术（TURP）、根治性前列腺切除术、扩大的根治性前列腺切除术等。前列腺癌根治术能根除肿瘤，但手术创伤大，常发生手术后并发症如阳痿、尿失禁、直肠损伤、深部静脉栓塞、膀胱颈狭窄等。

四、内放射治疗前列腺癌比起外放射治疗来有哪些优点？

前列腺癌内放射治疗的创伤较小，耐受性好。相对于外照射治疗，内放射治疗能更好地把照射范围局限在前列腺内，因而能放心地把总剂量增加到160 Gy，比外照射剂量（70 Gy）高2倍多。

另外，从剂量分布也可以比较出内放射治疗和外放疗在治疗前列腺癌中的优劣。由于前列腺的解剖位置，其相邻的直肠壁是受照的重要器官，而且直肠壁是对辐射敏感的部位。放射性粒子内放射治疗能更好地控制照射剂量，而外照射治疗直肠前壁的辐射剂量比内放射治疗高20多倍。

五、近距离放射治疗前列腺癌有哪两种方法？

近距离放射治疗前列腺癌有短暂放射治疗和永久治疗两种方法。

短暂放射治疗的方法是根据治疗计划将导管插入肿瘤内，再通过后装将一定强度的放射性粒子源经导管传输到肿瘤部位。这种治疗方法一般是结合外照射治疗进行的。

永久治疗的方法是按治疗计划将放射性粒子以一定的空间排列直接种入肿瘤内，通过核素衰变释放的放射性杀灭肿瘤。植入的粒子永久留在前列腺组织内，直至放射性全部消失。

短暂放射治疗和永久治疗两种方法治疗前列腺癌的比较列于表

8-4。从这些比较可见短暂放射治疗前列腺癌具有诸多不便,永久治疗较为便利,而成为常用的治疗方法。一般采用的放射性粒子有^{125}I和^{103}Pd。

表8-4　短暂治疗和永久治疗的比较

	短暂治疗	永久治疗
使用的粒子源	^{192}Ir	^{125}I/^{103}Pd
吸收率（cGy/min）	3~10	0.14/0.35
放射防护要求	高	低
内放射剂量（Gy）	20~30	160/115
辅助EBRT剂量（Gy）	40~60	可以不需要
放射源活度及照射时间调整	可行	粒子植入即不可调整,只能追加不能减少。完善的治疗计划可以弥补此不足
住院置管卧床2~4天	需要 为防止会阴部插管移动,需要绝对卧床。发生静脉血栓、院内感染的机会增加,住院费用增高	可以不需要
治疗后放射活性剩余	无	有 但放射活性不高,影响不大

注: 短暂插置治疗的诸多不便阻碍其发展,而相对较为便利的永久植入治疗在内放射治疗中应用日益增多

六、前列腺癌患者做近距离放射治疗前为什么要做放射性核素全身骨显像?

做放射性全身骨显像的目的是为了排除前列腺癌患者的骨转移。前列腺癌瘤外转移经常发生在骨骼系统。如果有了骨转移,就不适合做内放射治疗。

七、应该选择怎样的前列腺癌患者做近距离放射治疗?

　　病例选择的目的是为了找到能从治疗中获得最大收益的患者。能接受放射性粒子治疗的必须是肿瘤局限于前列腺内并且没有转移,预计生存期大于5年的患者。有许多因素会影响粒子植入的得益和疗效,其中全身因素包括年龄、一般身体状况、体重;局部因素包括手术史、放射史、肠道疾病史、尿潴留倾向和耻骨弓解剖位置等,以下逐个讨论以便读者一一对照。

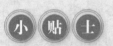

近距离放射治疗前列腺癌的适应证:
● 肿瘤局限于前列腺内并且没有转移。
● 预计生存期大于5年。

八、年龄大小对粒子治疗有什么影响?

　　年龄过大,对射线耐受性较差,容易引起更多并发症,麻醉过程中的意外也更多。相反,年纪太轻,射线在作用30~40年后有引起继发性病变的可能,但还缺乏资料来证实或排除。著者个人认为年龄不是考虑做不做放射性粒子治疗的主要因素,即使患者年龄较大、肿瘤的恶性程度较高,也可能从放射性粒子治疗中获益。只要预计生存期高于5年,都可以考虑用放射性粒子治疗。而年纪轻轻的患者,来日方长,更应该及时治疗,况且年轻患者对保留性功能的需要更迫切。

九、一般身体状况对放射性粒子治疗有什么影响?

　　身体状况较差,如同时伴有较严重的心脏、肺部疾病或糖尿病等,

并且预计生存期不到10年的患者,很难从治疗中获益。

十、体重或肥胖对放射性粒子治疗前列腺癌有什么影响?

肥胖者的会阴部操作空间较小,增加了植入粒子的难度和手术操作时间。肥胖患者在接受切除手术或外照射治疗时同样也会遇到许多麻烦。

十一、以往的手术史对放射性粒子治疗前列腺癌有什么影响?

曾经有过腹部或盆腔手术的患者在接受放射性治疗时更易发生相关肠道并发症。但内放射治疗对肠道的损伤比外照射治疗要小,因此前列腺癌患者做放射性粒子内照射治疗比外照射治疗要安全。

特别是,接受过经尿道前列腺切除手术再行粒子植入治疗的患者并发症较多,多有尿道不适。因此,大的、愈合较差的经尿道前列腺切除缺陷患者禁忌行放射性粒子植入治疗。尿道前列腺切除手术后经CT或经直肠超声确定尿道四周边缘至少留有1 cm的组织厚度以容纳粒子;且在手术后1~3个月,待尿道上皮再生后才可以考虑进行粒子植入。

十二、原先曾经接受过盆腔放射治疗对放射性粒子治疗有什么影响?

如果既往由于其他肿瘤接受过盆腔放射治疗,直肠壁接受的辐射剂量在40 Gy以上的患者,不论时间间隔多长,再行内放射治疗发生并发症的风险较大。这些患者以考虑手术治疗为宜。如果一定要选择放射性粒子植入治疗,患者需要明确植入的风险。

十三、肠道疾病对放射性粒子治疗前列腺癌有什么影响?

一般认为,溃疡性结肠炎和局限性肠炎(Crohn病)等肠道炎性疾

病患者更易发生放射相关并发症。但考虑到外照射同样对这些患者容易造成并发症,而且内照射对直肠壁的辐射损伤远比外照射小,所以内照射治疗相当于外照射要安全。

十四、尿潴留倾向对放射性粒子治疗前列腺癌有什么影响?

尿潴留是放射性粒子治疗前列腺癌后的常见并发症,手术后持续数天不等,有的甚至发展成难逆性尿潴留。可能与前列腺较大、潜在的尿阻塞症状有关,也与患者年龄有关。较大的前列腺需要植入粒子更多,更容易产生急性难逆性尿潴留。但单凭前列腺大小并不能作为评价尿潴留倾向的指标。

潜在尿阻塞症状可以通过评分和尿流量检查来评价。对于尿潴留倾向的患者,有建议手术前服用抗激素类药物来降低其发生率,也有建议粒子治疗手术前行预防性经尿道前列腺切割术的。

十五、解剖位置——耻骨弓对粒子植入手术有什么影响?

如果前列腺大于60 mL,且耻骨弓较狭窄,有可能在解剖位置上挡住穿刺针。可以通过CT来检查,前列腺与耻骨弓的重叠超过1 cm,就有可能使穿刺产生困难。可以考虑在手术前2~3个月服用抗激素类药物使前列腺缩小30%~50%;也可以在手术时让患者取过伸膀胱截石位,调整穿刺针的进针方向。

十六、放射性粒子治疗前列腺癌的计划系统有什么作用? 在什么时候进行?

放射性粒子治疗前列腺癌在实施治疗前,要通过计划系统来确定植入粒子的多寡,安排粒子的空间分布,使目标吸收剂量曲面尽可能多

的包裹全部前列腺,并尽可能少的影响尿道、直肠等周围组织。这计划系统可通过直肠内超声或CT的参与,并通过计算机来实现。完成后打印报告,供择期手术。一般在植入粒子手术前数天要做好,以便有充足的准备时间和购买粒子。由于患者往往有服用抗激素类药物的病史,以及肿瘤生长的特性,前列腺大小会有改变,所以制订计划系统到实施治疗的时间不宜过久。

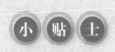

计划系统对治疗区域的阐述:
- 显在肿瘤(GTV)。
- 临床靶区(CTV)。
- 治疗体积(TV)。

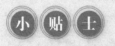

计划系统对剂量分布的描述:
- 处方剂量。
- 最小靶剂量(MTD)和平均中心剂量(MCD)。
- 高剂量区(HDV)的大小。
- 任何低剂量区的尺寸、剂量均匀度数据。

十七、放射性粒子治疗前列腺癌植入粒子前要做什么准备?

完善的准备工作有利于手术的进行并能降低术后并发症。

① 停用非甾体抗炎药:术前2周停用包括阿司匹林及其他抗凝剂,

以减少术后出血可能。② 行血常规、出凝血功能、电解质、肝肾功能检查。③ 术前尿培养：如有尿路感染或相关尿路症状，控制感染后再作植入治疗。④ 医生与患者或家属交谈，告知手术得益和风险，告知可能的并发症。患者或家属签注知情同意书。

十八、放射性粒子治疗前列腺癌的患者特别要注意哪些并发症？

虽然放射性粒子治疗前列腺癌比外科前列腺切除手术和外照射的并发症都要少，但仍然要考虑到急性尿潴留和晚期放射性肠炎的高发。另外，思想上对手术后发热、出血等也都要有所准备。

（1）尿路症状：手术后留置导尿管可能长达数日甚至更久，患者可能会有尿灸感，日间里尿频、夜间排尿不畅，有可能需要使用药物治疗（α-1受体阻滞剂等）。另外，6~12个月后可能会出现与放射性相关的尿路症状、排尿不适。

（2）直肠症状：手术后6~12个月常常可能出现肠道激惹伴排稀便。直肠溃疡或出血的可能性较小。

十九、放射性粒子治疗前列腺癌手术后在性功能方面要特别注意什么？

放射性粒子治疗前列腺癌的一个重要优点就是保留了性的能力，一部分患者选择这个方法也正是基于其他大手术对性功能的影响。但也要告知患者手术后短期内禁止性生活；手术后一周内最好使用避孕套（防止放射性粒子因为脱落进入泌尿道而造成的放射性污染）。也有一部分患者手术后可能发生恢复缓慢的阳痿；也可能会有高潮期的疼痛并伴精液量下降，可能持续数月之久。手术前患者也要认识到，放射性粒子内照射治疗也有可能损伤生育能力，如果还有生育打算，以手术前储存精子为恰当选择。

二十、放射性粒子治疗前列腺癌手术前是否一定需要会阴部备皮？

不一定。有的医生认为完全不需要。一般会阴部阴毛较少，不影响消毒。而备皮后的微创口反而增加感染的机会。

二十一、放射性粒子治疗前列腺癌手术前的肠道准备有什么意义？

放射性粒子治疗前列腺癌手术前肠道准备非常重要。因为一方面清洁的肠道有助于超声的清晰显像，另一方面也减少了手术后感染的发生。所采取的方法有手术前晚禁食；或手术前一天食用低纤维或流质食物；或手术前晚、术晨灌肠；也可考虑术前使用通便剂。

手术前肠道准备必不可少。

二十二、放射性粒子治疗前列腺癌手术是否需要预防性使用抗生素？

放射性粒子治疗前列腺癌是否使用抗生素可能会有一些争论。支持预防性使用抗生素的观点是，手术前1小时开始使用抗生素，能在手术中发挥最大作用，主要用于预防大肠杆菌和肠球菌的感染。有调查显示预防性使用抗生素后降低了术后菌尿、菌血症的发生。有人建议仅在有潜在感染迹象（如风湿性心脏病）和免疫缺陷患者预防性使用抗生素。是否适用于前列腺炎患者目前尚无定论。另一派的观点是该手术过程中受到污染的机会很小，而抗生素的过度使用会出现各种副反应和增加医疗费用，缺乏预防性使用抗生素的依据。目前对放射性粒子治疗前列腺癌手术前是否应用抗生素尚无明确说法。

二十三、放射性粒子治疗前列腺癌手术是否需要注意防止深静脉血栓（DVT）？

由于放射性粒子治疗前列腺癌手术中患者取膀胱截石位长达数小时，

而且手术后也有一段时间要卧床休息,要考虑到发生深静脉血栓的可能。建议对有血栓病史或相关倾向(如肥胖)的患者手术前即刻使用肝素。

二十四、放射性粒子治疗前列腺癌手术用全身麻醉好还是腰麻好?

放射性粒子治疗前列腺癌手术使用全身麻醉和腰麻各有利弊。全身麻醉患者手术后膀胱功能恢复较快,有的医生也习惯在没有患者干扰的状态下操作。而腰麻,即持续性硬膜外麻醉能使患者手术后会阴部不适减少。

二十五、放射性粒子治疗前列腺癌手术时患者保持怎样的体位?

放射性粒子治疗前列腺癌手术时患者取膀胱截石位,双腿对称性地跨依在支架上,尽可能舒适地固定骨盆,并暴露会阴部。体位应该尽可能与作治疗计划时相近,以便偏差最小。

二十六、放射性粒子治疗前列腺癌手术中为什么要安置导尿管?

手术中安置导尿管有三个作用:① 有利于超声显示尿道位置。② 通过导尿管注入200 mL造影剂有利于透视时分清膀胱和前列腺底部。③ 对导尿管施加一定的牵引,可使导尿管球囊顶住前列腺底部,便于穿刺的进行。

二十七、放射性粒子治疗前列腺癌手术为什么会有粒子丢失?

放射性粒子治疗前列腺癌手术中,如果有放射性粒子植于前列腺组织外,就可能造成粒子丢失。最常见的是粒子植入尿道,可能有机会随尿液排出。另外一个粒子移动的途径是通过静脉回流,可以移位到腹膜后或肺。这种粒子的移动一般在手术后1~2个月内被发现,发生移位的粒子也仅1~2颗。这些外出的粒子也不会对周围组织产生病理

效应,也不需要特别处理。

手术过程中注意植入粒子不要远离前列腺腺体,是防止粒子移位、丢失的关键。

二十八、放射性粒子治疗前列腺癌手术后为什么要过滤患者尿液?

放射性粒子治疗前列腺癌手术后,要注意放射性粒子的丢失。粒子由尿道丢失常发生在手术后1~2天,如在尿液中发现粒子,应该用镊子夹起放入铅罐中回收。

必要时,用放射性计数仪扫描手术室和病床,鉴定有无粒子失落。

二十九、放射性粒子治疗前列腺癌手术后如何处理会阴部伤口?

对于会阴部伤口,最主要的是保持干净和干燥。可以用碘剂消毒局部,手术后数小时即可以用肥皂水清洗。敷料没有必要长时间敷贴,手术后第二天即可去除。

可能会有会阴部疼痛或不适,一般不严重,无需止痛药。手术后数天也可能发生阴囊青肿或水肿,能自行缓解。可用冰块敷贴会阴部或腹部减轻症状。

三十、放射性粒子治疗前列腺癌手术后如何处理和防止尿潴留?

尿潴留是手术后最应该关注的问题。

年龄大、前列腺较大、植入粒子较多、手术前就有尿潴留症状的患者手术后继发排尿不畅的机会更多。手术结束时行膀胱镜检查后应再置导尿管,就是为了防止前列腺手术后急性水肿所引起的尿潴留。手术后留置导尿管2~3天较为合适,至少1天以上。同时建议患者手术后最初12小时尽量少喝水,少喝汤,减少液体摄入,以免加重

尿道不适；第二天及其后则鼓励患者大量饮水，并勤排尿，以减少尿路感染的可能。

如果2~3天后拔除导尿管后排尿仍然困难，需要再次插置导尿管3天以上，并可使用α–1受体阻滞剂缓解尿道痉挛，或使用非甾体抗炎药物减少尿潴留发生率和减轻急性期不适症状。

三十一、放射性粒子治疗前列腺癌手术后如何处理放射性前列腺炎？

手术后一周，几乎所有患者都会出现尿频、尿急、排尿不畅等症状，这就是放射性前列腺炎引起的，一般在手术后2~3周症状最明显。大多数症状较轻，数月后放射性前列腺炎会逐渐缓解。症状比较严重的患者可以使用α–1受体阻滞剂。

手术中和手术后1~2周使用激素有可能减少组织水肿，从而降低尿潴留的发病率。

三十二、使用α–1受体阻滞剂要注意什么？

使用α–1受体阻滞剂的初期，有可能产生继发性低血压，在改变体位时，尤其在夜间起身时要绝对做到缓慢、缓慢、再缓慢！特别是年老的、消瘦的患者更要注意。

尿潴留症状有所减轻时，可逐步减少α–1受体阻滞剂剂量，并最终停药。

三十三、放射性粒子治疗前列腺癌手术后如何处理血尿症状？

放射性粒子治疗前列腺癌手术后许多患者会出现血尿，一般量较少，持续1~14天不等。大部分不需要特殊处理。如果较大量的血尿则提示膀胱或尿道有损伤，必须置导尿管到血尿消失为止。如果出血不

止,要再次行膀胱镜检。

三十四、放射性粒子治疗前列腺癌手术后如何处理感染?

正规手术、正确操作,手术后继发感染很少。可以预防性短期使用抗生素,但使用抗生素的指征有争论。

三十五、放射性粒子治疗前列腺癌手术后如何处理直肠出血的并发症?

少数患者手术后直肠出血,主要原因可能是穿刺不当进入直肠肌群,或患者有痔疮等相关病症所致。可对症处理。另一方面,放射性相关的直肠病变要在几个月后才可能出现。

三十六、放射性粒子治疗前列腺癌手术后应该什么时候下床活动?

建议患者手术后第二日就下床并进行散步等适当运动。早期恢复运动对减少并发症,减轻尿路梗阻症状有重要作用。

总的来说,放射性粒子治疗前列腺癌手术患者手术后一般情况都比较好,甚至有报道患者手术后苏醒即回家的。

三十七、放射性粒子治疗前列腺癌手术后就能够行性生活吗?

如果一定需要,也是可以的。植入粒子的第一周建议使用避孕套,以避免万一有粒子移位而造成放射性污染,精液也可能由于有血而呈棕黑色或黑色。但一般医师提醒患者手术后短期内暂缓性生活。1~2周后就可以了。

三十八、放射性粒子治疗前列腺癌手术植入粒子后患者和家属需要特殊放射防护吗?

由于植入粒子的射程非常短,其吸收剂量仅限于盆腔,对周围器

官的作用也仅限于尿道和直肠前壁,因此无需对手术后患者做特殊放射防护处理。对患者家属更没有必要进行特殊的放射防护。

三十九、放射性粒子治疗前列腺癌手术后如何随访?

建议手术后3个月内每4周复查直肠指检和PSA;3个月后每3个月检查1次,随访2年;以后每年1次。具体由经治医师掌握。

PSA是评价治疗效果的最常用指标。一般认为PSA控制于1.0~4.0(ng/mL)为妥。也有学者认为PSA应该小于1.0 ng/mL。如果以PSA值作曲线图,曲线中PSA小于1.0形成平台时可以认为治疗成功。手术后PSA恢复正常的时间因人而异,从1个月到2年多不等。另外,大约有1/3的患者在手术后1~2年间伴随着放射性相关尿路症状的发生,PSA也可轻度升高,其原因可能与前列腺组织放射后效应有关。因此,手术后的随访应该超过2年。

四十、如何判断放射性粒子治疗前列腺癌是否成功?

PSA是评价治疗效果的最常用指标。如果以PSA值作曲线图,手术后曲线中PSA小于1.0 ng/mL形成平台时可以认为治疗成功。相反,如果患者平台期PSA大于1.0 ng/mL,或者干脆没有平台期,PSA在数年中持续增长,则认为治疗失败。

四十一、哪些前列腺癌患者需要放射性粒子内放射治疗与外照射治疗配合应用?

对于有盆腔内肿瘤扩散高风险的前列腺癌患者,除放射性粒子内照射治疗外,外照射也是常用的辅助治疗方法。这两种方法可以以不同的方式配合应用。应用时应该考虑以下问题:

治疗程序：如果先做外照射治疗，能使前列腺组织萎缩，有利于粒子植入的进行。但前列腺的体积需要在植入前重新估算。如果先做粒子植入治疗，后期进行的外照射可能面临直肠相关并发症的更高风险。

治疗间隔：一般为2~8周。参照宫颈癌的内、外放射治疗间隔，以及对直肠并发症的观察，可能以接近2周的较小时间间隔为好。

外照射的范围：应该覆盖前列腺、精囊、盆腔内淋巴结。

外照射强度：要求能够杀灭潜在的转移灶。参照头颈部肿瘤、宫颈癌和肉瘤的外放射剂量，取40~60 Gy为妥。

内放射强度：取原计划（不做外照射治疗的计划量）剂量的50%~80%，即90~120 Gy较合适。

四十二、放射效应与时间–剂量因素有什么关系？

规定时间内在总剂量不变的情况下，治疗时间如果延迟 1 周局部肿瘤控制率将下降14%；延迟 2 周会下降 26%；延迟 3 周能下降 35%；这与肿瘤的加速增殖有关。

因此，在治疗总剂量不变的情况下，只要不引起严重的急性反应，为保证肿瘤的控制率，应当尽量缩短治疗的总时间。

 放射性核素插植治疗肺部肿瘤

一、插植治疗肺癌有什么优点？

插植治疗肺癌具有多方面的优点：① 插植治疗可以给予局部肿瘤比外照射更高的剂量。② 插植治疗粒子植入肿瘤中，肿瘤周围剂量明显下降，所以插植治疗很少造成正常肺组织损伤。③ 对于肺癌肿块浸润胸膜、骨膜、神经组织引起的疼痛，插植治疗可以兼顾肿瘤治疗和止

痛治疗。④ 放射作用持续、长久。

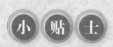

插植治疗肺癌的优点：
● 肿瘤局部剂量较外照射高。
● 很少造成正常肺组织损伤。
● 兼顾治疗和止痛。
● 作用持续长久。

二、哪些肺癌患者适合做插植治疗？

适合做插植治疗的肺癌患者需符合：① 需切除肺癌，但肺功能不好，有严重医学问题。② 有肺门肿块，肿瘤侵犯肺门结构。③ 广泛纵隔肿瘤。④ 广泛肿瘤。⑤ 肿瘤引起严重疼痛。

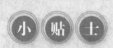

插植治疗肺癌的适应证：
● 需切除肺癌但肺功能不好。
● 肺门肿块，肿瘤侵犯肺门结构。
● 广泛纵隔肿瘤。
● 广泛肿瘤。
● 肺部肿瘤引起疼痛。

三、哪些肺癌患者不适合做插植治疗？

不适合做插植治疗的肺癌患者包括：① 未分化肺癌。② 小细胞

肺癌。③巨细胞癌和梭形细胞癌等。

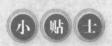

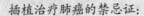

插植治疗肺癌的禁忌证：
● 肺未分化癌。
● 小细胞肺癌。
● 巨细胞癌和梭形细胞癌。

四、肺癌进行插植治疗的主要得与失是什么？

^{125}I粒子治疗的处方剂量100~120 Gy，总活度22 mCi，平均住院7天。对治疗心肺功能欠佳的 I 期非小细胞肺癌，肺功能未造成影响。患者可以很好耐受且不增加并发症。因此，^{125}I粒子植入治疗很有潜力。

^{125}I植入的总的局部控制率为63%。 I 期、II 期肿瘤82%~87%，III 期肿瘤59%。中位生存 I 期肿瘤24个月，II 期肿瘤17个月，III 期肿瘤7个月。 I 期肿瘤5年生存率40%，II 期肿瘤3年生存率12.5%，III 期肿瘤5.5%。

其中，以上皮细胞癌的效果为最好。^{125}I植入3年生存率达 20%，对比^{222}Ra为8%。

要注意术后立即或随后发生的并发症，其中有些是致命的。

五、肺尖癌插植治疗如何与外照射治疗协同进行？

肺尖癌首先可以给外照射4 000 cGy，然后用^{125}I粒子植入胸壁肺部病灶，注意躲避血管。有一组病例60例插植治疗者局部控制率

60%，姑息切除+插植与单插植结果相同。相比较，根治手术5年生存率27%，切除+胸壁插植5年生存率17%，而活检+插植5年生存率为15%，活检+外照射5年生存率为0。淋巴结转移阳性患者5年生存率为0。

六、肺转移癌如何应用插植治疗？

一组52例肺转移癌患者用姑息治疗+插植治疗，或单独用插植治疗。30天内没有并发症出现，局部控制率67%（35/52），姑息+插植的局部控制率较高。3年生存率27%（14/52），中位生存期12个月。

也有医师应用粒子植入治疗减缓肺转移癌患者的疼痛症状。植入粒子后肺部肿块缩小，疼痛症状也得到控制。

七、放射性粒子的植入会不会造成肺栓塞？它的概率有多少？

各作者报道的放射性植入引起肺栓塞的概率从10%~20%不等。肺栓塞引起的潜在问题是改变了靶区剂量的分布；也可能对肺组织引起副反应。这也是粒子植入治疗中需要引起重视的问题。但是到目前为止还没有放射性粒子肺栓塞直接引起死亡的报道。

 放射性粒子治疗其他肿瘤——脑部肿瘤

一、哪些脑胶质瘤适合作放射性粒子植入治疗？

低级别的脑胶质瘤适合于用放射性粒子植入治疗。包括纤维性星形细胞瘤，Ⅱ级星形细胞瘤，少突胶质细胞瘤，少突胶质母细胞瘤，肥胖型星形细胞瘤等。处方剂量60~100 Gy，剂量率0.05~0.10 Gy/h。并发症发病率0.9%；病死率1.7%；脑坏死2.6%。5年生存率21%~85%，

10年生存率32%~83%。放射性粒子治疗也可以用于恶性脑胶质瘤复发的治疗,或与外照射结合用于原发恶性胶质瘤的治疗。

高分级的胶质瘤治疗效果不佳,原则上不采用。

二、放射性粒子植入治疗脑胶质母细胞瘤的适应证是什么?

单发的、直径小于5 cm;没有幕下和脑膜转移;最好位于幕上,不包括间脑和基底神经结结构的脑胶质母细胞瘤适合于放射性粒子植入治疗。患者的KPS应大于60分,且肿瘤不位于大脑侧窝或中颅窝。

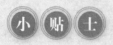

放射性粒子植入治疗脑胶质母细胞瘤的适应证:
- KPS大于60分。
- 肿瘤为单发,直径小于5 cm。
- 没有幕下和脑膜转移。
- 肿瘤最好位于幕上,不包括间脑和基底神经结结构。
- 植入粒子不位于大脑侧窝或中颅窝。

三、放射性粒子植入治疗脑胶质母细胞瘤的效果怎样?

报道两组各159例和56例脑胶质母细胞瘤病例在外照射(辐射剂量分别为59.4~61.2 Gy和59.4 Gy)的同时,应用了放射性粒子植入治疗,分别接受35.7~66.5 Gy和37.7~63.2 Gy的辐射剂量,剂量率分别为0.3~0.7 Gy/h和0.3~0.6 Gy/h。结果第一组的中位生存期84周,第二组78周,都高于未加放射性粒子植入治疗组的中位生存率期47周。证明增加内照射可以明显延长生存期。

四、放射性粒子植入治疗脑转移瘤的适应证是什么？

放射性粒子植入治疗脑转移瘤的适应证是：全身病情稳定，预计生存期大于3个月，MRI或CT显示位于非重要部位的孤立病灶，肿瘤位于幕上和没有脑膜转移的患者。

在几组病例中，照射平均剂量49 Gy，平均体积20.6 cm^3，中位生存期68.2个月；未行粒子治疗组中位生存期为13.9个月。

五、放射性粒子植入治疗脑转移瘤可能产生什么并发症？

早期并发症：癫痫、神经系统症状恶化、感染、出血和肺栓塞（发生概率很低）。发病率小于6%，多为感染、肺栓塞。

晚期并发症：包括脑坏死和长期脑水肿。

但再手术率可以达到64%；未加粒子治疗组可再手术率为15%。再手术可以明显延长生存期。

放射性粒子治疗其他肿瘤——头面、颈部肿瘤

一、头颈部肿瘤如何进行插植治疗？

不同肿瘤体积的安全剂量不同，较小的体积有较大的耐受。Paterson推荐小体积每7日7 000 cGy，较大体积每7日5 500 cGy。插植耐受剂量取决于放疗体积的大小。外照射一般每6~6.5周6 000~6 500cGy。

常有口腔并发症，与总剂量、放疗体积、剂量率、治疗时间，并与正常组织距离、放射质量有关。早期口腔反应3~4周后消退。晚期反应：口腔干燥、味觉丧失，罕见有软组织坏死。

预防并发症的方法是插植前详细检查，插植时应维持营养。插植后注意保护放疗组织。植骨不是插植禁忌证。

二、放射性粒子如何治疗鼻咽癌？

外照射剂量50~75 Gy，结合近距离治疗剂量45~165 Gy，1年生存率90%~95%，5年生存率74%。治疗的并发症有：① 头痛：潜伏期1~31个月，持续时间1~27个月，常规止痛有效；② 软颚瘘：发生率16.9%，中位愈合时间11个月，保守治疗可自愈；③ 鼻咽黏膜坏死：多数患者出现不同程度的黏膜坏死，需要抗生素治疗。④ 鼻咽癌复发，1/3~1/2死于局部复发。

三、放射性粒子如何治疗眼眶内横纹肌肉瘤？

过去标准的治疗方法是手术+放、化疗，有极好的疗效。放射性粒子的产生，推动了新的治疗方法：肿瘤切除+粒子植入，用^{125}I粒子植入治疗复发病灶，剂量每6日6 000 cGy，未放射到脑，有望获得长期生存。

四、放射性粒子如何治疗舌癌及口底癌？

T_1期、舌活动部分、口腔、口底、颈LN（－）的口腔癌，不首选放疗，插植治疗可给予充分剂量，每7日7 000 cGy。T_2、T_3期的病例首选外照射最有利，特别是舌深部浸润和口底广泛病灶。

治疗方法：外照射每4周4 000 cGy，再插植每4日4 000 cGy，如外照射每5周5 000 cGy，插植每3日3 000 cGy。

五、放射性粒子如何治疗颊黏膜肿瘤？

颊黏膜肿瘤可耐受高剂量，但容易在照射野边缘复发。无牙龈受累的早期病例，可用每6.5~7日6 500~7000 cGy。较大病灶，首选外照射每4.5~5周4 500~5 000 cGy，2~3周后再插植每2.5~3日2 000~3 000 cGy。

六、放射性粒子如何治疗口腔癌?

给予120 Gy的处方剂量,小于3 cm 肿瘤的缓解率82%,大于6 cm 缓解率31%。粒子治疗的并发症包括轻度、短暂的黏膜溃疡和骨暴露,可以耐受。没有牙龈受累的口腔癌粒子植入+外照射是理想的治疗方法。

七、放射性粒子如何治疗口咽肿瘤?

口咽肿瘤预后差,分化差,生长快,淋巴结转移早,25%为双侧。首选外照射原发灶和两颈,每6~7日6 500 cGy。插植用后装,一般要麻醉,能较好暴露病灶,避免呼吸梗阻。

八、颈淋巴结转移灶如何进行插植治疗?

较小的颈淋巴结转移灶,可用1~2个^{125}I粒子永久性平面插植。如果淋巴结大于3 cm,需作立体插植。治疗得当,^{125}I插植第一个半衰期(60天)内淋巴结转移病灶可消失。

可以先做外照射。Memorial医院行外照射40 Gy/4周后插植。他们使用^{125}I粒子的一组病例,局部控制率78%(38/49),局部肿瘤临床治愈(CR),其后无复发。仅17%观察到有并发症。

放射性粒子治疗其他肿瘤——腹部肿瘤

一、胰腺癌如何进行插植治疗?

放射治疗可以很大程度上缓解症状,用相对短的时间,给予较高剂量(50~60 Gy/6周),姑息作用时间可能较长。植入技术与其他部位相似,可以在手术中插入。推荐使用^{125}I。剂量根据肿瘤大小确定。

有一组108例胰腺癌病例，处方剂量136.6 Gy，植入的放射性总活度35 mCi，其中位生存期超过18个月。研究者认为放射性粒子植入治疗能够明显提高中位生存期。但对倍增时间较短的肿瘤仍难以控制。这组病例中19%出现胰瘘、胃肠出血、胃肠梗阻、腹腔内脓肿等并发症。

因此，放射性粒子植入治疗为胰腺癌提供了较好的局部控制机会，使肿瘤迅速缩小。但上消化道可能会有缓慢的严重损伤。尤其是对于确诊时就有区域淋巴结受累或相邻器官如胃、十二指肠、脾、小肠、大血管、肝等扩散的病例，并发症较明显。

二、能举个胰腺癌插植治疗的例子吗？

例如，一胰腺癌病例，肿瘤体积25 cm³；胰头体积6 cm×6 cm×3 cm；作为姑息性治疗，植入39个^{125}I粒子，总活度19.5 mCi，肿瘤剂量达到160 Gy。术后第4天疼痛完全缓解。

胰腺癌粒子植入治疗手术病死率3%。术后并发症有腹膜炎，肠梗阻，膈下脓肿等。开腹后平均住院15天（9~34天）。6个月后生存率外照射为7%，插植治疗为17%。生存1年以上的病例都是没有肝脏转移和没有淋巴结转移的患者。

三、直肠癌如何进行插植治疗？

适用于孤立的、亚临床灶小的直肠癌复发病例。处方剂量140 Gy，总活度27.8 mCi，平均植入粒子50枚，1年生存率70%。

四、粒子治疗直肠癌有什么优势？

手术过程中，在直视下进行粒子植入治疗，肿瘤治疗体积评估正确，粒子安排的空间布位可以做到较合理，丢失概率小；肿瘤接受剂量

高；周围器官接受照射剂量小；能够有效保护小肠；无明显神经损伤。

五、粒子治疗直肠癌有什么不足？

剂量率低，粒子治疗不适合增长迅速的肿瘤，对这部分控制率低。

约10%患者出现小肠瘘和腹壁瘘并发症。

六、放射性粒子植入如何治疗结缔组织肉瘤？

剂量单插植约70 Gy，或外照射40 Gy+插植40 Gy。文献报道，失败6/32，放射坏死3/32，死于其他原因4/32，5年生存率53%（15/28）；局部控制率72%（23/32）。

 ## 核素内照射预防冠状动脉再狭窄

一、为什么要用冠状动脉血管内照射来预防冠状动脉再狭窄？

冠心病由于发病率，死亡率高，严重危害人类身体健康，从而被称作是"人类的第一杀手"。经皮冠状动脉成形术（PTCA）是治疗冠状动脉狭窄的主要方法，全世界每年大约有1 000 000例冠心病患者接受该介入治疗。但术后6个月内高达40%~60%再狭窄发生率严重影响了PTCA的远期疗效。长期以来，医学家们一直致力于解决再狭窄的研究，迄今包括各种药物治疗、金属支架和基因治疗疗效均不够理想，而血管内照射治疗显示出良好的应用前景。

常用的照射技术包括：① 血管内插入高活性的 β 或 γ 放射线粒子和金属线；② 放射性液体或气体充盈的扩张球囊导管；③ 永久性植入放射性支架等。

放射线粒子或金属线后装技术在国外某些国家已经商品化。放射

性球囊和放射性支架大部分医疗机构仍处于动物实验阶段。仅有少数单位进入临床实验。国内放射性球囊和放射性支架的研究尚在起步阶段,放射性粒子后装技术也只有少数医疗机构进入临床试验。

二、冠状动脉血管内照射预防冠状动脉再狭窄的效果如何?

295例平均年龄59.76±10.83岁的冠心病患者,分为两组,对照组183例单纯切割球囊成形术;实验组112例切割球囊成形术加内照射治疗。内照射剂量血管直径2.5~3.5 mm照射剂量 16 Gy;血管直径3.5~4 mm照射剂量20 Gy;血管直径>4 mm照射剂量 22 Gy。以定量冠脉造影(QCA)、靶血管再次成形率(TVR)、主要不良心血管事件(MACE)发生率作为随访指标。内照射组106例(106/112, 95%),对照组172例(172/183, 94%)获得随访结果,随访时间 6.3±1.6个月。随访结果发现内照射组与对照组的心绞痛、心肌梗死及病死率相似,而内照射组靶血管再次成形率(TVR)、主要不良心血管事件(MACE)发生率明显低于对照组,分别为5%对16%和10%对25%。

第九章　放射性胶体腔内治疗肿瘤

一、什么是放射性胶体？常用的放射性胶体有哪些？

放射性胶体（radioactive colloid）是一种具有一定颗粒大小，不溶解、不发生生物化学作用的聚集体。

常用的治疗用放射性胶体有 ^{198}Au胶体、^{32}P胶体、^{90}Y胶体和 ^{186}Re胶体。其中 ^{32}P胶体历史久，使用最普遍，它是 ^{32}P与硝酸铬反应形成磷酸铬（$Cr^{32}PO_4$）沉淀，经洗涤加热，形成的绿色胶体溶液。颗粒大小 $0.05 \sim 1\mu m$，物理半衰期14.3天，发射平均能量0.69 MeV纯β射线，在组织中平均射程4 mm。

另外，^{99m}Tc胶体常用来做放射性核素显像诊断用。

二、放射性胶体腔内治疗肿瘤的原理是什么？

注入局部组织的大部分放射性胶体颗粒滞留于局部并保持一定浓度，小部分被吞噬细胞吞噬后沿淋巴管入血；注入浆膜腔的放射性胶体基本上不被吸收，而吸附于浆膜或积液中的游离肿瘤细胞上；通过射线的辐射生物效应杀伤肿瘤细胞。

三、哪些肿瘤病变适合于使用放射性胶体作腔内治疗?

胸、腹膜肿瘤转移或积液中查见癌细胞;胸、腹腔穿刺多次仍有反复积液;积液为渗出液;化疗或抗生素对积液无效;而胸、腹腔内没有发现实体肿瘤的患者都可以考虑应用放射性胶体腔内治疗。治疗前应该预计患者仍有3个月以上的生存期。

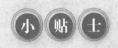

放射性胶体腔内治疗的适应证:
● 病理检查证实胸腹膜转移或积液中查见癌细胞。
● 反复多次胸腹腔穿刺仍产生积液。
● 胸腹腔积液是渗出液。
● 胸腹腔内无大块肿瘤。
● 化疗或抗生素治疗胸腹腔积液无效。
● 预计生存期在3个月以上。

四、哪些患者不适于使用放射性胶体腔内治疗?

儿童及妊娠妇女绝对禁忌做放射性胶体腔内治疗,因为该项治疗剂量大,会影响儿童生长、胎儿发育。病情过于严重,明显恶病质、贫血或白细胞减少;包裹性积液体积太小;伤口渗液或无法关闭体腔的患者都不适合做放射性胶体治疗。包裹性积液体积太小的患者注射放射性胶体有可能局部放射性坏死;伤口渗液或无法关闭体腔的患者可能造成放射性泄漏并影响疗效。

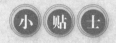

放射性胶体腔内治疗的禁忌证：
- 儿童及妊娠妇女。
- 病情太严重,恶病质明显、贫血或白细胞减少。
- 积液体积太小。
- 伤口渗液或无法关闭体腔。

五、恶性胸腔积液怎样进行放射性胶体腔内治疗?

先进行诊断性胸腔穿刺,患者取坐位,略前倾,双臂抬高放在桌上勿移动,消毒皮肤和局部麻醉。通常在第7肋间隙、腋后线肩胛角下,用14~16号针头沿肋骨上缘进针,穿过肋间肌,进入胸膜,并将导管再伸进5~10 cm并固定,装上三路活塞,接上空瓶。注射^{32}P胶体前先抽取胸腔积液,可先注射^{99m}Tc胶体74~111 MBq后做放射性核素显像观察胸腔中放射性分布是否均匀,有无小腔形成,以及是否注入肺内或有无支气管胸膜瘘。如果分布均匀,通过导管注入混合于500 ml生理盐水中的^{32}P胶体370~555 MBq（10~15 mCi）。在注射部位盖上5 cm×5 cm的棉垫并加压绷扎,以防^{32}P胶体漏出。嘱咐患者注射后每10分钟改变一次体位直至2小时。

六、恶性腹腔积液怎样进行放射性胶体腔内治疗?

膀胱排空尿液后患者取卧位,行腹腔穿刺。部位一般选择腹中线脐下2 cm,或腹直肌外侧脐和髂前上棘之间,局限性腹水可通过超声定位。将腹膜透析导管缓慢置入腹腔,抽出腹腔积液。注射^{99m}Tc胶体74~111 MBq,嘱患者左右多次翻动,作放射性核素显像观察腹腔内

放射性分布是否均匀。如果分布均匀，注射500 ml生理盐水和^{32}P胶体555~925 MBq，拔出导管，敷上5 cm×5 cm的棉垫和弹性绷带防止^{32}P胶体漏出。在1小时内嘱咐患者每10分钟改变左右体位并反复坐起躺下。

七、膀胱腔内如何施行放射性胶体腔内灌注治疗？

膀胱黏膜不会吸收放射性胶体，而β射线射程短，一旦膀胱腔内置入放射性胶体，主要的辐射剂量都由黏膜承受，而肌层可以不受损伤。所以膀胱腔内放射性胶体灌注治疗对生长于膀胱表面的肿瘤、多发性小乳头瘤和弥漫性乳头瘤效果最好；其次为浸润不深的黏膜下层肿瘤；侵犯肌肉深层的肿瘤效果较差。较大的恶性乳头状瘤和实质肿瘤手术切除后再行放射治疗。

^{32}P发射的β射线在组织中的最大射程达8 mm，^{32}P胶体用于膀胱灌注治疗射程偏长，不太适合。^{198}Au 发射β射线的射程3.8 mm，胶体^{198}Au适合于膀胱治疗，所以常用于膀胱内灌注治疗。胶体^{198}Au由反应堆生产，胶体颗粒0.033~0.035μm，物理半衰期2.8天，β射线平均能量0.32 MeV，外观樱红色。由于物理半衰期较短，β射线能量较低，在组织内的平均射程较短，加上另外发射γ射线，需要额外防护措施，目前除了用于膀胱内灌注治疗外，其他应用较少。

放射性胶体膀胱内灌注治疗前数小时严格控制饮水，临治疗前尽量排空膀胱。5 550~7 400 MBq胶体^{198}Au稀释于50~60 mL无菌生理盐水中，通过双腔导尿管注入膀胱，然后交替地抽出和注入2~3次，让胶体和尿液混匀。其后每隔半小时重复抽出和注入，持续照射3小时。照射结束后放出胶体^{198}Au混合液，用生理盐水反复冲洗膀胱，直到放射性接近本底。8周后复查膀胱镜，必要时可重复第二次治疗。

第十章　肿瘤的放射性核素动脉介入治疗

一、临床上用什么放射性药物进行动脉介入治疗？什么是放射性碘油？什么是放射性微球？

动脉介入治疗常用的放射性药物是放射性碘油或放射性微球。

放射性碘油是放射性核素标记的碘油溶液，一般都用^{131}I标记。普通的碘油在医学上经常用来做X射线检查的对比剂，由于它能比周围组织结构吸收更多的X射线，从而形成密度对比；也用来做肝癌栓塞治疗，选择性插管进入肝肿瘤供血动脉，或肝总动脉，注入与抗癌药混匀的碘化油5~10 mL，达到栓塞肿瘤的目的。用放射性核素标记的碘油，更增加放射治疗的效能。

陶瓷、玻璃和树脂等材料制成的具有特定大小的微球，具有化学性能稳定，颗粒大小均匀，不易碎裂，不溶解的特点，并易于用放射性核素标记。放射性标记的微球即称为放射性微球（radioactive microsphere），临床上经常用于动脉介入治疗。

二、放射性核素动脉介入治疗肿瘤的原理是什么？

利用碘油或微球等物质作为放射性核素的载体，用于介入内放射

治疗,是核素治疗的重要领域之一。

放射性微球的直径与毛细血管的直径相近,注入毛细血管网可"塞住"血管;放射性碘油的黏滞系数非常高,注入毛细血管网也将长期滞留其中。将放射性碘油或放射性微球通过选择性动脉插管注入癌肿病灶,既阻塞了肿瘤营养血管,又可利用放射性核素衰变发射的β射线杀伤肿瘤细胞。通过阻塞血管和放射线辐射的双重作用达到治疗目的。

三、哪些肿瘤病变适合于作放射性核素动脉介入治疗?

放射性核素动脉介入治疗适用于血管丰富、有明确单一动脉供血的肿瘤。没有显著动脉分流的肿瘤和供血动脉无畸形或变异的肿瘤治疗效果较好。

常用于肝癌、肺癌和肾癌等实体肿瘤的治疗。

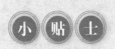

放射性核素动脉介入治疗的适应证:
● 血管丰富,单一动脉供血的肿瘤。
● 供血无动脉畸形或变异的肿瘤。
● 无显著动脉分流的肿瘤。

四、哪些患者不适于使用放射性核素动脉介入治疗?

血供差,坏死广泛的肿瘤,和存在动静脉瘘,且分流量大的肿瘤不能用放射性核素动脉介入治疗。

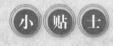

放射性核素动脉介入治疗的禁忌证：
● 血供差，坏死广泛肿瘤。
● 存在动静脉瘘，且分流量大肿瘤。

五、放射性核素动脉介入治疗要达到多大辐射剂量？

放射性总用量根据肿瘤大小而定，肿瘤组织的吸收剂量要达到 $60\sim100\,Gy$，故放射性总活度为 $1.85\sim3.7\,GBq$。若肿瘤较大，可达 $7.4\,GBq$。

六、放射性核素动脉介入治疗中要注意什么？

放射性核素动脉介入治疗要注意两方面：

（1）放射性微球的制备：微球比重大，要加入甘油使之混悬，以保证微球在注射过程中不会沉降。放射性微球必须制备成混悬液并摇匀才能使用。

（2）插管技术：动脉导管插入越接近肿瘤的动脉越理想。

第十一章 ^{131}I-MIBG治疗神经内分泌肿瘤

 ## 神经内分泌肿瘤和^{131}I-MIBG的简单介绍

一、什么是肾上腺素能肿瘤？

肾上腺素能肿瘤是起源于交感神经胚细胞的一类肿瘤，又可称为神经内分泌肿瘤。主要包括嗜铬细胞瘤、神经母细胞瘤、交感神经母细胞瘤和神经节瘤等。

二、肾上腺素能肿瘤使用^{131}I-MIBG治疗的先决条件是什么？

能否用^{131}I-MIBG治疗，主要取决于肾上腺素能肿瘤是否能摄取^{131}I-MIBG。95%的嗜铬细胞瘤及神经母细胞瘤患者能分泌儿茶酚胺类激素，所以都能摄取^{131}I-MIBG，因此这两种肿瘤都能用^{131}I-MIBG治疗。

三、^{131}I-MIBG是怎样一种药物？

^{131}I-MIBG（metaiodobenzyl guanidine）化学名间位碘代苄胍，化学结构与去甲肾上腺素相似，能被肾上腺髓质和交感神经分布丰富的组织器官摄取，与肾上腺素能神经递质的受体有特异结合力。

静脉注射后^{131}I-MIBG主要分布在肝脏,占注入量的33%,其他组织分布很少。正常肾上腺分布总量不多,但以单位重量计算,肾上腺髓质摄取量最高。肝脏和膀胱遭受最大的辐射剂量,是使用^{131}I-MIBG的限量器官。

^{131}I-MIBG可以作为肾上腺髓质显像剂,用于诊断嗜铬细胞瘤及其他神经内分泌肿瘤;大剂量^{131}I-MIBG还可用来治疗恶性嗜铬细胞瘤及神经母细胞瘤等能摄取^{131}I-MIBG的其他神经内分泌肿瘤。某些肾上腺素能肿瘤高度选择性摄取^{131}I-MIBG,^{131}I发射的β射线杀伤或抑制肿瘤细胞,达到治疗目的。作为治疗药物,要求^{131}I-MIBG的比放射性要高,即药物体积要小,而放射性要高。达到1.48 GBq/mg(400 mCi/mg)可保证治疗效果良好。

自1979年美国密执安大学Weiland报道^{131}I-MIBG应用以来,大量临床实践证明其疗效显著。我国也曾经有较多病例积累,但目前^{131}I-MIBG尚未通过我国药审,使用受到限制。

^{131}I-MIBG治疗嗜铬细胞瘤

一、嗜铬细胞瘤有什么特点?

嗜铬细胞瘤多发于肾上腺髓质,及交感神经节、副神经节等嗜铬组织,由于儿茶酚胺类物质分泌过多引起高血压。高血压患者中0.6%~1%为嗜铬细胞瘤患者,成人发病率0.001%~0.01%。 患者中10%为儿童,10%~20%为恶性。

二、^{131}I-MIBG治疗嗜铬细胞瘤的原理是什么?

MIBG为胍的类似物,其结构与肾上腺素相似,主要浓聚在肾上腺髓质和肾上腺神经元内,通过主动摄取机制摄取后贮存于细胞的神经分泌颗粒内,也有少量与后突触受体结合。^{131}I-MIBG由MIBG引导将

^{131}I引入细胞,通过^{131}I释放的β射线产生电离辐射效应而导致肿瘤细胞的破坏,抑制和破坏肿瘤组织,从而达到治疗目的。

三、哪些情况下能用^{131}I-MIBG治疗嗜铬细胞瘤?

恶性嗜铬细胞瘤对放疗和化疗均不敏感,适合于用^{131}I-MIBG作内放射治疗。只要摄取且能较长时间保留^{131}I-MIBG的嗜铬细胞瘤均可治疗。以下情况更多地考虑使用^{131}I-MIBG治疗嗜铬细胞瘤: ① 嗜铬细胞瘤手术不能切除。② 恶性嗜铬细胞瘤转移灶。③ 外科手术后残留病灶。④ 恶性嗜铬细胞瘤骨转移灶的止痛内放射治疗。⑤ 高血压无法控制。

四、^{131}I-MIBG治疗嗜铬细胞瘤治疗前要做哪些准备?

（1）封闭甲状腺。

（2）停服影响^{131}I-MIBG摄取的药物。

（3）测定肿瘤摄取^{131}I-MIBG率及有效半衰期。

（4）测定血常规,肝、肾功能。

（5）治疗前测定24小时尿儿茶酚胺,以便作疗效判断。

五、为什么使用^{131}I-MIBG治疗嗜铬细胞瘤要封闭甲状腺? 如何封闭?

体内一部分^{131}I-MIBG在肝脏脱碘酶的作用下脱碘;部分^{131}I-MIBG也可能自行分解;这些过程都会产生游离^{131}I。游离^{131}I大部分被甲状腺摄取,一部分通过肾脏由泌尿道排出。被甲状腺摄取的^{131}I有可能引起甲状腺的放射损害。所以在用药前、用药中和用药后都要注意使用没有放射性的高碘药物对甲状腺实施封闭,阻断游离^{131}I被甲状腺摄取。

六、如何封闭甲状腺？

封闭甲状腺的方法：给药前3天口服复方碘溶液，每次3~10滴，每日3次。给药后继续服用，直至治疗后4周。有关有效地封闭甲状腺的方法和避免复方碘溶液对胃肠道刺激的方法，请参见第七章。

七、哪些药物会影响嗜铬细胞瘤摄取^{131}I-MIBG？要停用多长时间？

影响MIBG摄取或滞留的药物主要有：抗忧郁药物如丙米嗪、阿米替林；拟交感神经药物如肾上腺素、麻黄碱；肾上腺能神经元阻断剂如α受体阻断剂和β受本阻滞剂。患者在治疗前七天停服这些降低MIBG摄取的药物。

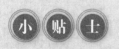

治疗前7天需要停服影响^{131}I-MIBG摄取的药物有：
- 抗高血压及心血管药物：布拉洛尔（拉洛尔），利血平。
- 钙通道阻滞剂：地尔硫䓬，硝苯地平，维拉帕米。
- 三环抗抑郁药物：阿米替林及衍生物；丙米嗪及衍生物；多塞平；阿莫沙平；丁二酸洛沙平。
- 拟交感神经作用药物：去氧肾上腺素；
  苯丙醇胺；伪麻黄碱；
  麻黄碱；哥卡因。
- 其他：胰岛素；可卡因；生物碱；γ神经元阻滞剂。

八、如何测定肿瘤摄取^{131}I-MIBG率及有效半衰期？对治疗嗜铬细胞瘤有什么意义？

测定肿瘤摄取^{131}I-MIBG率及有效半衰期的方法是静脉注射诊断

剂量^{131}I–MIBG后第1、3、5、7天分别作全身放射性核素显像,以测定^{131}I–MIBG最高摄取率,肿瘤摄取注射量的百分率,及有效半衰期。根据这些数据确定^{131}I–MIBG的治疗剂量,并可计算肿瘤辐射剂量。目的是计算肿瘤的吸收剂量,计划治疗的次数、总治疗剂量及周期。每次治疗前须作此测定。一般嗜铬细胞瘤患者摄取注入^{131}I–MIBG量的0.05%~8.0%,多数为1%~2%,有效半衰期1.5~3.0天。多次治疗后产生耐药性或间变而摄取率下降。

九、^{131}I–MIBG治疗嗜铬细胞瘤的具体方法和剂量是什么?

^{131}I–MIBG静脉滴注治疗嗜铬细胞瘤,采用一次性固定剂量法,用量在3.7~7.4 GBq(100~200 mCi)之间。一般每次^{131}I–MIBG 3.7 GBq,^{131}I–MIBG溶液注入250 ml生理盐水中,缓慢滴注,90分钟滴注完毕。一次静脉滴注^{131}I–MIBG最大量一般不得超过7.4 GBq。滴注过程中要监视心率、血压和心电图(EKG),每5分钟1次。给药后24小时内仍要每小时测定1次。4~6周后可考虑重复治疗,可以连续治疗6次,总剂量可达30~40 GBq,瘤体受到的辐射量为110~155 Gy,一般150 Gy以上疗效较好。

十、使用^{131}I–MIBG治疗患者还需要注意什么?

患者应住院隔离5~7天。多饮水,及时排空小便,能减少膀胱的辐射剂量。

十一、影响^{131}I–MIBG治疗嗜铬细胞瘤疗效的因素是什么?

影响^{131}I–MIBG治疗嗜铬细胞瘤疗效的主要因素是瘤体大小和瘤体摄取^{131}I–MIBG的多寡(^{131}I–MIBG摄取率)及有效半衰期的长短。患者体质是否能坚持至少半年的治疗,达到足量的辐射剂量也是治疗成败的关键。

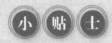

影响^{131}I-MIBG疗效成败的主要因素：
● 瘤体^{131}I-MIBG摄取率及有效半衰期。
● 瘤体大小。
● 患者体质，要能坚持半年以上的治疗。

十二、如何评估^{131}I-MIBG治疗嗜铬细胞瘤的疗效？

治疗后一周作^{131}I-MIBG全身显像是评估疗效的重要手段。临床上可以通过以下几点评估^{131}I-MIBG治疗嗜铬细胞瘤的疗效：

（1）血压有否下降，阵发性高血压有否得到控制。注意阵发性高血压发生频率、发作时血压高低、轻重程度的变化。

（2）降低儿茶酚胺类药物苯苄明、哌唑嗪等用量有否减量或停用。

（3）儿茶酚胺定量测定是否降低或趋于正常。

（4）X-CT或B超检查瘤体有否缩小。

（5）^{131}I-MIBG显像检查肿瘤摄取^{131}I-MIBG有否减少或不摄取。

（6）骨转移患者骨痛有否缓解。

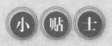

^{131}I-MIBG治疗嗜铬细胞瘤有效的标志：① 血压下降。② 降低儿茶酚胺类药物用量减少或停用。③ 儿茶酚胺定量测定降低。④ 瘤体缩小。⑤ 肿瘤摄取^{131}I-MIBG降低。⑥ 骨痛缓解。

十三、^{131}I–MIBG治疗嗜铬细胞瘤的并发症和副反应是什么?

（1）高血压危象：静脉注射^{131}I–MIBG后1~3天个别病例有可能发生。患者血压升高,伴有恶心呕吐、面色苍白等症状必须在重症监护下急诊降压,减缓症状。个别病例高血压危象在注射^{131}I–MIBG后短时间内发生,因此需注意执行静脉滴注时必须缓慢滴注。

（2）骨髓抑制：特别发生于长期连续用药患者,白细胞和血小板降低。8%~10%患者用药后4~6周轻度白细胞和血小板降低,能自行缓解。^{131}I–MIBG抑制骨髓的副反应不明显,但每次治疗前还需要检查血常规,在正常范围才可治疗。白细胞低于4.0×10^9/L,血小板低于9.0×10^{12}/L 红细胞低于25.0×10^{12}/L 应暂停用药。血象下降者需要延长治疗间隔,间隔3~6个月。

（3）甲状腺功能减退：发生于治疗前、治疗过程中未能有效封闭甲状腺的少数患者。

十四、^{131}I–MIBG治疗嗜铬细胞瘤的疗效如何?

76%的嗜铬细胞瘤经^{131}I–MIBG治疗受到抑制,表现为症状改善,其明显的标志是不再发生阵发性高血压,检测尿儿茶酚胺正常,少数患者可见肿瘤缩小或消失。

疗效与肿瘤大小及每克肿瘤组织吸收剂量有明显关系。软组织转移病灶瘤体小,每克肿瘤受到10 Gy以上的剂量可达到肿瘤消失或缩小的效果。瘤体大,疗效差,仅能达到控制血压、降低血尿儿茶酚胺的效果。

嗜铬细胞瘤伴有骨转移的患者疗效较差,仅有抑制及止痛缓解症状的作用,病灶难以消失。

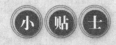

131I-MIBG治疗嗜铬细胞瘤疗效
● 瘤体小的病灶疗效好,肿瘤可缩小甚至消失。
● 瘤体大的病灶疗效差,仅能缓解症状。
● 骨转移病灶疗效更差,仅起止痛作用。

十五、131I-MIBG治疗能否与化疗、高压氧等其他治疗方法相结合?

有报道131I-MIBG结合化疗(顺铂或异环磷酰胺)可取得良好疗效。也有结合高压氧舱治疗的,使用131I-MIBG后2~4天,患者连续4天进高压氧舱1小时,给O_2量5~8 L/min,可提高疗效。机制是肿瘤细胞含氧量直接影响放射敏感性,在高压氧环境中细胞内氧份增加,从而提高131I-MIBG的疗效。高压氧和与化疗结合的方法同样适用于131I-MIBG治疗恶性嗜铬细胞瘤和治疗神经母细胞瘤。

 ## 131I-MIBG治疗神经母细胞瘤

一、什么是神经母细胞瘤?

神经母细胞瘤为交感神经系统的颅外恶性实体肿瘤,是高度恶性的肾上腺素能肿瘤,可发生于全身任何部位,以肾上腺髓质多见。多侵犯儿童,75%患儿年龄低于4岁,鲜有超过14岁者。每年每百万儿童中约有5人发病。约70%患者确诊时已有广泛转移。

神经母细胞瘤起源于肾上腺髓质和脊椎旁交感神经组织(未成熟神经母细胞),虽然不能合成儿茶酚胺,但能合成其前体多巴胺和排泌其代谢产物,因此多数神经母细胞瘤能摄取儿茶酚胺。交感神经母细

胞瘤（sympathoblastoma）和神经节瘤（ganglioneuroma）是分化较好的肾上腺素能肿瘤，多见于儿童及青少年，常发生于胸椎旁后胸中隔，预后较好。

二、神经母细胞瘤患儿有什么症状？

神经母细胞瘤最主要的症状是：① 儿童高血压，但由于患者年幼，往往难以早期发现。其他症状有；② 骨痛。早期有50%患者发生骨和骨髓转移；③ 眼睑下垂和眼眶周围淤斑，由于球后转移所致；④ 偶见瘫痪。由于神经母细胞瘤起源于脊柱旁，通过压迫神经节引起瘫痪；⑤ 大脑共济失调和肌挛；⑥ 极少病例有水样腹泻，这是由于肿瘤分泌小肠活性肽（VIP）所致。

由于此病发病隐匿，所以多数病例发现时已是Ⅲ期和Ⅳ期。

三、神经母细胞瘤有哪些治疗方法？

根据神经母细胞瘤的病期治疗方法不同。Ⅰ期或Ⅱ期神经母细胞瘤，如仅有局部病灶，采用外科手术治疗90%患者可有2年的生存期。Ⅲ或Ⅳ期神经母细胞瘤，如已有淋巴结及其他脏器转移，要先进行化疗、同位素治疗或放疗，作异体或自体骨髓移植，然后再争取手术。这组病例预后不良，5年存活率仅10%~20%。

四、哪些患者适合用^{131}I-MIBG治疗神经母细胞瘤？

Ⅲ或Ⅳ期的神经母细胞瘤，复发或有远端转移，不能手术的患者可考虑^{131}I-MIBG治疗。放、化疗后复发的Ⅳ期神经母细胞瘤患者也可用^{131}I-MIBG治疗。部分神经母细胞瘤患者先用^{131}I-MIBG治疗使瘤体缩小、功能减弱，可以有利于随后的手术切除和化疗。

五、哪些患者不适合用^{131}I-MIBG治疗神经母细胞瘤?

骨髓严重抑制,肾衰竭,预期生存短的终末期神经母细胞瘤患者不能用^{131}I-MIBG治疗。

六、^{131}I-MIBG治疗神经母细胞瘤治疗前要做哪些准备?

^{131}I-MIBG治疗神经母细胞瘤与治疗嗜铬细胞瘤一样,首先要封闭甲状腺。有关为什么要封闭甲状腺,如何封闭,请参照前面的有关章节。简单强调:治疗前3天开始口服复方碘溶液3~10滴,每日3次,直至注药后4周。

七、如何用^{131}I-MIBG治疗神经母细胞瘤? 治疗剂量多大?

静脉缓慢滴注^{131}I-MIBG治疗神经母细胞瘤。治疗剂量^{131}I-MIBG 3.7~4.7 GBq(100~200 mCi)。可以每月1次。每次给药后4~5天作全身显像,以了解药物分布和治疗效果。

八、如何观察^{131}I-MIBG治疗神经母细胞瘤的治疗效果?

^{131}I-MIBG治疗是姑息疗法,主要目的在于改善症状,如果能使肿瘤缩小可争取手术。^{131}I-MIBG治疗后如果能达到手术指证是最理想的结果。

主要通过症状有否改善来观察治疗效果,要点是血压是否下降、骨痛有否缓解、生活质量有无改善,当然,生存期有否延长更是考核目标,但难以量化。早前报道Ⅲ期神经母细胞瘤患者在其他方法治疗失败后用^{131}I-MIBG治疗,35%症状改善和生活质量提高。

九、^{131}I-MIBG治疗神经母细胞瘤有哪些毒副反应?

^{131}I-MIBG治疗神经母细胞瘤的毒副反应比化疗和放疗都低。反复

多次 ^{131}I–MIBG治疗或同时进行放疗、化疗时易引起骨髓抑制,血液学变化以血小板减少为明显,一般是可逆的。血象有下降趋势时需延长 ^{131}I–MIBG治疗的时间间隔。

十、^{131}I–MIBG对其他神经内分泌肿瘤是否有治疗作用?

其他神经内分泌肿瘤,如甲状腺髓样癌、类癌瘤等,只要能摄取 ^{131}I–MIBG,都可用 ^{131}I–MIBG治疗。其中非分泌型肺吸虫病、神经鞘瘤、神经节瘤、绒癌、皮肤Merkel细胞癌等均可高效摄取 ^{131}I–MIBG。类癌、化学感受器瘤、甲状腺髓样癌对 ^{131}I–MIBG摄取阳性率仅为20%~40%。常规方法治疗效果不好时,可以试用 ^{131}I–MIBG治疗。

第十二章 云克在治疗中的应用

一、"云克"是什么药物？

云克（^{99}Tc-MDP）是中国核动力研究设计院成都同位素应用研究所研制成功的一种新药，是 ^{99} 锝（^{99}Tc）与亚甲基二膦酸盐（methylene diphosphonate，MDP）螯合形成的络合物，云克是其商品名，分子结构为 ^{99}Tc-MDP。临床上最常用的放射性核素骨显像剂 ^{99m}Tc -MDP与云克（^{99}Tc -MDP）的差别在于 ^{99m}Tc -MDP中的 ^{99m}Tc 被 ^{99}Tc 所取代。^{99m}Tc 是放射性核素，衰变过程中发射出140 keV的γ射线，转变成子核素 ^{99}Tc（$^{99m}_{43}Tc \rightarrow ^{99}_{43}Tc + \gamma$）。请读者注意 ^{99m}Tc 和 ^{99}Tc 从字面上看仅在元素符号的左上角相差一个字母m，但却是二个核物理性质完全不同的核素。

二、什么是"激发态"？ 元素符号左上角的"m"代表什么？

在原子结构上，$^{99m}_{43}Tc$ 和 $^{99}_{43}Tc$ 具有相同质量数和原子序数，二者质子数和中子数完全相同，但所处的核能态不同。前者为激发态（"m"表示激发态），后者为基态，它们互称为同质异能素（isomer）。处于激发态的核素要转变为稳定性的核素，即回到基态。如处于激发态的 ^{99m}Tc 发射140 keV的γ光子后转变为基态的 ^{99}Tc。

质子数和中子数一直保持不变的核素称为稳定性核素（stable nuclide），一般把保持稳定10^{21}年的核素视作稳定性核素。^{99}Tc的物理半衰期20万年。

三、云克（^{99}Tc-MDP）目前临床应用于哪些方面？

自从云克（^{99}Tc-MDP）产生以后，它的临床应用逐渐扩大，不仅用于前面几章已经提到的治疗肿瘤骨转移疼痛、治疗甲状腺功能亢进症浸润性突眼，还可用于治疗骨质疏松症，类风湿关节炎、强直性脊柱炎，无菌性股骨头坏死，银屑病、银屑病性关节炎，甚至肩周炎、痛风等骨关节病变。

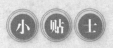

云克（^{99}Tc-MDP）的临床应用：
- 治疗肿瘤骨转移疼痛。
- 治疗甲状腺功能亢进症浸润性突眼。
- 治疗骨质疏松症。
- 治疗类风湿关节炎、强直性脊柱炎。
- 治疗无菌性股骨头坏死。
- 治疗银屑病、银屑病性关节炎。
- 治疗肩周炎、痛风等骨关节病变。

四、云克（^{99}Tc-MDP）药盒是怎样组成的？临用前怎样配制？

每组云克（^{99}Tc-MDP）药盒中含A剂和B剂二瓶制剂，A剂是液体，每瓶含锝（^{99}Tc）5 mL，B剂是冷冻干燥品，目前的剂型每瓶内含亚甲基二膦酸（MDP）5 mg与氯化亚锡0.5 mg。使用前，无菌操作下用注射

器抽取A剂5 mL注入B剂冻干瓶中,充分振摇,使冻干物溶解,静置5分钟,然后可供静脉注射,或注入氯化钠溶液中供静脉滴注。

五、如何使用云克(^{99}Tc–MDP)?

云克(^{99}Tc–MDP)被胃肠道吸收的量非常少,因此只能通过静脉注射给药。使用方法上可以小剂量静脉注射或大剂量静脉滴注,两种方法也可以综合起来使用。

小剂量静脉注射法每天静脉注射 ^{99}Tc–MDP 5 mg,连续20~30天。1个疗程结束后休息一段时间,注射静脉有所恢复后可以再开始下1个疗程。

大剂量静脉滴注法以较大剂量 ^{99}Tc–MDP加在氯化钠溶液中,缓慢静脉滴注。其使用频度可以用连续5天后休息3周左右,即每月用5天;或者每星期用2天,连续使用。根据病情需要,可适当增加剂量或延长疗程。

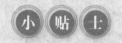

善意提醒——使用大剂量云克(^{99}Tc–MDP)时必须缓慢静脉滴注。

六、肿瘤骨转移疼痛时如何使用云克(^{99}Tc–MDP)?

有关肿瘤骨转移疼痛的云克治疗已经在本书第六章放射性核素治疗肿瘤骨转移疼痛中详述。简单复述如下:云克(^{99}Tc–MDP)配置后置于250 mL氯化钠溶液中缓慢静脉滴注,连续5天,1个月后重复治疗。或者药物配置后静脉推注,每日或隔日1次,连续注射1个月后休息一

段时间,再开始下1个疗程治疗。

七、为什么云克(⁹⁹Tc-MDP)能治疗骨关节疾病?

云克(⁹⁹Tc-MDP)治疗骨关节疾病的机制还不是十分清楚。有提高免疫力的说法,也有清除自由基的学说。最基本的认识是:云克(⁹⁹Tc-MDP)是一种双磷酸盐类药物,特点是能够有效地抑制损伤骨组织部位的骨钙流失。笔者认为不管是何种机制,云克(⁹⁹Tc-MDP)作为一种亲骨的络合物能够长期存留在骨组织中是其作用基础;⁹⁹ᵐTc衰变后的产物⁹⁹Tc保持了化学性质活泼的特性,与二磷酸盐MDP络合形成的⁹⁹Tc-MDP(云克)抑制破骨细胞活性和抑制骨吸收,减少骨质的破坏,修复骨组织,缓解骨病变所致疼痛。对治疗各种骨关节疾病有较好的疗效。

八、云克(⁹⁹Tc-MDP)能治疗骨关节疾病吗?

只要属于骨性关节病,云克(⁹⁹Tc-MDP)就有一定的治疗效果。但是,骨性关节病仅占关节疾病中的一个小部分,关节疾病包括骨关节、肌肉韧带、软骨、关节面以及神经等多种病变,治疗前必须加以鉴别。云克(⁹⁹Tc-MDP)能够治疗骨性关节病,是因为云克(⁹⁹Tc-MDP)属于双磷酸盐类药物,与骨组织损伤部位有特殊亲和力,能够有效地抑制损伤部位破骨细胞的活性,达到降低骨钙流失,减轻疼痛的效果。但是,有些患者往往把关节疼痛误认为都是骨性关节病,实际上骨性关节病仅占引起疼痛的关节疾病中的一部分,所以在治疗时,首先要明确诊断是否属于骨性关节病,否则疗效就会不确切。如果患者是关节多组织病变导致的关节疼痛,云克(⁹⁹Tc-MDP)治疗的疗效会较差;如果是单纯性的骨性关节病,云克(⁹⁹Tc-MDP)治疗的疗效就非常明显。

九、使用云克（⁹⁹Tc-MDP）治疗骨关节疾病需要做哪些准备？

使用云克（⁹⁹Tc-MDP）治疗骨关节疾病没有特殊的治疗前准备。⁹⁹Tc基本没有放射性，云克（⁹⁹Tc-MDP）对肝肾功能、血细胞也没有毒副反应，因此受众的面更广泛，使用也更安全。

唯一需要注意的是，如果是静脉滴注给药，滴注的速度不能太快。

十、为什么云克（⁹⁹Tc-MDP）能治疗骨质疏松？

亚甲基二磷酸（MDP）是含有P-C-P键的磷酸盐化合物，具有良好的亲骨性，能增强骨的钙磷代谢，增进骨骼的修复作用。MDP用⁹⁹锝（⁹⁹Tc）标记后，一方面形成的络合物二磷酸盐进一步提高了亲骨性，另一方面⁹⁹Tc和MDP协同作用更增进其作用的有效性。高克加医生的动物实验资料表明，在用地塞米松诱导的兔骨质疏松动物模型中使用云克（⁹⁹Tc-MDP）15周后，腰椎骨密度上升25.9%，优于对照药物，甚至在一部分患者中效果优于"福善美"。

十一、云克（⁹⁹Tc-MDP）在治疗骨质疏松前有什么要求？

人们对骨质疏松症的治疗已经有了一定的认识，但对应用核医学方法云克（⁹⁹Tc-MDP）治疗骨质疏松症可能还知晓不多。云克（⁹⁹Tc-MDP）治疗骨质疏松症是一种靶向性的治疗方法。需要通过观察核素⁹⁹ᵐTc-MDP全身骨骼显像的结果才能发现患者的松质骨（颅骨、椎体、胸骨、大关节等）或密质骨（股骨干、肱骨干）代谢的异常，从中分析该患者是否适合于云克（⁹⁹Tc-MDP）治疗、目前骨质疏松的程度、分期、涉及范围以及云克（⁹⁹Tc-MDP）的治疗用量的选择等。所以，在云克（⁹⁹Tc-MDP）治疗前，建议做一个⁹⁹ᵐTc-MDP全身骨骼显像，同时也建议进行骨密度和与骨组织代谢有关的血清指标检查，这将有助于在治

疗过程中决策增减药量和调整维持期用药量等方案。

十二、为什么云克（⁹⁹Tc-MDP）能治疗类风湿关节炎？

甾体类、非甾体药物及抗风湿药物治疗类风湿关节炎疗程长，毒副反应多，停药后易复发。云克治疗类风湿关节炎毒副反应较少，疗效良好。

云克（⁹⁹Tc-MDP）除了增强骨的钙磷代谢，增进骨骼的修复作用外，还具有镇痛、消炎、免疫抑制作用，能抑制破骨细胞活性，是治疗类风湿关节炎的有效药物。临床应用云克治疗类风湿关节炎1~2个疗程，有效率达到85%以上。临床症状缓解，并可观察到部分患者关节骨组织的修复性改变。袁济民使用云克（⁹⁹Tc-MDP）小剂量静脉注射曾奇迹般地使类风湿关节炎病损关节病变逆转，使原本关节变形，常年卧床不起的严重类风湿关节炎患者可以起床活动。

类风湿关节炎患者云克（⁹⁹Tc-MDP）治疗前，需要进行一次全身和病灶局部的⁹⁹ᵐTc-MDP骨骼显像，了解患者全身骨组织损伤的范围和程度，以便适当调节云克（⁹⁹Tc-MDP）用药量。因为类风湿关节炎是由骨组织、软组织和神经末梢等多组织病变反应所致的炎症表现，骨组织如果受到明显损伤，云克（⁹⁹Tc-MDP）治疗的疗效会更明显。目前临床上对云克（⁹⁹Tc-MDP）治疗何种类型的类风湿关节炎具有独特疗效尚在摸索中。

十三、为什么云克（⁹⁹Tc-MDP）能治疗无菌性股骨头坏死？

无菌性股骨头坏死也是一种骨性关节病，虽然致病原因和病变部位特殊。临床上诊断无菌性股骨头坏死往往依据临床症状和股骨头影像学（X摄片、CT、MRI）资料，发现股骨头的骨小梁或关节面出现骨形

态学病理性改变时才可以作出诊断。而放射性核素^{99m}Tc–MDP骨骼显像的优势是,在骨小梁或关节面还没有出现骨形态学病理性改变阶段、仅出现骨组织功能代谢早期异常时就可以发现病理性改变,表现为病变部位股骨头摄取骨骼显像剂^{99m}Tc–MDP明显增高。云克(^{99}Tc–MDP)的化学结构与骨显像剂^{99m}Tc–MDP相似,因为云克(^{99}Tc–MDP)具有抑制破骨细胞的活性,所以能够稳定和阻止无菌性股骨头坏死的进一步破坏。

十四、云克(^{99}Tc–MDP)能够治疗强直性脊柱炎和肩周炎吗?

云克(^{99}Tc–MDP)可以治疗强直性脊柱炎和肩周炎。虽然强直性脊柱炎和肩周炎的早期发病因素是肌腱病变伴无菌性炎症,但随着病程的发展,会逐步影响病变部位的骨组织正常生理代谢。所以,这些患者作放射性核素^{99m}Tc–MDP骨显像就可以发现疼痛部位骨组织摄取骨骼显像剂^{99m}Tc–MDP增强。因为:① 存在骨组织损伤;② 云克(^{99}Tc–MDP)的亲骨性机制,云克(^{99}Tc–MDP)能够进入病变部位,因此这部分患者采用云克(^{99}Tc–MDP)治疗具有缓解症状的作用。

十五、云克(^{99}Tc–MDP)为什么能够治银屑病性关节病?

银屑病性关节病是一种免疫功能紊乱所致的骨性关节病,骨性关节病即存在关节部位的骨组织损伤,骨损伤就必定发生骨代谢异常和骨钙流失增加,此时损伤的骨组织部位就能够摄取云克(^{99}Tc–MDP),达到控制病情的效果。有报告云克治疗17例银屑病性关节炎患者,有效率94%。治疗过程中,除了关节疼痛明显改善外,皮肤部位的皮疹也得到了控制,显示云克(^{99}Tc–MDP)对骨性关节病和银屑病性关节炎的免疫功能紊乱存在一定的治疗价值。

十六、云克治疗有没有禁忌证?

云克的毒副反应小,绝大多数患者使用后没有副反应。应用中偶见皮疹、注射局部红肿、纳差、乏力、月经增多,罕见全身水肿,严重时需停药处理。心功能、肾功能不全者慎用,孕妇和哺乳期妇女及儿童尽量不要使用。

第十三章　皮肤病的放射性核素敷贴治疗

 放射性核素敷贴治疗的原理和器材

一、敷贴放射性核素为什么能治疗皮肤病？

　　β射线具有较强的电离能力，而穿透能力较弱，在组织内的射程只有几个毫米。将一定剂量的发射β射线的放射性核素作为一种外照射源紧贴于病变部位，通过β射线对病灶局部产生电离辐射生物效应，可以达到治疗目的。根据这一原理设计了β射线敷贴器。

　　利用发射β射线的放射性核素制成的敷贴器（applicator）治疗某些皮肤疾病是放射性核素治疗的传统项目之一。敷贴器作为外照射源紧贴于皮肤病变部位，通过β射线的电离辐射生物效应，达到对皮肤病变的治疗目的。由于β射线作用于病变皮肤的有效深度为3~4 mm，故绝大部分能量都在皮肤浅层被吸收，不会损害邻近深部组织，对邻近的正常皮肤损害也相对较小，因此特别适宜体表疾病的直接照射治疗。另外β敷贴器具有容易防护、使用方便、造价低廉等优点。目前，临床上已被广泛应用于皮肤疾病的治疗。大量临床实践证明，β敷贴器治疗多种皮肤疾病疗效肯定，可靠，简便、易行，无痛苦，是一种成熟的、安全的方法。

二、对放射性核素敷贴器有什么要求？

放射性核素敷贴器的要求：① 半衰期足够长，以免经常需要进行衰减校正。② 最好只发射 β 射线，不伴有 γ 射线，便于辐射防护。③ β 射线能量适中，以保证在组织内有足够的穿透力。④ 原料来源容易，方便制备敷贴器。β 射线敷贴器主要用于皮肤病的治疗，临床常用的有 ^{32}P 和 ^{90}Sr–^{90}Y 敷贴器。

三、使用敷贴器的注意事项是什么？

β 射线敷贴器使用的放射性核素半衰期长，常用的有 ^{32}P 敷贴器和 ^{90}Sr–^{90}Y 敷贴器两种。前者多为自制，后者国内已有成品供应。

放射性核素敷贴治疗时，必须仔细确定照射野，保护周缘正常皮肤不受照射。特别要注意对睾丸的保护。一次治疗面积不宜过大，成年人一次照射的最大面积不应大于 200 cm^2，儿童不应大于 100 cm^2，婴儿应小于 50 cm^2。根据决定的治疗剂量确定治疗时间，以多次小剂量法较为稳妥。辐射剂量根据病种、年龄、部位、病损情况和个体对射线的敏感性而定，在治疗过程中应加强对皮肤反应的观察，以确定辐射剂量的增减。

四、^{90}Sr–^{90}Y 敷贴器的构造有什么特点？

^{90}Sr 为高毒类放射性核素，在一般实验室不允许自行制备，我国有商品供应。^{90}Sr 的半衰期长达 28.5 年，因此做成 ^{90}Sr–^{90}Y 敷贴器后使用年限较长，只需要每年作一次衰变校正。^{90}Sr–^{90}Y 敷贴器厂家制造的成品结构为含一定强度 ^{90}Sr 化合物的 1 毫米厚的银片或高分子材料，外层涂以金属薄膜保护层，用以吸收 ^{90}Sr 所发射的 β 射线。外层金属薄膜保护层中央连接一个 5~10 cm 的把手，以便于使用和放射防护。出厂时标定 ^{90}Sr–^{90}Y 敷贴器的放射性活度及表面剂量率。形状为大小不等的圆形或方形。

^{90}Sr衰变产物是^{90}Y，^{90}Y发射的β射线用于治疗。^{90}Sr衰减时发射纯β射线，其最大能量为0.546 MeV，平均能量为0.2 MeV，在组织内的射程仅2~3 mm。但^{90}Sr衰减时产生的子体^{90}Y半衰期为64.2小时，发射的β射线能量约为2.274 MeV，在组织内的最大射程可达12.9 mm，可在体表局部发挥治疗作用。随着组织厚度的增加，组织吸收剂量也迅速减少，在深1 mm、2 mm、3 mm、4 mm处，组织的吸收剂量分别为53%、26%、12%、5.6%，5 mm处仅为2.5%，6 mm处仅为1%。

五、^{32}P敷贴器如何制备？

^{32}P敷贴器可以在放射性实验室中自行制备。^{32}P的化学形式为Na$_2$H^{32}PO$_4$，物理半衰期为14.3天，衰减时发射纯β射线，其β粒子的最大能量为1.71 MeV，在组织内的最大射程为8 mm。随着组织厚度的增加，组织吸收剂量迅速减少，在深1 mm、2 mm、3 mm、4 mm处，组织的吸收剂量分别为28%、11.4%、4.6%、1.9%，5 mm处仅为0.9%。

准备好与病灶形状、大小相同的滤纸或银箔，将所需放射性活度的^{32}P溶液（有载体、无载体均可）用蒸馏水或生理盐水稀释混匀，均匀地吸附其上，待干燥后即成为^{32}P敷贴器。将此敷贴器紧贴于皮肤病变部位，利用^{32}P敷贴器发射的β射线治疗皮肤表浅病。β射线的射程较短，不会引起深部或邻近组织的损伤。

皮肤病的敷贴治疗

一、敷贴能治疗哪些皮肤病变？

敷贴治疗的适应证包括多种皮肤病：① 局限性神经性皮炎、毛细血管瘤、斑痕疙瘩、慢性湿疹、鲜红斑痣和局限性牛皮癣、扁平苔藓、浅

表鸡眼、寻常疣等。② 口腔黏膜和女阴白斑。③ 角膜和结膜非特异性炎症、溃疡、翼状胬肉、角膜移植后新生血管等。

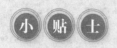

放射性核素敷贴治疗的适应证：
● 皮肤毛细血管瘤、瘢痕疙瘩、鲜红斑痣。
● 局限性慢性湿疹、牛皮癣、神经性皮炎、扁平苔癣等。
● 口腔黏膜白斑和外阴白斑。
● 结膜和角膜非特异性炎症、溃疡、翼状胬肉、角膜移植后新生血管等眼部疾病。
● 浅表寻常疣、尖锐湿疣、鸡眼等。

二、哪些情况下不能使用敷贴治疗皮肤病？

不能使用敷贴治疗皮肤病的情况是：① 过敏性皮炎如日光性皮炎、夏令湿疹等。② 广泛性神经性皮炎、湿疹、牛皮癣等。③ 各种开放性皮肤损伤与感染。

三、怎样实施敷贴治疗？如何进行有效的防护？

敷贴治疗的方法是将^{32}P敷贴器或^{90}Sr-^{90}Y敷贴器紧贴于病变皮肤处，达到预期的辐射剂量，即完成治疗。

使用^{90}Sr-^{90}Y敷贴器时，需要将病灶周围正常皮肤用橡皮或塑料覆盖，以免正常组织受到不必要照射。

四、怎样计算敷贴治疗的剂量与疗程？

采用分次疗法，皮肤病总剂量5~10 Gy（500~1 000 rad），分4次敷贴，

每周1~2次；血管瘤总剂量15~25 Gy（1 500~2 500 rad），分8~10次敷贴，每周1~2次，小儿酌减；眼科疾病总剂量15~50 Gy（1 500~5 000 rad），每次3~10 Gy（300~1 000 rad），每周一次。达到预定剂量或出现干性皮炎和眼部反应结束治疗。

　　1个疗程治疗未能治愈或复发者，3~6个月后再进行一个疗程治疗。也可采用一次治疗法，即总剂量一次敷贴后，2~3个月再行第2个疗程治疗。皮肤瘢痕总剂量应适当增加，手术瘢痕最好在伤口愈合拆线后及时治疗。

五、敷贴治疗有哪些治疗反应？

　　皮肤部位干性皮炎，表现为受照皮损局部色素沉着、皮肤粗糙、干燥、脱屑、微痛，此时应终止治疗，否则将会导致湿性皮炎或放射性皮炎。湿性皮炎可以在病损部位局部涂抹抗生素软膏。

六、敷贴治疗的疗效如何？

　　敷贴治疗局限性毛细血管瘤效果最佳，治愈率75% ~100%；局限性神经性皮炎和局限性慢性湿疹的治愈率63.1%和51.8%，有效率分别为92%和87%；眼部疾患治愈率75% ~90%。

 毛细血管瘤敷贴治疗

一、敷贴治疗毛细血管瘤要注意什么？

　　毛细血管瘤好发于面部，治疗中要掌握照射剂量以避免出现皮肤后遗症，以略为保守为宜。避免出现湿性红斑和造成皮肤萎缩。如经一次治疗未愈者，3~6个月后可行第2个疗程，总疗程最好不超过2次。

二、毛细血管瘤敷贴治疗的方法是什么?

毛细血管瘤敷贴治疗有两种方法:一次大剂量法和小剂量分次法(每日1次,连续10次)。

一次大剂量法的照射剂量为6~10 Gy,间隔2周后可进行第二次治疗,总剂量为12~20 Gy。小剂量分次法(每日1次,连续10次)。根据患者不同年龄给予不同剂量。乳儿每次1 Gy,1个疗程总剂量10~12 Gy;1~6岁,每次1.5~2 Gy,1个疗程总剂量15~18 Gy;7~17岁,每次1.5~2 Gy,1个疗程总量15~20 Gy;成人,每次2~2.5 Gy,1个疗程总剂量20~25 Gy。

三、毛细血管瘤敷贴治疗过程中有什么反应?

照射后2~3天大部分患者出现血管颜色加深(充血)、局部发热、刺痛或蚁行感,几天后可减轻。疗程结束或结束后数月可出现薄片状脱屑(持续1~3个月),血管瘤颜色变淡,即干性皮炎。最佳者3~6个月后血管瘤消失,且不留下痕迹。若治疗后出现充血、水肿、灼痛,渗出和水泡形成则提示产生湿性皮炎,应及时处理,使其不发生感染或扩大,则治疗后除保持较长时期的色素沉着外也可不留痕迹。

四、毛细血管瘤敷贴治疗的疗效如何?

毛细血管瘤敷贴治疗的疗效与年龄及病变类型有关。血管瘤的血管内皮细胞对射线的敏感性随年龄的增长而降低,因此年龄小,皮内的毛细血管瘤疗效较好。早期治疗不仅疗效好,一般仅需1个疗程就可治愈,且色素沉着等消失亦早。故对儿童毛细血管瘤应积极治疗。一岁以下儿童毛细血管瘤治愈率达70%~80%。

第十四章　^{32}P治疗增生性血液疾病

一、^{32}P有哪些特点？

^{32}P由反应堆生产，物理半衰期14.3天，发射β射线，最大能量1.7 MeV，平均能量0.69 MeV；组织内最大射程8 mm，平均射程4 mm。

磷是参与组织代谢的元素，因此^{32}P进入体内后参与DNA合成，进入生长迅速组织、造血组织、淋巴结、脾脏，特别是骨髓和骨内。^{32}P进入组织的数量取决于骨髓的结合力、尿排量以及细胞代谢对核苷酸的需求量。

正常人体^{32}P的有效半衰期10天；骨内滞留的时间较长，有效半衰期为12天；肌肉内为3~4天。患血液病^{32}P排出的速度明显减缓。

二、^{32}P为什么能治疗增生性血液疾病？

增生性血液病是一组包括真性红细胞增多症、慢性白血病和原发性血小板增多症等的血液疾病。这些疾病的发生和发展过程中对磷的需求量高。给予这些患者^{32}P后，被迅速生长的组织大量摄取。^{32}P衰变发射β粒子的电离辐射生物效应破坏过度增生组织细胞DNA和RNA；同时，^{32}P衰变后形成^{32}S也可导致核酸结构改变，从而抑制血细胞的异

常增生,达到治疗目的。

三、^{32}P如何治疗真性红细胞增多症?

可以口服给药,根据体重、红细胞数、白细胞数、血小板数和临床症状确定剂量。一次性口服111~222 MBq;或多次给药,先口服74~148 MBq,间隔7~10天再服148~296 MBq。也可静脉注射给药,首次剂量2.775~3.7 MBq/kg体重,总量148~222 MBq。

四、^{32}P治疗真性红细胞增多症给药前要进行哪些准备?

^{32}P治疗真性红细胞增多症在治疗前首先要低磷膳食1个月。严重患者要考虑先用放血疗法(200~400 mL/次,1~2次),以防止脑血管意外。脾脏过大患者先用X射线照射,脾脏缩小后再作^{32}P治疗。

五、何时才能显示^{32}P治疗真性红细胞增多症的疗效?可以重复治疗吗?要间隔多久?

通常要治疗后6个月血细胞恢复正常。治疗后未痊愈者可以重复治疗,但治疗间隔至少大于4个月。重复治疗中,症状没有缓解的患者可以适当增加剂量;症状部分缓解患者要减少剂量;症状缓解后又复发患者要使用小剂量。多次^{32}P治疗无效患者应考虑改用其他方法,如化疗或放射性治疗。

六、^{32}P如何治疗原发性血小板增多症?

^{32}P治疗原发性血小板增多症的方法和治疗真性红细胞增多症大致相同。口服或静脉注射,^{32}P首次用量111~148 MBq,根据病情适当增减。根据用药后情况决定是否需要重复给药及用药量。血小板计数回

升,可考虑再次治疗。

七、^{32}P治疗慢性白血病要做哪些治疗前准备?

首先,患者要服用低磷饮食,而且要持续整个治疗期间直到治疗完成。

其次,要先测定患者的^{32}P吸收排泄百分率,以确定^{32}P用量。做法是治疗前患者先服用一定量的^{32}P,连续3天测定24小时大小便中排出^{32}P。

八、^{32}P如何治疗慢性白血病?

一般用分次给药法。首服^{32}P 296~370 kBq/kg体重,以后根据反应按550~1 110 kBq/kg体重,每周服2次。逐步增加辐照剂量,并维持治疗2~3周以上。

服^{32}P期间密切观察白细胞计数,使其缓慢降至($10 \sim 20$)$\times 10^9$/L。以此决定继续治疗与否和增减^{32}P用量。

慢性淋巴细胞白血病患者也可以根据白细胞数确定^{32}P用量。白细胞40×10^9/L以下静脉注射55.5 MBq;白细胞($40 \sim 100$)$\times 10^9$/L静脉注射74 MBq;白细胞大于100×10^9/L静脉注射92.5 MBq。口服法用量可增加。慢性粒细胞白血病患者用药量可以增加1倍。其后给药量根据白细胞下降程度和大小便排泄^{32}P的量而定。

两个疗程至少应间隔4~6个月,^{32}P用量根据治疗反应适当增减。

缩略语表

$T_{1/2}$	物理半衰期（physical half life）
T_b	生物半衰期（biological half life）
T_e	有效半衰期（effective half life）
TT_4	血清总甲状腺素
TT_3	血清总三碘甲腺原氨酸
FT_4	血清游离甲状腺素
FT_3	游离三碘甲腺原氨酸
TSH	促甲状腺激素
TRAb	TSH受体抗体
TSAb	TSH受体刺激抗体
Tg	甲状腺球蛋白（TBG）
TgAb	抗甲状腺球蛋白抗体：TGA（TgA）
MCA	抗甲状腺微粒体抗体
rhTSH	重组人促甲状腺激素
$L-T_4$	左旋甲状腺片
NIS	钠碘转运体
TPO	甲状腺过氧化物酶
ATD	抗甲状腺药物
PTU	丙硫氧嘧啶
MMI	甲巯咪唑

^{99}Tc–MDP	云克
AFTN	自主功能性甲状腺结节（autonomous function thyroid nodule）
NTG	非毒性甲状腺肿（nontoxic goiter）
^{89}SrCl$_2$	氯化^{89}锶
^{153}Sm–EDTMP	^{153}钐–乙二胺四甲撑膦酸
^{188}Re–HEDP	^{188}铼–羟乙二膦酸盐
^{186}Re–HEDP	^{186}铼–羟乙二膦酸盐:
^{117m}Sn– DTPA	^{117m}锡–二乙三氨五乙酸
HAMA	人抗鼠抗体
GTV	肿瘤靶区
CTV	临床靶区
PTV	计划靶区
DVH	剂量–容积曲线
RBE	放射生物效应
PSA	前列腺特异抗原
DRE	肛门直肠指检
DVT	深静脉血栓
KPS	卡氏功能状态评分标准
PTCA	经皮冠状动脉成形术
QCA	定量冠脉造影
TVR	靶血管再次成形率
MACE	主要不良心血管事件
Cr^{32}PO$_4$	磷酸铬
MIBG	间位碘代苄胍
VIP	小肠活性肽

图书在版编目（ＣＩＰ）数据

解析理查德·道金斯《自私的基因》：汉、英 / (英)
尼古拉·戴维斯 (Nicola Davis) 著；华云鹏译. -- 上海：上海
外语教育出版社, 2019 (2022重印)
（世界思想宝库钥匙丛书）
ISBN 978-7-5446-5836-2

Ⅰ. ①解… Ⅱ. ①尼… ②华… Ⅲ. ①基因－研究－
汉、英 Ⅳ. ①Q343.1

中国版本图书馆CIP数据核字（2019）第076600号

This Chinese-English bilingual edition of *An Analysis of Richard Dawkins's* The Selfish Gene is
published by arrangement with Macat International Limited.
Licensed for sale throughout the world.
本书汉英双语版由Macat国际有限公司授权上海外语教育出版社有限公司出版。
供在全世界范围内发行、销售。

图字：09 – 2018 – 549

出版发行：**上海外语教育出版社**
　　　　　　（上海外国语大学内）　邮编：200083
电　　话：021-65425300 （总机）
电子邮箱：bookinfo@sflep.com.cn
网　　址：http://www.sflep.com
责任编辑：伊静波

印　　刷：启东市人民印刷有限公司
开　　本：890×1240　1/32　印张5.125　字数106千字
版　　次：2019 年 8 月第 1 版　2022 年 12月第 2 次印刷

书　　号：ISBN 978-7-5446-5836-2 / Q
定　　价：30.00 元

本版图书如有印装质量问题, 可向本社调换
质量服务热线：**4008-213-263**　电子邮箱：**editorial@sflep.com**

An Analysis of Émile Durkheim's *On Suicide*	解析埃米尔·迪尔凯姆《自杀论》	社会学
An Analysis of Eric Hoffer's *The True Believer: Thoughts on the Nature of Mass Movements*	解析埃里克·霍弗《狂热分子：群众运动圣经》	社会学
An Analysis of Jared M. Diamond's *Collapse: How Societies Choose to Fail or Survive*	解析贾雷德·M.戴蒙德《大崩溃：社会如何选择兴亡》	社会学
An Analysis of Michel Foucault's *The History of Sexuality Vol. 1: The Will to Knowledge*	解析米歇尔·福柯《性史（第一卷）：求知意志》	社会学
An Analysis of Michel Foucault's *Discipline and Punish*	解析米歇尔·福柯《规训与惩罚》	社会学
An Analysis of Richard Dawkins's *The Selfish Gene*	解析理查德·道金斯《自私的基因》	社会学
An Analysis of Antonio Gramsci's *Prison Notebooks*	解析安东尼奥·葛兰西《狱中札记》	社会学
An Analysis of Augustine's *Confessions*	解析奥古斯丁《忏悔录》	神学
An Analysis of C. S. Lewis's *The Abolition of Man*	解析C.S.路易斯《人之废》	神学

An Analysis of Odd Arne Westad's *The Global Cold War: Third World Interventions and the Making of Our Times*	解析文安立《全球冷战：美苏对第三世界的干涉与当代世界的形成》	政治学
An Analysis of Sigmund Freud's *The Interpretation of Dreams*	解析西格蒙德·弗洛伊德《梦的解析》	心理学
An Analysis of William James' *The Principles of Psychology*	解析威廉·詹姆斯《心理学原理》	心理学
An Analysis of Philip Zimbardo's *The Lucifer Effect*	解析菲利普·津巴多《路西法效应》	心理学
An Analysis of Leon Festinger's *A Theory of Cognitive Dissonance*	解析利昂·费斯汀格《认知失调论》	心理学
An Analysis of Richard H. Thaler & Cass R. Sunstein's *Nudge: Improving Decisions about Health, Wealth, and Happiness*	解析理查德·H.泰勒/卡斯·R.桑斯坦《助推：如何做出有关健康、财富和幸福的更优决策》	心理学
An Analysis of Gordon Allport's *The Nature of Prejudice*	解析高尔登·奥尔波特《偏见的本质》	心理学
An Analysis of Steven Pinker's *The Better Angels of Our Nature: Why Violence Has Declined*	解析斯蒂芬·平克《人性中的善良天使：暴力为什么会减少》	心理学
An Analysis of Stanley Milgram's *Obedience to Authority*	解析斯坦利·米尔格拉姆《对权威的服从》	心理学
An Analysis of Betty Friedan's *The Feminine Mystique*	解析贝蒂·弗里丹《女性的奥秘》	心理学
An Analysis of David Riesman's *The Lonely Crowd: A Study of the Changing American Character*	解析大卫·理斯曼《孤独的人群：美国人社会性格演变之研究》	社会学
An Analysis of Franz Boas's *Race, Language and Culture*	解析弗朗兹·博厄斯《种族、语言与文化》	社会学
An Analysis of Pierre Bourdieu's *Outline of a Theory of Practice*	解析皮埃尔·布尔迪厄《实践理论大纲》	社会学
An Analysis of Max Weber's *The Protestant Ethic and the Spirit of Capitalism*	解析马克斯·韦伯《新教伦理与资本主义精神》	社会学
An Analysis of Jane Jacobs's *The Death and Life of Great American Cities*	解析简·雅各布斯《美国大城市的死与生》	社会学
An Analysis of C. Wright Mills's *The Sociological Imagination*	解析C.赖特·米尔斯《社会学的想象力》	社会学
An Analysis of Robert E. Lucas Jr.'s *Why Doesn't Capital Flow from Rich to Poor Countries?*	解析小罗伯特·E.卢卡斯《为何资本不从富国流向穷国？》	社会学

An Analysis of Søren Kierkegaard's *Fear and Trembling*	解析索伦·克尔凯郭尔《恐惧与战栗》	哲学
An Analysis of René Descartes's *Meditations on First Philosophy*	解析勒内·笛卡尔《第一哲学沉思录》	哲学
An Analysis of Friedrich Nietzsche's *On the Genealogy of Morality*	解析弗里德里希·尼采《论道德的谱系》	哲学
An Analysis of Gilbert Ryle's *The Concept of Mind*	解析吉尔伯特·赖尔《心的概念》	哲学
An Analysis of Thomas Kuhn's *The Structure of Scientific Revolutions*	解析托马斯·库恩《科学革命的结构》	哲学
An Analysis of John Stuart Mill's *Utilitarianism*	解析约翰·斯图亚特·穆勒《功利主义》	哲学
An Analysis of Aristotle's *Politics*	解析亚里士多德《政治学》	政治学
An Analysis of Niccolò Machiavelli's *The Prince*	解析尼科洛·马基雅维利《君主论》	政治学
An Analysis of Karl Marx's *Capital*	解析卡尔·马克思《资本论》	政治学
An Analysis of Benedict Anderson's *Imagined Communities*	解析本尼迪克特·安德森《想象的共同体》	政治学
An Analysis of Samuel P. Huntington's *The Clash of Civilizations and the Remaking of World Order*	解析塞缪尔·P.亨廷顿《文明的冲突与世界秩序重建》	政治学
An Analysis of Alexis de Tocqueville's *Democracy in America*	解析阿列克西·德·托克维尔《论美国的民主》	政治学
An Analysis of J. A. Hobson's *Imperialism: A Study*	解析约·阿·霍布森《帝国主义》	政治学
An Analysis of Thomas Paine's *Common Sense*	解析托马斯·潘恩《常识》	政治学
An Analysis of John Rawls's *A Theory of Justice*	解析约翰·罗尔斯《正义论》	政治学
An Analysis of Francis Fukuyama's *The End of History and the Last Man*	解析弗朗西斯·福山《历史的终结与最后的人》	政治学
An Analysis of John Locke's *Two Treatises of Government*	解析约翰·洛克《政府论》	政治学
An Analysis of Sun Tzu's *The Art of War*	解析孙武《孙子兵法》	政治学
An Analysis of Henry Kissinger's *World Order: Reflections on the Character of Nations and the Course of History*	解析亨利·基辛格《世界秩序》	政治学
An Analysis of Jean-Jacques Rousseau's *The Social Contract*	解析让-雅克·卢梭《社会契约论》	政治学

An Analysis of Roland Barthes's *Mythologies*	解析罗兰·巴特《神话学》	文学与批判理论
An Analysis of Simon de Beauvoir's *The Second Sex*	解析西蒙娜·德·波伏娃《第二性》	文学与批判理论
An Analysis of Edward W. Said's *Orientalism*	解析爱德华·W.萨义德《东方主义》	文学与批判理论
An Analysis of Virginia Woolf's *A Room of One's Own*	解析弗吉尼亚·伍尔芙《一间自己的房间》	文学与批判理论
An Analysis of Judith Butler's *Gender Trouble*	解析朱迪斯·巴特勒《性别麻烦》	文学与批判理论
An Analysis of Ferdinand de Saussure's *Course in General Linguistics*	解析费尔迪南·德·索绪尔《普通语言学教程》	文学与批判理论
An Analysis of Susan Sontag's *On Photography*	解析苏珊·桑塔格《论摄影》	文学与批判理论
An Analysis of Walter Benjamin's *The Work of Art in the Age of Mechanical Reproduction*	解析瓦尔特·本雅明《机械复制时代的艺术作品》	文学与批判理论
An Analysis of W.E.B. Du Bois's *The Souls of Black Folk*	解析 W.E.B. 杜波依斯《黑人的灵魂》	文学与批判理论
An Analysis of Plato's *The Republic*	解析柏拉图《理想国》	哲学
An Analysis of Plato's *Symposium*	解析柏拉图《会饮篇》	哲学
An Analysis of Aristotle's *Metaphysics*	解析亚里士多德《形而上学》	哲学
An Analysis of Aristotle's *Nicomachean Ethics*	解析亚里士多德《尼各马可伦理学》	哲学
An Analysis of Immanuel Kant's *Critique of Pure Reason*	解析伊曼努尔·康德《纯粹理性批判》	哲学
An Analysis of Ludwig Wittgenstein's *Philosophical Investigations*	解析路德维希·维特根斯坦《哲学研究》	哲学
An Analysis of G.W.F. Hegel's *Phenomenology of Spirit*	解析 G.W.F. 黑格尔《精神现象学》	哲学
An Analysis of Baruch Spinoza's *Ethics*	解析巴鲁赫·斯宾诺莎《伦理学》	哲学
An Analysis of Hannah Arendt's *The Human Condition*	解析汉娜·阿伦特《人的境况》	哲学
An Analysis of G.E.M. Anscombe's *Modern Moral Philosophy*	解析 G.E.M. 安斯康姆《现代道德哲学》	哲学
An Analysis of David Hume's *An Enquiry Concerning Human Understanding*	解析大卫·休谟《人类理解研究》	哲学

An Analysis of John Maynard Keynes's *The General Theory of Employment, Interest and Money*	解析约翰·梅纳德·凯恩斯《就业、利息和货币通论》	经济学
An Analysis of Milton Friedman's *The Role of Monetary Policy*	解析米尔顿·弗里德曼《货币政策的作用》	经济学
An Analysis of Burton G. Malkiel's *A Random Walk Down Wall Street*	解析伯顿·G.马尔基尔《漫步华尔街》	经济学
An Analysis of Friedrich A. Hayek's *The Road to Serfdom*	解析弗里德里希·A.哈耶克《通往奴役之路》	经济学
An Analysis of Charles P. Kindleberger's *Manias, Panics, and Crashes: A History of Financial Crises*	解析查尔斯·P.金德尔伯格《疯狂、惊恐和崩溃：金融危机史》	经济学
An Analysis of Amartya Sen's *Development as Freedom*	解析阿玛蒂亚·森《以自由看待发展》	经济学
An Analysis of Rachel Carson's *Silent Spring*	解析蕾切尔·卡森《寂静的春天》	地理学
An Analysis of Charles Darwin's *On the Origin of Species: by Means of Natural Selection, or The Preservation of Favoured Races in the Struggle for Life*	解析查尔斯·达尔文《物种起源》	地理学
An Analysis of World Commission on Environment and Development's *The Brundtland Report, Our Common Future*	解析世界环境与发展委员会《布伦特兰报告：我们共同的未来》	地理学
An Analysis of James E. Lovelock's *Gaia: A New Look at Life on Earth*	解析詹姆斯·E.拉伍洛克《盖娅：地球生命的新视野》	地理学
An Analysis of Paul Kennedy's *The Rise and Fall of the Great Powers: Economic Change and Military Conflict from 1500—2000*	解析保罗·肯尼迪《大国的兴衰：1500—2000年的经济变革与军事冲突》	历史
An Analysis of Janet L. Abu-Lughod's *Before European Hegemony: The World System A. D. 1250—1350*	解析珍妮特·L.阿布-卢格霍德《欧洲霸权之前：1250—1350年的世界体系》	历史
An Analysis of Alfred W. Crosby's *The Columbian Exchange: Biological and Cultural Consequences of 1492*	解析艾尔弗雷德·W.克罗斯比《哥伦布大交换：1492年以后的生物影响和文化冲击》	历史
An Analysis of Tony Judt's *Postwar: A History of Europe since 1945*	解析托尼·贾德《战后欧洲史》	历史
An Analysis of Richard J. Evans's *In Defence of History*	解析理查德·J.艾文斯《捍卫历史》	历史
An Analysis of Eric Hobsbawm's *The Age of Revolution: Europe 1789–1848*	解析艾瑞克·霍布斯鲍姆《革命的年代：欧洲1789—1848年》	历史